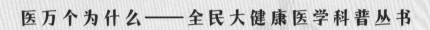
医万个为什么——全民大健康医学科普丛书

心血管密码

——心血管健康科普问答

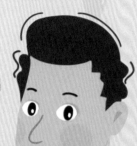

胡三元 总主编

崔连群 孙海慧 崔玉奇 主 编

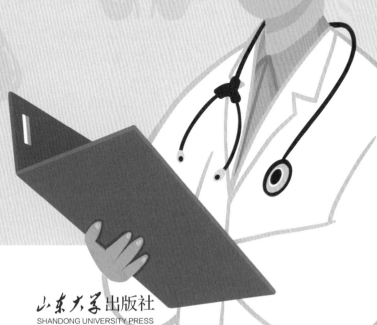

山东大学出版社
SHANDONG UNIVERSITY PRESS
·济南·

图书在版编目(CIP)数据

心血管密码:心血管健康科普问答 / 崔连群，孙海慧，崔玉奇主编. —济南:山东大学出版社,2025.1
(医万个为什么:全民大健康医学科普丛书/胡三元主编)
ISBN 978-7-5607-7673-6

Ⅰ. ①心… Ⅱ. ①崔… ②孙… ③崔… Ⅲ. ①心脏血管疾病－防治－问题解答 Ⅳ. ①R54-44

中国国家版本馆 CIP 数据核字(2023)第 028777 号

策划编辑　徐　翔
责任编辑　蔡梦阳
封面设计　王秋忆
录　　音　刘　畅

心血管密码
XINXUEGUAN MIMA
——心血管健康科普问答

出版发行　山东大学出版社
社　　址　山东省济南市山大南路 20 号
邮政编码　250100
发行热线　(0531)88363008
经　　销　新华书店
印　　刷　济南新雅图印业有限公司
规　　格　720 毫米×1000 毫米　1/16
　　　　　17 印张　285 千字
版　　次　2025 年 1 月第 1 版
印　　次　2025 年 1 月第 1 次印刷
定　　价　88.00 元

《心血管密码——心血管健康科普问答》编委会

姜建邦　烟台市烟台山医院

倪敬琴　山东第一医科大学第三附属医院

徐一新　山东省公共卫生临床中心

徐伟红　山东第一医科大学第三附属医院

高成志　济南市第四人民医院

郭轶琛　山东省公共卫生临床中心

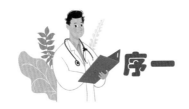

新时代医者的使命担当

—— 为百姓打造有温度的医学科普

党的二十大报告指出，人民健康是民族昌盛和国家富强的重要标志，要把保障人民健康放在优先发展的战略位置，完善人民健康促进政策。

"科技创新、科学普及是实现创新发展的两翼，要把科学普及放在与科技创新同等重要的位置。"习近平总书记这一重要论述，为新时代医者做好医学知识普及工作指明了前进方向、提供了根本遵循，那就是传播健康理念，力求让主动健康意识深入人心。

"科普，从病人中来，到百姓中去。"山东省研究型医院协会响应国家"全民大健康""科普创新"等一系列战略规划，借助实力雄厚的专家团队，在山东大学出版社的牵头下编纂的"医万个为什么——全民大健康医学科普丛书"问世了。丛书以向人民群众普及医学科学知识，提高全民科学素养和健康水平为根本宗旨，不仅可以在人们心中种下健康素养的种子，还能将健康管理落到实际行动上，让科普成为个人的"定心丸"，成为医生的"长效处方"，进而成为全民大健康的"防护网"。

传递医学科普，是一种社会责任。医道是"至精至微之事"，习医之人必须"博极医源，精勤不倦"，此为专业之"精"；有高尚的品德修养，以"见彼苦恼，若己有之"感同身受的心，策发"大慈恻隐之心"，进而发愿立誓"普救含灵之苦"，这是从医情怀。有情怀，才有品位；有情怀，才有坚持。国际上，很多医学大家也是科普作家。例如哈佛医学院教授、外科医生阿图·葛文德所写的《最好的告别》，传递出姑息治疗的新思路。世界著名的顶级学术期刊《自然》(Nature)《科学》(Science)创立之初,就秉持科普色彩,直至今日,很多非专业读者仍醉心其趣味性和准确性。在我国,越来越多的医学专家和同仁也开始重视科普宣教,经常撰写科普作品,参加科普访谈,助力科普公益活动,引领大家的健康生活理念,加强疾病预防。

杏林春暖,有百姓健康相托,"医万个为什么——全民大健康医学科普丛书"创作团队带着一份责任和义务,集结100多个医学专业委员会,由百余位医学名家牵头把关,近千名医学一线人员编写,秉持公益科普的初心和使命,以心血成此科普丛书。每一本书里看似信手拈来的从容,都是医者从医多年厚积薄发的沉淀。参与创作的医者们带着情怀和担当参与到这项科普工程中,他们躬身实践、博采众长、匠心独运,力求以精要医论增辉杏林。

创作医学科普,是一种专业素养。生命健康,是民生大事。医学科普,推崇通俗,但绝不能低俗。相比于自媒体时代各种信息、谣言漫天飞的现象,这套丛书从一开始的定位就是准确性和科学性,绝不可有似是而非的内容。在内容准确性和科学性的基础上,还力求语言通俗易懂。为此,本系列丛书借鉴"十万个为什么"科普丛书,采取问答形式,就百姓关心的健康问题答惑释疑,指导人们如何科学防治疾病。上到耄耋老者,下至认字孩童,皆能读得懂、听得进,还能用得上,力倡"每个人是自己健康第一责任人"。

推广医学科普,是一种创新传播。科普,不是孤芳自赏,一定要能够打动人心、广泛传播。这就要求有创新、有温度的内容表达方式和新颖的传播形式。内容上,本套丛书从群众普遍关心的问题出发,突出疾病预防,讲述一些常见疾病的致病因素,让读者了解和掌握疾病的预防知识,尽量做到不得病、少得病,防患于未然。一旦得了病,也能做到早发现、早确诊,不贻误病情和错失救治良机。在传播方式上,为了方便读者高效利用碎片化时间,也为了让读者有更多获取健康知识的途径,本套丛书在制作时把每部分内容都录制成音频,扫码即可听书。为保证科普的系统性,丛书以病种划分为册,比如《心血管疾病科普问答》《内分泌与代谢疾病科普问答》《小儿外科疾病科普问答》等,从而能最大限度地方便读者直截了当地获取自己关心的科普内容。最终形成的这套医学科普丛书既方便读者查阅,又有收藏价值,还具有工具书的作用。

　　坚守医学科普,还需要有执着的精神。医学科普的推广、普及并非一日之功,必将是一项长期性、系统性的工程,我们将保持团队的活力和活跃性,顺应时代发展,不断更新知识,更好地护佑百姓健康。

　　这样一群有责任、有情怀、有坚守、有创新的杰出医者为天下苍生之安康所做的这件事,看似平凡,实则伟大。笔者坚信,他们在繁忙的临床、科研、教学工作以外耗费大量心血创作的这套大型医学科普丛书,必将成为医学史上明珠般的存在。不求光耀医史长河,但求为百姓答疑解惑,给每一位读者带来实实在在的健康收益。

中国工程院院士　张运

2023 年 4 月

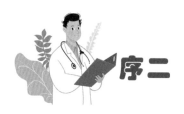

让医学回归大众

欣闻"医万个为什么——全民大健康医学科普丛书",这套由近千名医学领域专家和临床一线中青年医务人员撰写完成的丛书即将付梓,邀我作序,幸何如之。作为丛书总策划、总主编胡三元教授的同窗挚友,能先一睹著作,了解丛书撰述缘由,详读精心编写的医学科普内容,不禁感叹齐鲁医者之"善爱之心"及医学科普见解之独到。

庞大的丛书作者背后是民生温度。从医三十多年,我始终认为大众健康素质和健康意识的提高,是健康中国建设的重要内容。作为医生,应该多写科普类文章,给老百姓普及健康和医学知识,拉近与人民群众的距离,让科普成果切切实实为百姓带去健康福祉。

执好一支笔,写好小科普

医疗是一个专门的领域,由于人体的复杂性,注定了疾病本身往往是非常复杂的。虽然自 19 世纪以来,医学随着科学技术的现代化而飞速发展,人类攻克了很多疾病,但仍有许多疾病严重威胁着人类健康及生活质量。

医防融合是一个老话题,但不应只定格在诊室,还要延伸到诊室外,让医学科普知识融入百姓的日常生活,成为百姓的家居"口袋书",对防病更能起到重要作用。

普通民众的医学知识毕竟有限,在生活水平日益提高的当下,健康无疑是最热门的话题之一,可很多民众的防病及治病方式存在诸多误区,有些方法甚至还有害无益。

得益于互联网传播和智慧医疗的日益发达,许多执业医师走上了科普道路,为民众普及健康常识,提高全民的健康素养。创作医学科普对大众健康有利,而对医者而言,也能丰富自己的知识,精细化自己的思维,在医学求知路上不断前进。"医万个为什么——全民大健康医学科普丛书"作为科普知识的大集锦,依托山东省研究型医院协会雄厚的专家团队,凝聚起了近千名专家和中青年医学骨干力量,掀起"执好一支笔,写好小科普"热潮,在新世纪的今天,可谓功不可没,意义深远。

编好一套书,护佑数代人

科普不仅能够预防疾病的发生,很多已经发生的疾病也能够通过科普获得更好的预后。从这个意义上说,医生做科普的意义绝不亚于治病。从落实健康中国战略,到向世界发出大健康领域的"中国之声",在疾病防治上,我国医者贡献了不少中国智慧和中国方案。

"医万个为什么"脱胎于我们小时候耳熟能详的"十万个为什么"科普丛书,初读就觉得接地气、有人气。丛书聚焦的问题,也全部是与百姓息息相关的疾病疑难解答,全面、权威、可信、可靠。

尤让我耳目一新的是这套丛书创新性地采取了漫画插图以及音频植入的方式,相比单纯的文字阅读,用画图和语音的方式向读者介绍,会更直观。很多文字不易表达清楚的地方,看图、听音频会一目了然、一听而知,能切实助推健康科普知识较快为读者所掌握,不断提升大众对健康科普的认同感,相信丛书出版后,也会快速传播,成为百姓口口相传的"健康锦囊"。

凝聚一信念,擘画大健康

一头连着科普,一头连着百姓;一头连着健康,一头连着民生。

毫无疑问,"医万个为什么——全民大健康医学科普丛书"的编者们举山东之力,聚大医之智,以"善爱之心"成此巨著,已经走在了医学科普传播的最前沿,该丛书在当代医学科普领域堪称独树一帜之作。

我也殷切希望,医者同仁能怀赤子之心,笔耕不怠,医防融合,不断践行"让医学回归大众"的使命,向广大人民群众普及医学知识。期待本丛书成为护佑百姓健康的"金字招牌",为助力健康中国建设做出应有贡献。

最后,向山东省研究型医院协会及各位同仁取得的成绩表示钦佩,并致以热烈的祝贺。

中国工程院院士

2023 年 5 月

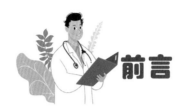

前言

　　心血管系统是一个极其精密和复杂的系统,各部分分工协作,配合严密,精确地完成人体的循环和运输功能。循环系统在人的整个生命历程中一刻不停地始终在工作着,它的重要性不言而喻。若循环系统工作不正常,会严重危及人的生命安全;若心脏停止工作,往往提示生命的结束。因此,大家要小心呵护自己的心脏,保证有一颗健康的心脏,生命才能充满活力,生活才能美满幸福。

　　目前,心血管疾病已成为危害我国人民生命健康的"第一杀手",呈现"四高四低"的特征,即高发病率、高死亡率、高复发率及高医疗费用,低知晓率、低治疗率、低达标率及预防药物低使用率。

　　本书从基础知识出发,由浅入深、言简意赅、通俗易懂地讲述了心血管疾病的知识。既保持科普的形式,又遵从医学的原理,不失科学的严谨性,并具有时代的前沿先进性。同时也兼顾到了知识的全面性和重点知识领域的深度。

　　为了提高读者的兴趣,本书采用问答的形式,就大众最关心的心血管知识和最感困惑的问题进行了论述。希望本书的出版能对心血管疾病知识的普及起到积极的推广作用,以期提高读者防治心血管疾病的能力,为广大患者朋友提供帮助并带来福音。

　　由于作者水平所限,书中疏漏在所难免,敬请广大读者朋友指正。

崔连群

2024 年 7 月 15 日

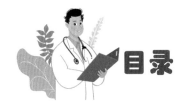

冠心病发病机制及临床表现

冠心病相关检查

冠心病的治疗

心律失常

心衰

肺心病

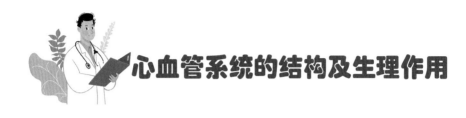

心血管系统的结构及生理作用

1.您知道心脏有多大、多重吗?

心脏约为自身拳头的大小。我国成年男性正常心重为(284±50)克,女性为(258±49)克,但心重可因年龄、身高、体重和经常从事的体力活动等因素不同而不同。

2.什么是心包?

心包就是在心脏外的一层纤维性膜状结构,相当于心脏的外衣,对心脏起保护和固定位置的作用。正常情况下,心包腔内有少量液体,有润滑作用。

3.什么是心脏的力学系统?

心脏的力学系统主要由负责心脏收缩、舒张的心肌工作细胞和各种辅助结构组成。工作细胞包括心房肌和心室肌。辅助结构一种是位于心房、心室之间的瓣膜(二尖瓣和三尖瓣),称为"房室瓣";另一种就是位于心脏与大血管衔接处的瓣膜,由于它们外形酷似半月状,因此统称"半月瓣"。

4.什么是心脏的电学系统?

如果将心脏的有序收缩、跳动比作"发动机"做功,那么这种有序的自主跳动却完全依赖于一整套进化得来的电学系统。也就是说,在每个心腔收缩搏动之前,都必须先有电活动去刺激心腔,心腔才能收缩搏动。

这套系统包括:窦房结,房室结,希氏束,左束支,右束支,浦氏纤维网。

5.心肌有哪些生理特性?

心肌有四种基本生理特性,即兴奋性、传导性、自律性和收缩性。

6.心脏起搏点在哪儿？

人体右心房上有一个特殊的小区域,由特殊的细胞构成,叫作窦房结。人体正常的心跳就是从这里发出的,这就是"心脏起搏点"。

7.影响心肌收缩的因素有哪些？

心肌收缩能力受多种因素的影响,兴奋-收缩耦联过程中,各个环节都能影响收缩能力,其中活化横桥数和肌凝蛋白的腺苷三磷酸(ATP)酶活性是控制收缩能力的主要因素。

8.心脏为什么能"永不疲倦"地一直跳动,其周期有什么规律？

心脏之所以能"永不疲倦"地跳动,是因为心脏的心室肌有节律地收缩和舒张,来完成排血活动。心脏收缩和舒张交替进行。每收缩和舒张一次为一个周期,称为心动周期,包括心房收缩和舒张、心室收缩和舒张四个过程。假如每分钟的心跳次数(心率)为 75 次,那么一个心动周期就是 0.8 秒。在这 0.8 秒的时间中,心室收缩需用 0.3 秒,而舒张则占 0.5 秒。也就是说,心室肌每工作 0.3 秒,就会休息 0.5 秒,再工作 0.3 秒,接着再休息 0.5 秒,如此周而复始,往复进行。由此可见,心脏并非一刻不停地跳动,而是非常懂得"劳逸结合",它的休息时间比工作时间要长很多呢!

9.心电图与心血管系统之间有什么联系？

心肌细胞的活动是一种电信号传导,整合起来的心脏运动也表现为一种电活动,通过组织及体液可将电信号传导至体表,因此可以利用仪器将心脏的电活动扫描出来,显示为有规律或无规律的图形,称为心电图。根据心脏跳动的不同节律周期和时间,以及标记的体表位置不同,同一心动周期的心电图形在不同导联会略有差异。根据心电图各导联的变化情况,再结合患者的症状和体征,必要时需要联合相关的检验或检查结果,可对疾病作出正确的判断。

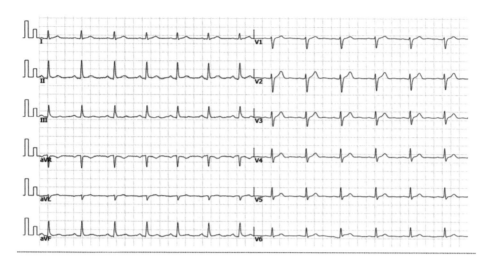

心电图

10.心电图的原理是什么，有什么意义？

心脏本身的生物电变化通过心脏周围的导电组织和体液，反映到身体表面来，使身体各部位在一个心动周期中发生有规律的电变化活动。将测量电极放置在人体表面的一定部位记录出来的心脏电变化曲线，就是目前临床上常规记录的心电图。其反映心脏在跳动时的活动表现，可帮助诊断疾病，如心肌梗死、心律失常等。

11.什么是脉搏？

脉搏为人体表可触摸到的动脉搏动。血液经由心脏的左心室收缩而挤压流入主动脉，随即传递到全身动脉。当大量血液进入动脉，动脉压力变大而使管径扩张，触摸体表较浅处动脉即可感受到此扩张，即所谓的脉搏。正常人的脉搏频率和心跳频率是一致的。脉搏的频率受年龄等影响。正常成人为每分钟 60～100 次，常为每分钟 70～80 次，平均每分钟约 70 次。老年人较

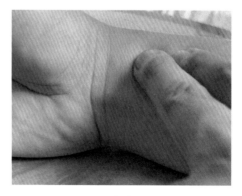

诊脉

慢，为每分钟 55～60 次。胎儿每分钟 110～160 次，婴儿每分钟 120～140 次，

幼儿每分钟90～100次,学龄期儿童每分钟 80～90 次。

12.脉搏数等于心率数吗?

脉搏数不一定等于心率数。如果患者出现频发的早搏,可能会记录到心率,不一定能触摸到桡动脉的搏动。因此,脉搏和心率不是同一个概念,数值也未必会相同。

13.什么是水冲脉?

水冲脉是主动脉瓣关闭不全的周围血管征的一种。脉搏骤起骤落,犹如潮水涨落,故名水冲脉。水冲脉可见于甲状腺功能亢进、贫血、主动脉瓣关闭不全、肝衰竭及肺源性心脏病等。

14.什么是交替脉?

交替脉指脉律正常而脉搏强弱交替出现的一种病理现象,以坐位时明显。其与心室的收缩力强弱交替有关,往往提示左心功能不全。交替脉的发生提示心肌损伤与衰竭,是隐性心力衰竭的有力证据。

15.什么是奇脉?

奇脉指吸气时脉搏显著减弱或消失,系左心室搏血量减少所致。正常人脉搏强弱不受呼吸周期影响。当有心脏压塞或心包缩窄时,吸气时一方面由于右心舒张受限,回心血量减少而影响右心排血量,右心室排入肺循环的血量相应减少;另一方面肺循环受吸气时胸腔负压的影响,肺血管扩张,致使肺静脉回流入左心房血量减少,因而左心室排血量也减少。这些因素导致吸气时脉搏减弱,甚至不能触及,故又称"吸停脉"。

16.什么是心输出量?

心输出量指每分输出量,每分输出量＝心率×每搏输出量。每搏输出量是指心脏每跳动一次一侧心室所射出的血量,如果每分钟心跳为 60 次,则每搏输出量乘以 60 就是患者的心输出量。

17.什么是心泵功能储备?

健康成年人在安静状态下,心输出量为 5～6 升;剧烈运动时,心输出量可达 25～30 升,为安静时的 5～6 倍。心输出量随机体代谢需要而增加的能力,称为心泵功能储备或心力储备。心泵功能储备可用心脏每分钟能射出的最大血量,即心脏的最大输出量来表示。

18.心力衰竭时,心泵功能储备如何作用?

心力衰竭患者心肌收缩能力减弱,搏出量减少,射血后心室内的剩余血量增多,心室舒张末期容积增大,常出现心率代偿性加快,以保证心输出量不致过低,也就是说,患者在安静状态下已动用心率储备。心力衰竭患者在心率增快到 120～140 次/分时,心输出量就开始下降,表明此时心率储备已不足以代偿搏出量储备的降低,所以心力衰竭患者的心率储备也显著低于常人。

19.运动时,心泵功能储备如何作用?

在正常强度的体力活动时,机体主要通过动用心率储备和收缩期储备而使心输出量增加。训练有素的运动员,心肌纤维增粗,心肌收缩能力增强,因此收缩期储备增加;同时,由于心肌收缩能力增强,心室收缩和舒张的速度都明显增快,因此心率储备也增加。此时,心输出量随心率加快而增多,可增加至正常时的 7 倍或更多。

20.心脏的工作量有多大?

一个人在安静状态下,心脏每分钟约跳 70 次,每次泵血 70 毫升,则每分钟约泵 5 升血,1 小时约泵 300 升血,24 小时约泵 7200 升血。如此推算一个人的心脏一生泵血所做的功,大约相当于将 3 万公斤重的物体向上举到喜马拉雅山顶峰所做的功。

21.评价心功能的指标有哪些?

心泵功能储备、心输出量、心脏指数、射血分数、肺动脉楔压、中心静脉压。

22.医学上心功能如何分级?

世界卫生组织(WHO)把心功能分为四级,医学上评价心功能也用这个简单的方法。心功能一般分为以下四级:

Ⅰ级:患者有心脏病,可以从事日常体力活动,体力活动后不会出现过度疲劳、心慌和气喘等。

Ⅱ级：患者有心脏病，休息时表现正常，一般日常活动后会有轻微疲劳、气喘等症状。

Ⅲ级：患者有心脏病，静止时无症状，但轻微活动后就会有明显的心慌气短问题。

Ⅳ级：患者有心脏病，未从事任何活动时也会有心功能不全，甚至心绞痛症状，无法进行任何活动。

23.怎么进行简单的心肺功能自测？

心肺功能的评估一般采取 6 分钟步行试验来进行。6 分钟步行试验方法比较简单，能够评价心脏、肺脏的功能以及运动耐力等情况，而且还可以预测心力衰竭的预后等情形。

一般需要测定 6 分钟内患者所走的距离大概是多少，根据步行的距离进行评估和分级。针对心力衰竭的评定，当 6 分钟步行距离小于 150 米时，表明患者为重度的心功能不全；当步行距离为 150～425 米时，称之为中度的心功能不全；当步行 426～550 米时，为轻度的心功能不全。

24.什么是心血管系统？

心血管系统又称"循环系统"，由心脏、动脉、毛细血管和静脉等组成。它是一个密闭的循环管道，血液在其中流动，将氧、营养物质、激素等供给器官和组织，又将组织代谢的产物运送到排泄器官，以保持机体内环境的稳态、新陈代谢的进行和维持正常的生命活动。心脏能自动并在神经系统控制下发生节律性的收缩和舒张，保证血液沿一定方向循环流动。动脉连于心脏和毛细血管之间，将血液从心脏运至组织。毛细血管连于动脉和静脉之间，互相连接成网，是血液与组织间进行物质交换的部位。静脉连于毛细血管和心脏之间，收集血液流回心脏。

25.心血管系统的功能有哪些？

（1）物质运输：血液在心血管组成的管道内按一定方向流动，周而复始，完成体内的物质运输，包括运送氧气、营养物质、激素和其他体液性因素及代谢产物。

（2）维持内环境稳态：一方面可平衡不同器官的细胞外液的多种理化指标，另一方面也可运输对内环境有调节作用的生物活性物质。

（3）调节体温：机体的产热器官（如肝脏、肌肉等）所产生的热量可以通过血液循环将热量带到其他器官、组织,达到热量转移和平衡的作用;同时流动的血液也可将热量带到体表而散热。

（4）内分泌功能：心脏和血管可分泌多种生物活性物质,如心脏分泌的心房钠尿肽、抗心律失常肽,以及血管分泌的内皮素、一氧化氮等。心血管分泌的活性物质对全身多个器官的功能有调节作用。

26.血液在心脏内是如何流动的,有什么意义?

血液由心室出发,经动脉、毛细血管、静脉返回心房的周而复始的过程,称血液循环。人体的血液循环有两个:一个是小循环,也叫肺循环,从上下腔静脉回到心脏的血经右心室送到肺动脉,再经肺动脉输送到肺,在那里释放出二氧化碳,接受新鲜氧气,再从肺静脉回到左心房。另一个循环是大循环,也叫体循环,从左心房回流的血液经左心室挤压,到主动脉,再经过主动脉输送到全身。心脏是这两个循环的中心,也是血流的"动力泵"。它的作用像水泵,心脏收缩和舒张好比水泵一压一放,使血不断从心脏输入动脉,又不断从静脉回到心脏。

血液循环的主要意义在于保证机体新陈代谢的进行。

27.体循环是由什么组成的,有哪些作用?

血液由左心室射出,经主动脉及其各级分支流向全身毛细血管网,然后流经小静脉、大静脉,汇集成上下腔静脉,最后回流到右心房。血液在体循环中,把氧气和营养物质运送到身体各部组织,同时又把各部组织在新陈代谢中所产生的二氧化碳和代谢产物运送到肺和排泄器官。由此可见,血液在体循环的过程中,由含氧气较多的动脉血变成含氧气较少而含二氧化碳较多的静脉血。

28.肺循环是由什么组成的,有哪些作用?

血液由右心室射出,经肺动脉及其各级分支,再经肺泡壁毛细血管网,最后经肺静脉回流到左心房。在肺循环中,血液中的二氧化碳经肺泡排出体外,而吸入肺内的氧气则经肺泡进入血液,因此,血液由静脉血变为动脉血。

29.胎儿的心脏是如何发育的?

正常胚胎第 2 周开始原始心管形成,逐渐经过伸长、扭曲、旋转、分隔等发育过程,直至胚胎第 8 周末,正常的心脏血管结构形成,第 10 周超声检查可显示心脏与动脉的关系,第 14 周超声能辨认胎儿 4 个心腔,第 18 周超声检查可获得清晰的心内结构图像。

30.心血管系统的运行有哪些机制?

心血管系统由在全身各处运输血液的不同器官组成。血液是将营养物质和氧气运输到细胞中的液体,同时,血液带走细胞的代谢产物,这些代谢产物不能被机体利用,甚至对机体有毒。心血管系统以胸腔内的心脏为中心。心脏作为一个"动力泵",将氧合的血液通过密集的动脉网送往全身各处。动脉网起于心脏。动脉、微动脉和毛细血管形成一个给身体各部供应氧和营养物质的系统。由于收缩期心脏的有力收缩,血液由动脉泵出。含氧少的血液被毛细血管以及静脉网中的大、小静脉所收集。由于心肌的舒张松弛,静脉网将这些含有细胞代谢产物的静脉血转运回心脏。

除了动脉网和静脉网,人体还有第三个管网系统,称为淋巴系统。淋巴系统类似于静脉系统,运输一种清亮、黄色、源于血液的名为淋巴的液体。

31.心脏从哪里获得能量,心脏一生能跳多少次?

心脏的能量主要来自自身血液的营养物质和氧气。自身血液供应主要是靠自身的心血管系统即冠脉系统来完成的。一般人心脏一生能跳动 25 亿到 30 亿次。

32.人体的血管有多长?

人体血管布满了各个脏器、肢体和组织,其中有大量的毛细血管,直径只有 5~20 微米。一个成人的毛细血管总数在 300 亿根以上,长约 11 万公里,足可绕地球赤道 2.7 圈。

33.血管怎么分类?

血管按照组织学结构不同可分为大动脉、中动脉、小动脉、微动脉、毛细血管、微静脉、小静脉、中静脉和大静脉等;而按生理功能的不同可分为弹性储器血管、分配血管、毛细血管前阻力血管、交换血管、毛细血管后阻力血管、容量血管、短路血管等。

34.什么是动脉?

动脉是指从心脏发出不断分支成小动脉,而最后止于组织内的血管,它将血液由心脏运送至身体各处,由于内部压力较大,血流速度较快。动脉管壁较厚,弹力纤维较多,管腔断面呈圆形,具有舒缩性和一定的弹性,可随心脏的收缩、血压的变化而明显地搏动。

35.什么是弹性动脉?

弹性动脉是体内最大的动脉,包括主动脉、头臂动脉、锁骨下动脉和颈总动脉等,含有丰富的弹性纤维和胶原纤维,但平滑肌成分较少。心室收缩时射出的血液首先进入弹性动脉,较高的血压使血管被动扩大其容量,暂时贮存一部分血液,以缓冲压力过度升高。心室收缩驱动血液的一部分能量以势能的形式贮存在弹性动脉中,这种动能、势能转换沿动脉壁依次传递至肢体的动脉压力,就是临床上通常测得的收缩压;当心室舒张时,被动扩张的血管发生弹性回缩,将射血期多容纳的那部分血液继续向外周推进,此压力传至肢体的动脉,即是临床上测得的舒张压,从而使间断的射血变为连续性血流。

36.什么是静脉?

静脉是收集回流血液入心脏的血管,常同相应的动脉伴行,数目比动脉多,管径较粗,容血量多。静脉可分为微静脉、小静脉、中静脉、大静脉。

(1)微静脉管腔不规则,管径 50～200 微米,内皮外的平滑肌或有或无,外膜薄。紧接毛细血管的微静脉称毛细血管后微静脉,其管壁结构与毛细血管相似,但管径略粗,内皮细胞间的间隙较大,故通透性较大,也有物质交换功能。淋巴组织和淋巴器官内的后微静脉还具有特殊的结构和功能。

(2)小静脉管径达 200 微米以上,内皮外渐有一层较完整的平滑肌。较大的小静脉的中膜有一至数层平滑肌。外膜也逐渐变厚。

(3)中静脉管径 2～9 毫米,内膜薄,内弹性膜不发达或不明显。中膜比其相伴行的中动脉薄得多,环形平滑肌分布稀疏;外膜一般比中膜厚,没有外弹性膜,由结缔组织组成,有的中静脉外膜可有纵行平滑肌束。

(4)大静脉管径在 10 毫米以上,上腔静脉、下腔静脉、无名静脉和颈静脉等都属于此类。管壁内膜较薄,中膜很不发达,为几层排列疏松的环形平滑肌,有时甚至没有平滑肌。外膜则较厚,结缔组织内常有较多的纵行平滑肌束。

37.体循环有哪些静脉?

体循环的静脉主要包括上腔静脉系、下腔静脉系(包括肝门静脉系)和心静脉系。上腔静脉系是收集头颈、上肢和胸背部等处的静脉血回到心脏的管道。下腔静脉系是收集腹部、盆底部、下肢部静脉血回心脏的一系列管道。心静脉系是收集心脏静脉血液的管道。

38.动脉和静脉有什么区别?

动脉和静脉的区别较大,主要通过以下四点进行区别:

(1)功能不同,动脉将血液从心脏泵至身体各处,静脉收集身体各处的血液送回心脏。

(2)颜色不同,动脉血常因为含氧量较高而表现为鲜红色,静脉血常因为含氧量较低而表现为暗红色。

(3)管壁的厚薄不同,动脉壁因为承受的压力较大,所以管壁较厚,静脉壁因为承受的压力较小,所以管壁较薄。

(4)在体表的表现不同,在体表能摸到搏动的少数血管为动脉,绝大多数显露在体表、没有搏动的青色血管均为静脉。

39.静脉血为什么是"黑"的?

人的血液颜色主要由血红蛋白来决定,静脉血主要运输二氧化碳、尿素等代谢产物,因此血红蛋白氧含量相对较少,含有较多的二氧化碳等代谢产物,所以呈现暗红色,即所谓的"黑"色。

40.动脉血为什么是红的,动脉中流的一定是动脉血吗?

动脉血输送养分和氧气,血红蛋白氧含量较多,含二氧化碳较少,因此动脉血呈鲜红色。并不是在动脉中流动的就一定是动脉血。肺静脉流的是动脉血,肺动脉流的是静脉血,人体其他组织器官的动脉流的是动脉血,静脉流的是静脉血。

41.什么是毛细血管?

毛细血管是管径最细、分布最广的血管。它是连接微动脉和微静脉的血管。它们分支并互相吻合成网。各器官和组织内毛细血管网的疏密程度差别很大,代谢旺盛的组织和器官如骨骼肌、心肌、肺、肾和许多腺体,毛细血管网很密;代谢较低的组织如骨、肌腱和韧带等,毛细血管网则较稀疏。毛细血管管壁薄,通透性强,除软骨、角膜、毛发、上皮和牙釉质外,遍布全身。

42.毛细血管有哪些作用?

毛细血管是新旧物质交换的场所,能把静脉血液中带来的二氧化碳和代谢产物等排泄出去,也能在呼吸中将氧气吸入,再将这些新鲜氧气输入动脉。肝脏部位的毛细血管还能将肝脏制造的蛋白质运送给其他需要的组织;肾脏部位的毛细血管能将人体代谢产生的尿酸、尿素等产物滤出来,随尿排出去;人的脑组织需要大量氧气供给,流入脑组织的动脉携带大量氧气,也要通过毛细血管交给脑组织。

43.什么是微循环?

微循环遍布于全身各脏器与组织,是心血管系统与组织直接接触的部分。微循环是微动脉和微静脉之间的血液循环。一个典型的微循环由微动脉、后微动脉、真毛细血管、直捷通路、动-静脉吻合支和微静脉等部分组成。身体各个器官、组织的结构和功能不同,微循环的结构也就不同。人手指甲、皮肤的微循环形态比较简单,微动静脉之间仅有成祥状的毛细血管相连。骨骼肌和肠系膜的微循环形态则复杂得多。

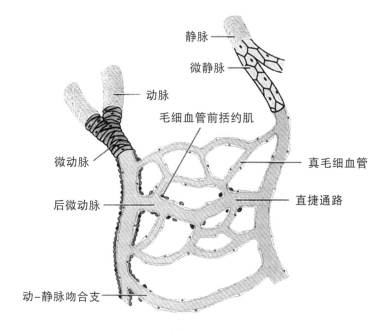

静脉
微静脉
动脉
毛细血管前括约肌
微动脉
真毛细血管
后微动脉
直捷通路
动-静脉吻合支

微循环的组成

44.微循环的功能有哪些?

微循环的基本功能是通过扩散、滤过、重吸收和吞饮等方式实现血液和组织液之间的物质交换。组织、细胞与血液间的物质交换是通过组织液作为中介进行的。组织液充满组织、细胞之间的空隙,是组织、细胞直接所处的环境。组织、细胞通过细胞膜与组织液发生物质交换,而组织和血液则通过毛细血管壁进行物质交换。

45.什么是血流动力学?

血流动力学是流体力学的一个分支,指血液在心血管系统中流动的力学,主要研究血流量、血流阻力、血压以及它们之间的相互关系。由于血管系统是比较复杂的弹性管道系统,血液是含有血细胞与胶原物质等多种成分的液体而不是理想液体,因此血流动力学既有一般流体力学的共性,又有其自身的特点,主要内容包括:①血流量与血管两端的压力差成正比,与血流阻力成反比;②血液黏稠度也是影响血流阻力的重要因素;③血管壁中的弹性纤维和胶原纤维使血管具有可扩张性和顺应性。

46.血管壁内藏有哪些特殊的感受器?

血管壁内的特殊感受器有颈动脉体、颈动脉窦和主动脉体等。颈动脉体位于颈总动脉分支处管壁的外面,是直径2~3毫米的不甚明显的扁平小体,主要由排列不规则的许多上皮细胞团索组成,细胞团或索之间有丰富的血窦。

47.什么是淋巴系统?

淋巴系统是循环系统的一个组成部分,由淋巴管、淋巴结、脾等组成,是组织液回流入血的一条重要的旁路。近年有人认为,毛细淋巴管是广义微循环的一个组成部分。毛细淋巴管的盲端起始于组织间隙,相互吻合成网,并逐渐汇合成大的淋巴管。淋巴管收集全身的淋巴液,最后由右淋巴导管和胸导管导入静脉。

48.淋巴系统有哪些功能?

淋巴系统是循环系统的重要辅助部分,可以把它看作血管系统的补充。淋巴流入血液循环系统具有很重要的生理意义,如回收蛋白质、运输脂肪和其他营养物质、调节血浆和组织间液的液体平衡、清除侵入机体的细菌起防御作用。

49.何谓淋巴回流?

淋巴回流是指人体组织液中的一部分进入毛细淋巴管形成淋巴液后,沿淋巴管汇集,最后经右淋巴导管和胸导管返归血液的过程。

50.什么是动脉硬化?

动脉硬化是动脉的一种非炎症性病变,可使动脉管壁增厚、变硬,失去弹性,管腔狭窄。动脉硬化是随着年龄增长而出现的血管疾病,其规律通常是在青少年时期开始硬化,至中老年时期加重、发病,男性发病较女性多。近年来本病发病率在我国逐渐增高,成为老年人死亡主要原因之一。

51.引起动脉硬化的主要原因有哪些?

动脉硬化的病因中,最重要的是高血压、高脂血症、抽烟。其他诸如肥胖、糖尿病、运动不足、紧张状态、高龄、家族病史、脾气暴躁等都会引起动脉硬化。营养成因主要包括高胆固醇、高脂肪饮食,不注意其他矿物质的摄取,这就会使过多油脂沉积于血管壁上,诱发动脉硬化和其他心脏血管病变。

52.血压是怎么产生的?

血压是指血液对单位面积血管壁的侧压力,可分为动脉血压、毛细血管血压和静脉压,而通常说的血压就是指动脉血压。循环血液之所以能从大动脉依次流向小动脉、毛细血管、小静脉和大静脉,是因为血管之间存在着递减性的血压差。

53.该怎么正确测量血压?

血压测量方法如下:①使用通过计量审核的电子血压计。②使用大小合适的袖带,袖带包裹上臂的80%,肥胖人要选择更宽、更长的袖带,儿童则选择儿童专用袖带。③测量前应该取坐位,休息5分钟以上,测量前半小时内禁止饮茶、喝咖啡、吸烟,需排空膀胱。④上肢与心脏处在同一水平,将袖带包裹在上臂,袖带下缘离肘弯约2.5厘米,将探头置于肱动脉搏动处。手心向上,自然放松,开始测量。⑤首次测量血压应该测量双上肢血压。

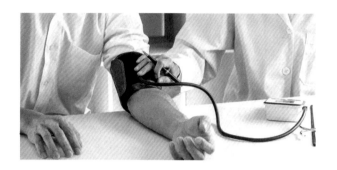

54.动脉血压有哪些影响因素?

(1)心脏每搏输出量的变化主要影响收缩压。当心脏每搏输出量增加时,心缩期射入主动脉的血量增多,动脉管壁所承受的侧压力也就增大,故收缩压明显升高。

(2)心率的改变对舒张压的影响较收缩压更显著。心率加快时,心舒期明显缩短,血液向外周流动的时间也缩短,故使心舒末期存留在主动脉内的血量增多,致使舒张压升高。

(3)外周阻力的改变以影响舒张压为主。外周阻力增加时,血液向外周流动的速度减慢,心舒期内的大动脉存留的血液增多,因而舒张压升高。

(4)主动脉和大动脉的弹性贮器作用可使心动周期中动脉血压的波动幅度减小。老年人因动脉管壁硬化,管壁的弹性纤维减少而胶原纤维增多,导致血管顺应性降低,大动脉的弹性贮器作用减弱,对血压的缓冲作用也就减弱,因而收缩压增高而舒张压降低,脉压明显加大。

(5)循环血量与血管系统容量比例的改变可影响动脉血压。失血后,循环血量减少,此时如果血管系统容量变化不大,那么体循环平均充盈压会降低,使动脉血压降低。

55.脉压增大是怎么回事?

脉压增大的主要原因就是血管硬化、弹力减低。脉压增大还多见于老年退行性瓣膜病,特别是主动脉瓣退行性病变后造成关闭不全,使舒张压明显降低,从而导致脉压增大。此外,还可见于风湿性心瓣膜病、甲状腺功能亢进(甲亢)等疾病。

56.影响组织液生成的因素有哪些?

影响组织液生成的因素有:①毛细血管血压:正相关,如当右心衰竭时,逆行性地使组织毛细血管血压升高,组织液生成的有效滤过压增大,组织液生成增多。②血浆胶体渗透压:负相关。③局部静脉回流或淋巴回流受阻:导致局部水肿。④毛细血管壁的通透性:当毛细血管壁的通透性增大时,部分血浆蛋白由血浆中滤出至组织液,导致血浆胶体渗透压下降,组织液胶体渗透压升高,两者共同使组织液生成的有效滤过压增大,滤过增多,导致水肿。

57.人体内有多少血液,其组成成分有哪些?

人体内的血液量是体重的7%～8%,如一个体重60千克的人,其血液量为4200～4800毫升。人体血液的主要成分为血浆、血细胞、遗传物质(染色体和基因)等,是一种特殊的结缔组织,即生命系统中的组织层次。血液中还含有各种营养成分(如无机盐)、细胞代谢产物、激素、酶和抗体。

58.人的血液包含什么细胞?

血细胞是存在于血液中的细胞,能随血液的流动遍及全身。血细胞约占血液容积的45%,主要包括:红细胞,主要的功能是运送氧;白细胞,主要执行免疫的任务,当病菌侵入人体时,白细胞能穿过毛细血管壁,集中到病菌入侵部位,将病菌包围后吞噬;血小板,在止血过程中起着重要作用。此外还包括一些其他的成分,比如血清、血浆等。血常规是临床上常用的一种检查方式,主要是看白细胞、血红蛋白和血小板的情况。

59.白细胞为什么被称为血液中的"保安队长"?

白细胞是人体免疫系统的重要组成部分,是一种具有防护作用的细胞,主要的作用是吞噬细菌、抵御疾病等。

60.血液中的红细胞起什么作用?

(1)红细胞有携氧和携带二氧化碳的作用。当红细胞数量减少时,人体就会出现携氧能力下降的情况,出现面色苍白、头晕、乏力、头疼、头晕、活动后心慌、胸闷等一系列贫血的症状。

(2)红细胞还有免疫、黏附作用。红细胞可以将部分病原微生物杀伤,起到免疫防御功能。

61.红细胞会衰老吗,它是如何更新的?

红细胞不断进行新生和破坏,其寿命为 100～120 天,因为红细胞没有细胞核以及细胞器,无法自行制造自己的结构,也无法使自己的结构维持长久。体内每天红细胞破坏量约为 1%,需加以补充。照这样计算,人体每天要制造一百亿个细胞。

62.人体内有多少个红细胞?

血液中大部分成分为红细胞,正常男性每微升血液中平均红细胞约为 500 万个(5.0×10^{12}/升),女性较少,平均约为 420 万个(4.2×10^{12}/升)。人体内的红细胞数量可达 250 亿个。

63.什么是中性粒细胞,它的生理意义是什么?

中性粒细胞占白细胞总数的 50%～70%,是白细胞中数量最多的一种。其细胞呈球形,胞内溶酶体含有酸性磷酸酶和过氧化物酶等,能消化分解吞噬的异物。特殊颗粒数量多,淡红色,约占颗粒总数的 80%,颗粒较小,直径 0.3～0.4 微米,呈哑铃形或椭圆形,内含碱性磷酸酶、吞噬素、溶菌酶等。吞噬素具有杀菌作用,溶菌酶能溶解细菌表面的糖蛋白。

中性粒细胞具有活跃的变形运动和吞噬功能。中性粒细胞在体内起着重要的防御作用。中性粒细胞吞噬细胞后,自身也常坏死,成为脓细胞。中性粒细胞在血液中停留 6～7 小时,在组织中存活 1～3 天。

64.什么是嗜酸性粒细胞?

嗜酸性粒细胞是白细胞的组成部分,来源于骨髓的造血干细胞。嗜酸性粒细胞具有杀伤细菌、寄生虫的功能,也是免疫反应和过敏反应过程中极为重要的细胞。嗜酸性粒细胞可以释放颗粒中的内容物,引起组织损伤,促进炎症进展。

65.什么是嗜碱性粒细胞?

嗜碱性粒细胞是白细胞的一种,来源于骨髓造血多能干细胞,在骨髓内分化成熟后进入血液。嗜碱性粒细胞胞体呈圆形,直径 10～12 微米。胞质为紫红色,内有少量粗大但大小不均、排列不规则的黑蓝色嗜碱性颗粒,常覆盖于核面上。胞核一般为 2～3 叶,因被颗粒遮盖,核着色较浅。嗜碱性粒细胞数量增多多见于某些过敏性疾病、血液病、恶性肿瘤以及传染病等。

66.什么是单核细胞?

单核细胞是血液中最大的血细胞,也是体积最大的白细胞,是机体防御系统的一个重要组成部分。单核细胞来源于骨髓中的造血干细胞,并在骨髓中发育,当它们从骨髓进入血液时,仍然是尚未成熟的细胞。单核细胞还参与免疫反应,在吞噬抗原后将所携带的抗原决定簇转交给淋巴细胞,诱导淋巴细胞的特异性免疫反应。单核细胞也是对付细胞内致病细菌和寄生虫的主要细胞防卫系统,还具有识别和杀伤肿瘤细胞的能力。

67.什么是淋巴细胞?

淋巴细胞是白细胞的一种,是体积最小的白细胞。其由淋巴器官产生,主要存在于淋巴管中循环的淋巴液中,是机体免疫应答功能的重要细胞成分,是淋巴系统几乎全部免疫功能的主要执行者,是对抗外界感染和监控体内细胞变异的主力。按其发生迁移、表面分子和功能的不同,可分为 T 淋巴细胞(又名 T 细胞)、B 淋巴细胞(又名 B 细胞)和自然杀伤细胞。

68.白细胞是怎么生成的?

粒细胞和单核细胞的生成受粒-巨噬细胞集落刺激因子、粒细胞集落刺激因子、巨噬细胞集落刺激因子等调节。这些集落刺激因子主要由炎症组织内活化的巨噬细胞所产生,炎症组织内的其他细胞(内皮细胞、成纤维细胞)也可产生。

69.白细胞的寿命有多长?

一般来说,中性粒细胞在循环血液中停留 6～8 小时即进入组织,4～5 天后即衰老死亡,或与破坏的细菌和组织碎片共同形成脓液。单核细胞在血液中停留 2～3 天,然后进入组织,并发育成巨噬细胞,在组织中可生存 3 个月左右。嗜酸性粒细胞和嗜碱性粒细胞在组织中可分别生存 8～12 天和 12～15 天。

70.血小板是怎么生成的,它有什么功能?

血小板由骨髓造血组织中的巨核细胞产生,它的主要功能是凝血和止血、修补破损的血管。

71.出血后人体怎么止血?

第一步,血管收缩。也就是患者局部损伤、刺激出现的反射性血管收缩,局部的血管肌源性收缩,附在损伤处的血小板会释放收缩血管的物质,使局部的血流减少。

第二步,血小板的形成、黏附。血小板局部凝血过程中会生成凝血酶,形成血小板止血栓堵塞伤口,这一步可实现初步止血,也称为一期止血。

第三步,血液的凝固。患者血浆中的可溶性纤维蛋白会转变为不溶性的纤维蛋白并交织成网,以加固止血栓形成凝血酶原酶,也称二期止血。

通过以上三步,可以实现伤口的生理性止血。

72.血凝块或血栓是怎样消失的?

血液凝固过程中形成的纤维蛋白被分解液化的过程称为纤维蛋白溶解现象(简称纤溶)。血纤维蛋白溶酶作用于纤维蛋白原或纤维蛋白,能将其多肽链的赖氨酸结合部位切断使之溶解。在正常情况下,血液中的抗纤溶酶的含量高于纤溶酶的含量,因而纤溶酶的作用不易发挥。但在血管受损发生血凝块或血栓后,由于纤维蛋白能吸附纤溶酶原和激活物而不吸附抑制物,因而纤溶酶大量形成和发挥作用,使血凝块或血栓发生分解液化。

73.血液的颜色和相对密度取决于什么?

血液的颜色取决于红细胞内的血红蛋白的含量。动脉血含氧多,呈鲜红色;静脉血含氧少,呈暗红色;皮肤毛细血管的血液近似鲜红色。血浆和血清因含胆红质,故呈淡黄色。正常人全血的相对密度为 $1.050 \sim 1.060$,全血液的相对密度主要取决于红细胞的数量和血浆蛋白的含量。

74.血液具有"黏性"吗,其酸碱度(pH 值)是多少?

血液在血管内流动时,由于血液内部各种物质的分子或颗粒之间的摩擦而产生阻力,血液具有一定的黏滞性。正常人血浆的 pH 值为 $7.35 \sim 7.45$。

75.什么是 ABO 血型系统?

根据红细胞表面有无特异性抗原(凝集原)A 和特异性抗原 B 来划分的血液类型系统称 ABO 血型系统。ABO 血型系统是 1900 年奥地利科学家兰茨泰纳发现和确定的第一个人类血型系统。根据凝集原 A、凝集原 B 的分布把血液分为 A、B、AB、O 四型。红细胞上只有凝集原 A 的为 A 型血,其血清中有抗 B 凝集素;红细胞上只有凝集原 B 的为 B 型血,其血清中有抗 A 凝集素;红细胞上 A、B 两种凝集原都有的为 AB 型血,其血清中无抗 A、抗 B 凝集素;红细胞上 A、B 两种凝集原皆无者为 O 型血,其血清中抗 A、抗 B 凝集素皆有。具有凝集原 A 的红细胞可被抗 A 凝集素凝集,抗 B 凝集素可使含凝集原 B 的红细胞发生凝集。

76.ABO 血型是怎样遗传的?

ABO 血型系统的遗传是由 9 号染色体上的 A、B、O 三个等位基因来控制的,其中 A 基因和 B 基因为显性基因,O 基因为隐性基因。每对染色体上只可能出现 A、B、O 三个基因中的两个。因此,人类 ABO 血型的基因型有六种,分别为 AA、BB、AO、BO、AB、OO。如果 A 和 O 基因同时存在,那么表现出来就是 A 型;B 和 O 基因同时存在,那表现出来就是 B 型;A 和 B 基因同时存在,表现出来就是 AB 型;两条染色体上都是 O 基因,表现出来就是 O 型。根据这个理论就可以根据父母的血型推断出子女有可能的血型和不可能的血型。

77.检查 Rh 血型有什么意义?

检查 Rh 血型的意义主要包括:①判断是否存在输血反应或移植排斥反应:Rh 血型不同的人之间进行输血或器官移植时,可能会引起免疫反应,导致输血反应或移植排斥反应。因此,在进行输血或器官移植前,需要进行 Rh 血型鉴定,以避免不必要的风险。②判断是否存在胎儿溶血症:如果 Rh 阴性的孕妇的胎儿是 Rh 阳性,孕妇的免疫系统可能会产生抗体攻击胎儿的红细胞,导致胎儿溶血症。这种情况被称为 Rh 血型不合并发症,需要进行预防和治疗。③判断对于疾病的易感性:Rh 血型与某些疾病的易感性有关,如风湿性关节炎、系统性红斑狼疮等。

78.失血多了怎么办？

失血量如果达到人体总血量的 20%，则需要进行输血治疗；血红蛋白如果低于 60 g/L，也需要进行输血或者输血红蛋白；血红蛋白为 60～70 g/L，但是伴有严重的贫血症状，需要进行输血治疗。最常见的还要补充骨髓造血所必需的原料，多吃点新鲜的瘦肉和富含维生素 C 的水果。注意补充叶酸、维生素 B_{12} 和铁剂，常见的铁剂有多糖铁复合物胶囊、多维铁口服液以及右旋糖酐铁等。

79.异常的心脏结构是什么？

当心脏的基本解剖结构在出生时未能发育完全或出现发育异常，会形成先天性心脏病。当心脏的四个瓣膜中任何一个或多个出现狭窄或关闭不全，都将影响血液的正常流动，形成心脏瓣膜病变。

80.为什么不同的人，心率不同？

一般来说，正常人在安静的时候，心率为 60～100 次/分，但是因为每个人的具体情况如年龄、体质、性别等不同，所以具体的心率也不同。普遍来说，年轻人心率比老人快，女性心率比男性快，活动时心率高于静止状态，运动员稍微特殊，心率一般在 50 次/分左右。

81.心跳越慢，身体就越好吗？

国外一项研究数据显示，最适宜的心率是 60 次/分，而心率每分钟加快 5 次，心衰风险提升 13%，死亡风险上升 13%。还有研究表明，健康人群的心率为 60～100 次/分，而在这个范畴内，静息心率数值越低越好。

那这样看的话，是不是就说明了心跳越慢越好？

这个要根据具体情况而论，如果心率慢，但没有不适症状，那就不需要担心。但如果长时间心率都低于 50 次/分，有可能因心脏泵血不足致使身体缺血、缺氧而出现头晕、乏力等症状。

82.哪些疾病易导致心脏跳动的节奏突然改变？

有些疾病易导致心脏跳动的节奏改变：①糖尿病；②甲状腺功能异常；③心衰；④房颤。

如果心脏跳动的节奏突然出现改变,且有不适症状,建议及时去医院检查,找出具体的原因,针对性治疗,以免延误病情而带来严重的后果。

83.血管有哪些内分泌功能?

(1)血管内皮细胞:生理情况下,血管内皮细胞合成和释放的各种活性物质在局部维持一定的浓度比,对调节血液循环、维持内环境稳态及生命活动的正常进行起重要作用。血管内皮细胞合成和释放的舒张血管物质和收缩血管物质相互制约,保持动态平衡。

(2)血管平滑肌细胞:血管平滑肌细胞可合成、分泌肾素和血管紧张素,调节局部血管的紧张性和血流。此外,平滑肌细胞还能合成细胞外基质胶原、弹力蛋白和蛋白多糖等。

(3)血管其他细胞:血管壁中还含有大量成纤维细胞、脂肪细胞、肥大细胞、巨噬细胞和淋巴细胞等多种细胞。这些细胞还能分泌多种血管活性物质,以旁分泌、自分泌的方式调节血管的舒缩功能及结构变化。

84.心血管系统的功能是什么,有哪些调节作用?

心血管系统负责将心脏搏出的血液输送到全身的各个组织器官,以满足机体活动所需的各种营养物质,并且将代谢终产物运回心脏,通过肺、肾等器官排出体外。

心血管系统调节主要分为神经调节和体液调节两种。神经调节又包括血管的神经支配、心脏的神经支配、心血管中枢和心血管反射。体液调节包括肾上腺素和去甲肾上腺素调节、血管紧张素调节、血管加压素调节以及心房钠尿肽调节等。

85.为什么会患心血管疾病?

心脏是由结构、传导系统和冠状动脉系统三部分组成的,并与外周环境相互影响。任何先天性的心脏血管结构发育异常,或出生后动脉粥样硬化、风湿、高血压、感染、营养代谢失调、内分泌紊乱、药物等影响因素均可导致心血管疾病,而各种心血管疾病最终都会导致心功能不全或心力衰竭。

86.运动时为何会血压升高、心跳加快?

当人体在剧烈运动时,肌肉的收缩频率及收缩强度都将大大增强,因而需要消耗大量的养分,主要为氧气和提供能量的糖分。这些信息传到大脑后,大脑经过分析再向下传递给心血管中枢,心血管中枢通过调动下级的支配神经,并使某些内分泌腺释放相应的各种激素,作用于心脏及血管的靶点,使心率加快、心肌收缩力增强,因而使每搏输出量大大增加,血压升高,以使更多的氧气及糖分到达急需它们的器官及组织,并迅速带走代谢产物,满足机体在活动时的各种需要。

87.激动时为何会血压升高、心跳加快?

人在激动时,来自激动的刺激进入大脑皮层,经过分析处理后再到达下丘脑及延髓。在延髓处的心血管中枢刺激下属的交感神经中枢。交感神经中枢再发出信号,沿交感神经传到心脏,使心脏的交感神经节后纤维末梢兴奋而释放肾上腺素和去甲肾上腺素等物质。去甲肾上腺素和肾上腺素的作用就是使心脏传导加快,心跳变快,心肌收缩力加强,心输出量增加。因此,此时人会感到心跳加快、加强。因为心输出量增加,加上肾上腺素同时又作用于血管平滑肌,使血管收缩,所以血压明显升高。

88.发热时为何会血压升高、心跳加快?

发热时,人体的能量代谢将大大增加。有研究表明,体温每升高 1 摄氏度,基础代谢率将升高 13% 左右。人体代谢率升高,导致新陈代谢大大加快,所需要的营养和氧气及产生的代谢产物也大大增多。这样,一方面人体就需要通过兴奋交感神经加快心跳以向全身各器官供应更多的氧气及能量,同时更快地带走代谢产物,以适应机体此时的需要。另一方面,心跳加快、血压升高也有利于加强皮肤的血液分布,以利于机体的散热。

89.害羞时为何会血压升高、心跳加快?

当人害羞时,来自眼睛的信息首先抵达丘脑,然后传送至大脑枕叶的视皮质。最终所有感觉信息将传入大脑海马,即边缘系统的整合部位,在此诱发情感,经过整合后于大脑颞叶下传到杏仁体,引发恐惧反应,并经由杏仁体传入大脑额叶,由新皮质脑推理判断后,做出如退缩、逃避或在交流中避免目光对视等行为反应。同时,信息由杏仁体投射到下丘脑,还会通过调节下级心血管中枢引发相应的生理反应,如脸红、心率加快、血压升高、出汗等。

90.疼痛时为何会血压升高、心跳加快?

疼痛是机体对损伤组织或潜在的损伤产生的一种不愉快的反应,是一种复杂的生理心理活动,是临床上最常见的症状之一。它由痛觉和痛觉反应两部分组成。痛觉传入大脑后,引发痛觉反应,其中包括对致痛源的闪躲及交感神经的兴奋等。交感中枢兴奋后通过控制下级交感神经释放肾上腺素和去甲肾上腺素等物质,作用于心脏及血管的相应靶点,使心跳加快、心肌收缩加强、血管收缩、血压升高。

91.睡眠时心跳为何会减慢?

人在睡眠过程中,大脑皮层的活动减少,发出的神经冲动相应减少,交感神经活动减少,而相应的副交感神经活动相对增多。因心脏及血管受交感神经影响较大,睡眠中交感神经抑制而副交感神经兴奋性增加,使得副交感神经对心脏的抑制作用充分表现出来,因而在睡眠中,心跳减慢,心肌收缩力减弱,心搏出量减少。

（崔连群　胡科　司志华　赵连玮　冯志鹏）

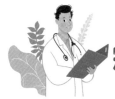

冠心病发病机制及临床表现

说到心血管疾病,恐怕我们平时听得最多的就是"冠心病"了,那么,冠心病究竟是怎么一回事呢? 本部分将为您详细解答……

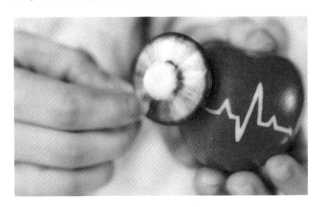

1.什么是冠心病?

冠心病,全称为冠状动脉粥样硬化性心脏病,是一种心脏疾病。听起来好像很复杂,但其实冠心病就像家里的水管出了问题一样。想象一下,家里的水管用久了可能会因为水垢而慢慢堵塞,水流就会变得越来越小。

冠心病也是这样,只不过这次出问题的"水管"是围绕我们心脏的冠状动脉。这条"水管"负责给心肌细胞输送富含氧气的血液,让它们有力气跳动。但是,因为一些不好的生活习惯,比如吃得太油腻、缺乏运动,或者因为年纪大、家族遗传等因素,这条"水管"的内壁就容易受到损伤。

一旦"水管"内壁受损,血液里的脂质就会趁机沉积在那里,像水垢一样越积越多。最终,这些沉积物会形成斑块,让"水管"变得越来越窄,甚至完全堵死。

当冠状动脉这条"水管"变窄或堵塞,心脏就得不到足够的血液供应,心肌细胞就会因为缺氧而"罢工"。这时候,我们就会感到胸闷、憋气,甚至出现心绞痛。如果情况严重,可能会导致心肌梗死,甚至猝死。

因此,冠心病其实就是冠状动脉这条"水管"因为"水垢"堆积而变窄或堵塞,导致心脏供血不足的一种疾病。要想预防冠心病,我们就要保护好这条"水管",比如吃得健康一点,多运动,还要定期体检,及时清理"水垢"。这样,我们的心脏才能健康有力地跳动!

2.冠心病的危险因素有哪些?

冠心病的危险因素可是个有意思的话题,就像一部悬疑小说的线索,一环扣一环,咱们一起来揭秘这些"嫌疑犯"吧!

(1)高龄:年龄可是个不饶人的因素。随着岁月的流逝,我们的血管也会慢慢老化,变得更容易出问题。

(2)高血压、糖尿病和高脂血症:这三个"坏蛋"常常联手作案,让血管壁受损、血液变稠,给冠心病可乘之机。有数据显示,高血压患者得冠心病的概率是正常人的好几倍呢!

(3)吸烟:这可是个大大的"嫌疑犯"。吸烟会让血管受伤,加速动脉粥样硬化的形成。而且,不仅主动吸烟有害,被动吸烟也同样危险哦!

(4)肥胖和不良饮食习惯:吃得太油腻、太多,又缺乏运动,就会导致体重超标、血脂异常,给冠心病埋下隐患。

(5)家族史:如果家里有人早早得了冠心病,那您可就要小心了,这可能意味着您的基因里藏着冠心病的"种子"。

要想远离冠心病,就得管住嘴、迈开腿、戒烟限酒,还要定期体检! 这样,我们就能把冠心病的危险因素一一击破,保护我们的心脏健康!

3.患者如何自己早期发现冠心病?

首先,要留心自己的身体信号。如果您在进行体力活动或者情绪激动时感到胸闷、气短,甚至有点胸痛,那可千万不要大意。这些症状可能就是冠心病的早期表现。当然,如果休息的时候也会感到胸痛、心慌,那就更应该提高警惕了。

再来说说定期体检的重要性。如果您已经步入中年,特别是 40 岁以上,那么定期进行体检可是必不可少的。查查血压、血糖、血脂,还有心电图,这些都是判断冠心病风险的重要指标。如果条件允许,还可以做平板运动试验或多层螺旋 CT 冠状动脉成像,这样就能更准确地了解自己的心脏状况了。

总之,早期发现冠心病并不难,关键是要细心观察自己的身体变化,并且定期进行体检。一旦发现异常,及时就医才是最重要的。毕竟,心脏可是我们的"发动机",得好好呵护它才行!

4.冠心病有哪些临床表现?

首先,最常见的就是心绞痛了。想象一下,您走着走着,突然胸口像被大石头压着一样,又闷又痛,这就是心绞痛。它通常发生在胸口正中间,感觉像被重物压着,让人喘不过气来。休息一会儿或者吃点药,这种症状可能就会慢慢消失。

除了心绞痛,冠心病还可能让人心跳不规律,就像心跳加速或者跳慢了拍子,甚至有时候还会漏跳一下。这种情况可能会让人感到心慌慌的,头也晕乎乎的。

还有啊,有些人得了冠心病后,稍微动一下就会感到呼吸困难,就像被掐住了脖子一样。这也是因为心脏供血不足,肺部得不到足够的血液所导致的。

最后,如果突然感到恶心、直冒冷汗,甚至有一种快要不行的感觉,那可千万要小心了! 这可能是冠心病加重的信号,需要赶紧去医院看医生!

所以啊,冠心病虽然听起来有点可怕,但只要我们细心观察自己的身体变化,一旦发现这些"信号",及时就医检查,就能做到早发现早治疗,让我们的心脏重新恢复活力! 大家一定要多关心自己的身体哦!

5.什么是心绞痛?

心绞痛,听起来就让人心头一紧,对吧? 但其实,心绞痛并不是真的"心痛",而是心肌缺血引起的胸部不适。我们可以这样想象:心脏就像是一个大水泵,需要不断抽取血液来滋养全身。而心绞痛,就是因为这个"水泵"的某个部分堵塞了,导致血液流不过去,心脏得不到足够的养分。

当心绞痛发作时,人们通常会感到胸骨后面有一种压迫感或紧缩感,就像被重物压着或被人紧紧握住一样。这种不适感有时会向左肩、左臂内侧、下颌、颈部或背部放射。除了胸痛,还可能伴有胸闷、憋气、心悸、呼吸困难等症状。

心绞痛通常是由体力活动、情绪激动、饱餐、受寒等诱发的。因为这些情况下,心脏需要更多的血液供应,而如果血管已经狭窄或堵塞,就无法满足这种需求,从而导致心绞痛发作。

不过别担心,心绞痛通常可以通过休息或舌下含服硝酸甘油等药物来缓解。但重要的是,如果您或身边的人出现类似症状,一定要及时就医检查,找出原因并进行针对性治疗。

总的来说,心绞痛就是心脏在向您发出"求救信号",提醒您要关注自己的心血管健康。因此,我们平时一定要注意保持良好的生活习惯,定期体检,确保心脏这个重要器官能够健康运转。

6.心绞痛的分类及意义是什么?

一是劳力性心绞痛,这种心绞痛通常在我们活动或情绪激动时出现,像是爬山、跑步或者大发雷霆后,心脏就会"抱怨"说它缺血啦!

二是稳定型心绞痛,这种心绞痛比较稳定,发作的次数、程度和持续时间都差不多,像是个有规律的"闹钟",提醒我们要注意心脏健康。

三是不稳定型心绞痛,这种心绞痛就比较调皮了,它不按套路出牌,疼痛可能更剧烈,持续时间也更长,甚至在休息的时候也会突然发作,仿佛在说:"喂,您得小心了,我可不是那么好对付的!"

四是变异型心绞痛,这种心绞痛更是难以捉摸,它通常在休息或睡眠中突然袭来,让人措手不及。

心绞痛的意义在于,它是心脏向我们发出的求救信号。不同类型的心绞痛,就像心脏的不同"语气",告诉我们它现在不太舒服,需要关注和照顾。我们不能忽视这些信号,要及时去检查和治疗,保护好我们的"发动机",让它能够继续稳稳当当地跳动下去! 因此,心绞痛虽然是个让人担忧的问题,但它也是身体的一种自我保护机制,提醒我们要更加关爱自己哦!

7.出现心绞痛后该怎么办?

首先,一旦心绞痛发作,最重要的是要立即停止当前活动,并尽快找个安全的地方坐下来休息。这个时候,心脏正忙着告诉您:"喂,我得休息一下了!"所以,一定要听从身体的信号,不要逞强。

如果休息了一会儿,心绞痛还是没有缓解,那就得赶紧找点药物来帮忙了。如果您有医生开具的硝酸甘油片,可以放在舌下含服。这个药物可以迅速扩张血管,帮助心脏得到更多的血液供应,缓解疼痛。

当然,如果心绞痛持续不减或者症状加重,那可不能拖延,得立刻拨打急救电话或者前往医院就诊。记住,时间就是生命! 心绞痛可能是心脏出问题的信号,及时就医能避免更大的风险。

在等待急救或前往医院的途中尽量保持平静,深呼吸有助于缓解疼痛和紧张情绪。您可以想象自己正在一个宁静的海滩上,听着海浪声,感受海风的吹拂,这样有助于放松心情。

最后,心绞痛可能是身体其他问题的警示灯,如高血压、高胆固醇等。因此,在心绞痛缓解后,一定要去医院做个全面检查,找出潜在的健康问题并加以解决。

总之,心绞痛虽然吓人,但只要我们采取正确的应对措施,及时就医,就能化险为夷。记得要善待自己的身体哦!

8.冠心病会遗传吗?

冠心病并不是一种直接的遗传病,但它确实有一定的遗传倾向。

(1)遗传倾向:冠心病在家族中有聚集现象。如果父母或者兄弟姐妹有冠心病,那么您患病的风险可能会稍微高一点。这可能是因为大家共享了某些不利的基因变异,或者是相似的生活习惯和环境。

(2)多因素影响:别忘了,冠心病是多种因素共同作用的结果。除了遗传,还有年龄、性别、高血压、高胆固醇、糖尿病、吸烟、肥胖、缺乏运动等,这些都会影响到冠心病的发生。

(3)可预防:即使家族里有冠心病患者,也不必过于担心。重要的是养成健康的生活习惯,比如合理饮食,少吃油腻和高盐的食物,适量运动,保持身材,戒烟限酒,控制好血压、血糖和血脂等。

总的来说,冠心病虽然有一定的遗传倾向,但它并不是由单一因素决定的。通过健康的生活方式和必要的医疗管理,可以有效降低患病风险。因此,别担心,保持健康的生活方式,冠心病就不会那么容易找上门啦!

9.冠心病有哪些危害?

冠心病,听起来就让人头疼吧!这可不是闹着玩的,它可是有多种危害的!

首先,冠心病最直接的影响就是会让您的心"受委屈"。因为冠心病就是心脏血管变窄或者堵塞,导致心脏肌肉得不到足够的血液供应。心脏可是咱们身体的"发动机",没有油怎么跑得动呢?因此,您会经常感到胸闷、胸痛,像是有块大石头压在胸口,让您喘不过气来。

而且,冠心病还是个"潜伏者"。它可能悄无声息地潜伏在您身体里,突然给您一个"惊喜"。比如,您可能正在开心地逛街或者吃着火锅,突然心绞痛就发作了,让您措手不及。

更糟糕的是,冠心病还可能引发更严重的后果。如果心脏长时间得不到足够的血液供应,心肌就会受损,甚至可能导致心肌梗死。那可是危及生命的紧急情况!想象一下,您的心脏突然"罢工",那后果可是不堪设想的!

此外,冠心病还可能影响您的生活质量。因为心绞痛等症状会限制你的活动范围,让您不敢做剧烈运动或者长时间工作。这对于喜欢户外活动或者需要高强度工作的人来说,无疑是个沉重的打击。

因此,冠心病可不是小事儿!一定要重视起来,定期体检、保持健康的生活方式、及时就医治疗,才能把这个"心腹大患"扼杀在摇篮里!

10.什么是急性冠脉综合征?

急性冠脉综合征,听起来很复杂,但其实就像心脏的"急性感冒",发病突然而且有点严重。下面我们来简单聊聊这个病症:

(1)它是什么?

急性冠脉综合征就是心脏的冠状动脉突然"闹脾气",可能是因为动脉里的斑块破裂或者侵袭,导致血管堵塞,心脏得不到足够的血液。这就像给心脏供水的"水管"突然堵了,心脏这个"大水泵"就会受不了。

(2)它有什么症状?

急性冠脉综合征最典型的症状就是胸痛、胸闷,感觉像被人捏住了心脏。有的人还会恶心、呕吐,甚至出现心律失常、心力衰竭等严重症状。如果不及时处理,可能会有生命危险!

(3)为什么会得这个病?

原因有很多,比如不良的生活习惯(吸烟、饮食不健康)、高血压、糖尿病等都会增加患病风险。还有就是遗传因素,如果家里人有这个病史,那自己也要多加注意。

(4)得了急性冠脉综合征该怎么办?

一旦出现上述症状,别犹豫,赶紧去医院!医生会根据您的情况,采取吃药、做手术或者其他治疗措施。记住,时间就是生命!

总之,急性冠脉综合征就像心脏的一次"紧急呼叫",告诉我们要好好照顾自己的身体哦!

11.什么是心肌桥?

心肌桥,这个名字听起来好像是一座"桥",但它其实是我们心脏里的一个特殊结构。简单来说,心肌桥就是冠状动脉被心肌纤维覆盖的部分。要知道,冠状动脉是环绕心脏表面的血管,它们负责给心肌提供血液。但在心肌桥发生时,某段冠状动脉被心肌"抱住"了,就像是被一座"桥"覆盖住一样。

(1)为什么会有心肌桥呢?

心肌桥的形成大多是先天性的,也就是说,有些人在出生的时候,冠状动脉就有这种被心肌覆盖的情况。当然,也有一些后天的因素,如高血压、冠状动脉粥样硬化等,可能会让心肌桥的情况变得更加明显。

(2)心肌桥会有什么影响?

心肌桥的存在可能会影响冠状动脉的血液流动。特别是在心脏收缩的时候,覆盖在冠状动脉上的心肌会挤压血管,导致血流减少。这可能会让心肌得不到足够的血液供应而出现缺血的情况。有些人可能会因此感到胸痛、胸闷等不适。

总的来说,心肌桥就像是我们心脏内的一座"特殊桥梁",虽然它可能给心脏供血带来一些小麻烦,但只要及时发现并妥善处理,就不会对我们的健康造成太大的影响。因此,如果您有相关症状,一定要及时就医哦!

12.冠心病为什么越来越年轻化?

冠心病,这个以往被认为是"老年病"的健康问题,如今却越来越多地出现在年轻人身上。那么,究竟是什么原因导致了冠心病的年轻化趋势呢?

(1)不良生活习惯:现在的年轻人生活节奏快,经常熬夜、饮食不规律,还喜欢吃高脂、高盐、高糖食物。这些不良习惯都会增加心脏的负担,让冠心病的"魔爪"伸向年轻一代。

(2)缺乏运动:很多年轻人因为工作忙碌或其他原因,忽视了身体锻炼。长期缺乏运动会导致身体机能下降,心脏得不到足够的锻炼,从而增加患冠心病的风险。

(3)精神压力大:年轻人面临着工作、生活等多方面的压力,长期处于紧张状态。这种精神压力会导致血管收缩、心跳加快,从而加重心脏的负担,容易诱发冠心病。

(4)吸烟和饮酒:不少年轻人有吸烟和过量饮酒的习惯。烟草中的有害物质和酒精都会对心脏造成损害,加速冠心病的发生。

综上所述,冠心病年轻化的原因主要是年轻人不良的生活习惯、缺乏运动、精神压力大以及吸烟和饮酒等。为了远离冠心病,年轻人应该养成健康的生活习惯,加强锻炼,保持心情愉悦,并戒烟限酒。只有这样,才能守住健康的心门,不让冠心病趁虚而入!

13.心肌梗死有前兆吗?

心肌梗死是一种严重的心脏疾病,但好消息是,它在发作前往往会有一些前兆,就像是身体给我们发出的警告信号。如果我们能及时识别并采取行动,就有可能避免更严重的后果。

那么,心肌梗死的前兆有哪些呢?

(1)胸部不适:这是最常见的前兆之一。您可能会感到胸闷、胸痛,就像有块大石头压在胸口一样。这种不适可能会持续几分钟,然后慢慢消失,但不久后又可能再次出现。

(2)乏力与气促:在心肌梗死发作前,您可能会感到异常疲劳,即使是简单的日常活动也会让您气喘吁吁。

(3)心悸与烦躁:心脏可能会不规则跳动,让您感到心慌。同时,您可能会变得烦躁不安,无法静心。

(4)其他症状:除了上述常见前兆外,还有一些其他可能的信号,如恶心、呕吐、上腹部疼痛等。这些症状虽然不太典型,但如果伴随其他前兆出现,就应高度警惕。

记住,每个人的体验可能会有所不同,重要的是要关注自己的身体变化,一旦出现上述任何症状,都应立即就医检查。及时识别并处理心肌梗死的前兆,可以为我们的健康赢得宝贵的时间!

14.吃素能预防冠心病吗?

很多人认为,吃素能帮助预防冠心病,因为素食中通常富含纤维,而且不含胆固醇。那么,吃素真的能预防冠心病吗?

首先,我们要明确一点:吃素本身并不直接等同于预防冠心病。虽然丰富的蔬菜、水果和全谷物确实对心脏有好处,能提供身体必需的维生素、矿物质和膳食纤维,但是,仅仅靠吃素并不能完全预防冠心病。

因为冠心病的成因很复杂,除了饮食,还和生活方式、遗传、环境等多方面因素有关。比如,即使您吃得很健康,但如果您长期缺乏运动、精神压力大或者经常熬夜,那么患冠心病的风险仍然会增加。

另外,虽然肉类食物中含有胆固醇,但人体也需要一定量的胆固醇来维持

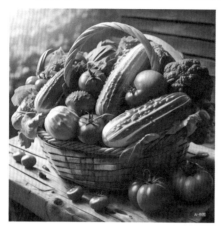

正常的生理功能。完全吃素可能会导致某些营养素缺乏,反而不利于健康。

因此,想要预防冠心病,除了注意饮食,还要综合考虑生活习惯、运动、心理健康等多个方面。请您记住,健康是一个全方位的概念,不是单靠吃素就能达成的哦!

总的来说,吃素可以作为预防冠心病的一部分措施,但并不是万能的。要想真正远离冠心病,还需要我们全方位地关注自己的健康。

15.所有的冠心病都会有胸痛的感觉吗?

冠心病,听起来就让人心生警惕。但您知道吗,并不是所有冠心病患者都会有胸痛的感觉哦!

胸痛确实是冠心病的一个常见症状,那种像被重物压迫或被带子紧束的感觉确实让人难以忽视。但有些人得了冠心病,却可能完全没有胸痛的感觉,或者症状非常轻微,甚至被误认为是胃痛、牙痛等。

这是为什么呢?每个人的身体状况和感知能力都是独一无二的。有些人可能对疼痛的敏感度较低,或者长期患有其他疾病,使得他们对冠心病的胸痛症状不那么敏感。

此外,冠心病的症状也可能因性别、年龄等因素而有所不同。比如,女性患者可能更容易出现非典型症状,如恶心、疲劳等,而不是明显的胸痛。

因此,我们不能仅仅依赖是否有胸痛来判断是否患有冠心病。如果您有任何疑虑,或者出现了与平时不同的身体不适,最好还是及时就医,听听专业医生的意见。

记住,健康无价,预防总是优于治疗。无论您是否有胸痛的感觉,都应该关注自己的身体状况,定期体检,保持良好的生活习惯,让冠心病无机可乘!

16.吸烟对冠状动脉有什么危害？

吸烟对冠状动脉的危害可不容小觑！下面咱们就好好聊聊这个话题,看看吸烟到底是怎么伤害我们的冠状动脉的。

首先,吸烟会导致血管内皮损伤。烟草中的有害物质,如尼古丁、焦油等,进入血液后会直接损害血管内皮,让它们变得不再光滑。这样一来,血液中的脂肪、胆固醇等物质就容易沉积在损伤处,形成动脉斑块,造成血管狭窄,影响血液流动。

其次,吸烟还会引起血管收缩。尼古丁等物质会刺激血管平滑肌收缩,使得血管变窄,血液流动受阻。长期吸烟的人,他们的冠状动脉更容易出现痉挛,导致心绞痛甚至心肌梗死。

再者,吸烟会加速动脉粥样硬化的进程。动脉粥样硬化是冠心病的主要原因之一,而吸烟正是这个过程的"加速器"。吸烟会让血液中的胆固醇和甘油三酯水平升高,同时降低高密度脂蛋白(一种好的胆固醇)的水平,从而增加动脉粥样硬化的风险。

最后,吸烟还会导致血压升高。烟草中的有害物质会刺激交感神经,使得心率加快、血压升高。高血压是冠心病的危险因素之一,长期高血压会损伤冠状动脉,加重冠心病病情。

综上所述,吸烟对冠状动脉的危害是多方面的,从血管内皮损伤到血管收缩、动脉粥样硬化加速再到血压升高,每一个环节都可能引发严重的心血管问题。因此,为了我们的心脏健康,还是尽早戒烟吧！

17.为什么冠心病的发病率在逐年增高呢？

这个问题其实和我们现代人的生活方式、环境等因素息息相关。下面我们就一起来聊聊这个话题。

首先,随着生活水平的提高,我们的饮食习惯发生了很大的变化。食入的肉、鱼、蛋类食品越来越多,这导致膳食中动物脂肪及胆固醇摄入过量。这些都是冠心病的危险因素哦！

其次,现在的生活节奏快,竞争压力大,导致很多人长期处于紧张、劳累和精神压力大的状态下。这种慢性压力也会增加冠心病的发病风险。

再者,现代人普遍缺乏运动,肥胖问题也越来越严重。肥胖可是冠心病的一个重要诱因呢！

最后,随着医疗条件的改善和人们健康意识的提高,冠心病的检出率也相应增加了。这也是我们感觉冠心病的发病率在逐年增高的一个原因。

综上所述,冠心病发病率的增高与我们的饮食习惯、生活压力、缺乏运动以及医疗检测水平的提高等多方面因素有关。想要降低冠心病的发病率,我们要从改善这些不良生活习惯开始哦!

18.为什么心脏血管闭塞了却没有胸痛的感觉?

(1)个人体质差异:每个人的身体反应都是不一样的。有些人对疼痛的敏感度比较低,所以即使心脏血管闭塞,他们也可能感觉不到明显的胸痛。这就像是有的人能吃辣,有的人却一点点辣都受不了,体质不同,反应自然也就不一样了。

(2)病情轻重与稳定期:如果心脏血管闭塞的情况并不严重,或者在病情的稳定期,那么可能就不会有明显的胸痛感觉。这就像是感冒,有时候只是喉咙有点痒,但并不一定会发热或咳嗽。

(3)侧支循环的建立:当心脏的主血管闭塞时,有时身体为了适应这种情况,会建立一些侧支循环来绕过闭塞的部分。这就像是在堵车的时候,我们会选择绕路一样。这样,即使主血管闭塞,心脏也能得到足够的血液供应,从而不会出现胸痛的症状。

总的来说,虽然心脏血管闭塞通常会引起胸痛,但由于个体差异、病情轻重以及身体的自适应机制,有些人可能并不会感到明显的胸痛。但无论如何,如果怀疑自己有心脏问题,一定要及时就医检查哦!

19.冠心病患者会感觉到牙疼吗?

冠心病确实有可能会让人感觉到牙疼。虽然这听起来有些奇怪,但牙疼有时确实是冠心病的一个症状。这是怎么一回事呢?

(1)心绞痛的放射痛:冠心病引起的心绞痛有时会放射到其他部位,包括牙齿。这种疼痛通常不是由牙齿本身的问题引起的,而是心绞痛的一种表现。因此,如果您的牙疼与体力活动、情绪激动等有关,而且休息或服用硝酸甘油片后能缓解,那就要小心了,这可能是冠心病的信号。

(2)并非所有牙疼都表示存在冠心病:当然,并不是所有的牙疼都与冠心病有关。牙疼还有很多其他原因,如牙髓炎、根尖周炎等。因此,如果感到牙疼,最好还是去看看牙医,同时也要考虑是否有冠心病的可能性。

（3）及时就医是关键：如果您怀疑自己的牙疼可能与冠心病有关，或者伴有其他症状如胸闷、气短等，那么一定要及时就医。医生会根据您的症状和检查结果来判断牙疼的真正原因，并给予相应的治疗。

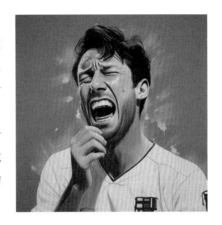

总之，冠心病确实可能会让人感觉到牙疼，但这并不是绝对的。如果您有任何疑虑或不适，最好还是及时就医，以确保自己的健康。

20.老年人得了冠心病后能拔牙吗？

老年人得了冠心病后能否拔牙呢？这是很多患者和家属关心的问题。其实，老年冠心病患者并非绝对不能拔牙，但需要谨慎评估风险并采取相应的预防措施。

首先，拔牙前必须确保冠心病病情稳定。如果老人最近有心绞痛发作或病情不稳定，建议先进行内科治疗，待病情稳定后再考虑拔牙。

其次，拔牙过程中需要采取一系列的心脏保护措施。比如，在拔牙前，患者可以服用长效硝酸甘油片来扩张冠状动脉，增加心肌供血，减少拔牙过程中的风险。同时，口腔科医生和心脏科医生应密切合作，必要时在心电监护下进行拔牙手术，以确保患者的安全。

再者，拔牙时要选择合适的麻醉剂和尽量避免使用可能引起心脏不适的药物。例如，利多卡因是一个较好的选择，因为它较少引起心脏的不良反应。

最后，拔牙后也要注意口腔卫生和适当使用抗菌药物，以避免感染。同时，要密切观察患者的病情变化，如有不适症状及时就医。

综上所述，老年冠心病患者在病情稳定并采取必要的预防措施后，是可以拔牙的，但一定要在专业医生的指导下进行，以确保安全。

21.心脏放了支架后还能做透析吗？

首先，我们要明白，心脏支架手术和透析是两种不同的治疗方式，针对的是不同的病症。心脏支架主要用于撑开狭窄的冠状动脉，改善心脏供血；而透析则是通过机器帮助肾脏过滤血液，排出体内的代谢产物和多余的水分。

那么，心脏放了支架后，患者是否还能做透析呢？答案是：在病情稳定且医

生评估安全的情况下,可以做透析,但需要注意以下几点:

(1)病情稳定:患者在接受透析前,应确保心脏病情已稳定,支架手术后恢复良好。

(2)医生评估:在开始透析治疗前,医生会全面评估患者的身体状况,包括心脏功能、肾功能以及整体健康状况,以确保透析治疗的安全性和有效性。

(3)密切监测:在透析过程中,医生会密切监测患者的生命体征和心脏状况,以确保治疗过程平稳无虞。

总之,心脏放了支架后,患者仍然可以接受透析治疗,但需要在医生的指导下进行,并确保病情的稳定和治疗的安全性。

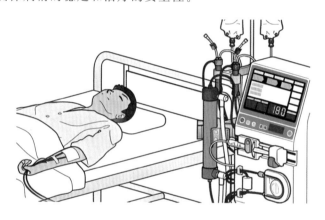

22.透析患者可以做心脏支架介入手术吗?

在病情需要的情况下,透析患者是可以考虑做心脏支架介入手术的。

首先,我们要明白透析是什么。透析是一种通过半透膜来分离血液中有害物质的治疗手段,常用于肾功能不全的患者。而心脏支架介入手术则是一种治疗冠心病等心脏疾病的有效方法。

那么,透析患者为何能做心脏支架手术呢?这主要是因为透析患者本身肾脏功能已经受损,而心脏支架手术所使用的造影剂虽然可能对肾功能有一定影响,但对透析患者来说,这种影响相对较小。而且,在必要情况下,如急性心肌梗死或严重心绞痛,心脏支架手术可以显著改善患者的心脏供血情况,降低病死率。

当然,透析患者做心脏支架手术可能面临一些特殊风险,如造影剂过敏、出血、支架血栓等。因此,在决定手术前,医生会全面评估患者的身体状况,权衡利弊。

总的来说,透析患者在病情需要时是可以考虑做心脏支架介入手术的。但具体是否适合手术,还需要根据患者的具体情况和医生的建议来决定。

23.哪些心绞痛的危险性大?

(1)不稳定型心绞痛:这种心绞痛可能预示着更严重的心脏问题。它不像稳定型心绞痛那样有规律,疼痛可能更加剧烈,持续时间也更长。在这种情况下,心脏可能无法得到足够的血液供应,导致心肌梗死等严重后果。

(2)长时间持续的心绞痛:如果心绞痛持续时间超过20分钟,或者伴有其他严重症状,如头晕、出冷汗等,这可能是心脏供血不足的严重警告。这种情况下,应立即寻求医疗救助。

(3)心绞痛伴有其他症状:除了胸痛,如果还出现恶心、呕吐、呼吸困难等症状,这可能意味着心脏问题比较严重,需要及时处理。

(4)高频率发作的心绞痛:如果心绞痛发作越来越频繁,即使每次发作时间不长,也需要高度警惕。这可能是心脏疾病恶化的信号。

总的来说,心绞痛本身就是一个危险的信号,提醒我们心脏可能存在问题。如果患者出现上述症状,或者对心绞痛感到担忧,一定要及时就医,以便得到专业的诊断和治疗。记住,心脏健康无小事,及时行动才能防患于未然!

24.什么是心肌梗死?

心肌梗死,听起来是个有点吓人的词,但其实就是心脏血管出了点问题。简单来说,就是心脏的肌肉因为得不到足够的血液供应,导致部分心肌坏死。这种情况通常是因为冠状动脉病变,使得心肌的供血急剧减少或中断。想象一下,心脏可是咱们身体的"发动机"啊,它得不到足够的血液,就像汽车没油一样,那可就麻烦了!

心肌梗死的症状有很多种,如胸痛、心律失常、低血压和休克等。有些人可能还会出现恶心、呕吐等胃肠道症状。这些症状都是身体在告诉您:"喂,您得赶紧照顾我哦!"因此,一旦有这些症状,一定要及时就医哦!

预防心肌梗死,重要的是要保持健康的生活方式。比如,要劳逸结合,别让自己太累;避免紧张、激动等情绪;还要吃得健康,少吃油腻、高胆固醇的食物,多吃蔬菜、蛋白质丰富的食物。还有,一定要戒烟限酒,保持二便通畅,这样才能让心脏更健康!

总之,心肌梗死虽然听起来可怕,但只要我们了解它、预防它,就能让它离我们远远的！记住,健康的生活方式就是最好的预防药哦!

25.如何区别心绞痛和心肌梗死?

心绞痛和心肌梗死都是心脏问题,但它们之间还是有一些明显的区别的。

(1)疼痛的特点不同:心绞痛通常是突发性的胸痛,感觉像是被重物压着或被勒紧。这种疼痛通常位于胸骨后面,也可能会放射到左肩、左臂或下巴。疼痛一般持续几分钟到十几分钟,休息或服用硝酸甘油片后,疼痛通常会迅速缓解。

心肌梗死则不同,它的疼痛通常更剧烈,像是有刀了在割,或者像有块大石头压在胸口。这种疼痛可能持续数小时甚至更久,而且休息和服用硝酸甘油片也很难缓解。

(2)其他症状不同:心绞痛可能伴有胸闷、气短等症状,但通常不会有太严重的伴随症状。

心肌梗死就不同了,它可能伴随恶心、呕吐、出冷汗、心悸、头晕等。严重的话,甚至可能出现休克或心力衰竭。

(3)发病情况有差异:心绞痛往往是在劳累、情绪激动或吃得过饱后发生,诱因比较明确。心肌梗死则可能在没有明显诱因的情况下突然发生。

总的来说,心绞痛和心肌梗死都是心脏在"报警",但心肌梗死的情况通常更为紧急和严重。因此,一旦出现胸痛等症状,尤其是持续不缓解的胸痛,一定要立刻就医哦!

26.发生心肌梗死时该怎么办?

当心肌梗死找上门,咱们得知道如何应对,别慌张!下面几点得记牢:

(1)叫救护车:心肌梗死可是大事儿,第一时间得打"120"叫救护车。跟医生说清楚情况,请他们尽快赶来!

(2)原地休息:在救护车来之前,找个安全的地方坐下来或平躺,不要乱动。双腿稍微抬高,这样能减轻心脏的负担。

(3)吃药缓解:如果手头有硝酸甘油或阿司匹林这类药,可以遵医嘱服用,能稍微缓解疼痛,给心脏减压。

(4)吸氧:家里有氧气瓶的话,吸氧也是个好办法。每分钟 4～6 升的氧流量就挺合适,等疼痛稍微缓解,可以减少到每分钟 3～4 升。

(5)心肺复苏:最糟糕的情况就是心跳、呼吸都停了。这时候,得赶紧让别人帮忙做心肺复苏,每分钟按压胸口 100~120 次,深度 4~6 厘米,按压 30 次之后,还得做 2 次人工呼吸。

(6)去医院:救护车一到,赶紧上车去医院。在路上,医护人员会密切关注您的情况,有什么变化都能及时处理。

记住,遇到心肌梗死,千万别慌,按照上面的步骤来,一定能挺过难关! 还有,平时要多注意身体健康,别让心肌梗死有机可乘哦!

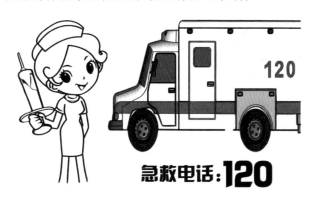

27.什么是心源性休克?

心源性休克,听起来可能让人有些害怕,但其实我们可以用一个简单的比喻来解释它。想象一下,心脏就像是我们身体里的"发动机",它负责把血液泵送到全身各个角落。当心脏这个"发动机"出现问题,动力不足,血液就无法被有效地输送到身体各部分,这种情况就被称为心源性休克。

具体来说,心源性休克有以下几个关键点:

(1)心脏功能减退:心脏无法像往常一样有力地跳动,泵血能力大幅下降。

(2)全身缺血:由于心脏泵血不足,全身的组织和器官都得不到足够的血液供应,就像缺水的植物一样,开始枯萎。

(3)多种病因:这种情况可能由多种原因引起,如大面积的心肌梗死、心肌炎,或者是心脏瓣膜病等,这些都可能让"发动机"出现故障。

(4)紧急情况:心源性休克是一种非常危急的状况,需要及时治疗。否则,全身的组织器官会因为缺血而受到损害,甚至危及生命。

因此,一旦出现心源性休克的症状,如血压骤降、四肢湿冷、心慌等,就要立刻就医,争取抢救的每一分钟。这样,我们才能尽快修复"发动机",让身体重新恢复活力。

28.什么是血管迷走性晕厥?

血管迷走性晕厥,听起来有点复杂,但其实就像是一场身体内部的"小混乱"。这种晕厥通常是因为身体受到了某些刺激,比如长时间站立、情绪激动或者疼痛,这些刺激会通过我们的迷走神经传递信号。

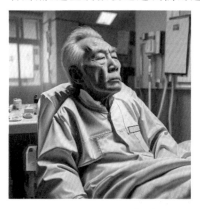

(1)刺激与反应:当身体受到特定刺激时,迷走神经会过度兴奋,这就像一个错误的指令,让心脏跳动变慢、血管突然扩张。

(2)血液与氧气:血管扩张导致血液在身体里滞留,回流到心脏的血液就减少了。同时,心跳变慢也意味着心脏泵血的能力下降。这两个因素加起来,就会导致脑部得不到足够的血液和氧气。

(3)晕厥发生:因为脑部缺氧,我们就会感到头晕、注意力不集中,甚至出现面色苍白、恶心等症状。如果情况严重,就会导致短暂的意识丧失,也就是晕厥。但这种晕厥通常只会持续几秒钟到几分钟,然后身体就会自行恢复。

因此,血管迷走性晕厥其实是一种身体的"误操作",它并不会对身体造成长期伤害,但为了避免意外发生,如果经常出现这种症状,最好还是及时咨询医生哦!

29.什么是无症状性心肌缺血?

无症状性心肌缺血,听起来可能有点复杂,但其实我们可以这样简单理解:

(1)什么是无症状性心肌缺血?

无症状性心肌缺血,顾名思义,就是心肌存在缺血的情况,但却没有明显的症状,如胸痛或心绞痛。这就像身体里的"沉默杀手",悄无声息地影响着心脏的健康。

(2)为什么会无症状?

这可能与个体的痛阈值、神经系统反应差异有关。有些人即使心肌缺血,也不会感到明显的疼痛或其他不适。

(3)无症状性心肌缺血有什么危害?

尽管没有症状,但无症状性心肌缺血同样会对心脏造成损害。长期的心肌缺血可能导致心肌功能下降,甚至引发严重的心律失常、心肌梗死等问题。

(4)如何早期发现无症状性心肌缺血?

由于无症状性心肌缺血不易被察觉,因此定期体检和心电图检查显得尤为重要。通过这些检查,医生可以及时发现并干预。

(5)无症状性心肌缺血的治疗方法有哪些?

一旦确诊,治疗方法包括改善生活习惯,如戒烟、限酒、低脂饮食等,以及药物治疗,如使用抗血小板药物和他汀类药物。在严重的情况下,可能还需要介入治疗,如置入心脏支架。

所以,无症状性心肌缺血是个需要警惕的"隐形杀手"。即使没有明显症状,也要关注心脏健康,定期进行体检和心电图检查哦!

30.无症状性心肌缺血的意义是什么?

无症状性心肌缺血的意义在于,它提醒我们关注那些不易被察觉的健康隐患。这种病症虽然没有明显症状,却可能对身体造成潜在威胁。下面我们就来详细聊聊这个话题。

(1)及时发现并预防严重疾病。无症状性心肌缺血可能是某些严重心脏疾病的早期信号。通过体检或其他检查手段发现这一问题后,医生可以及早进行干预,从而避免病情恶化,预防心肌梗死、心力衰竭等严重后果。

(2)提醒我们关注生活方式。无症状性心肌缺血与不良的生活习惯密切相关,比如吸烟、高脂饮食、缺乏运动等。了解这一病症,可以促使我们更加重视健康的生活方式,从而降低患病风险。

(3)推动医疗技术的进步。由于无症状性心肌缺血不易被发现,因此它也促使医学界不断探索更精准、更便捷的诊断方法,以提高这类疾病的检出率。

总之,无症状性心肌缺血的意义不仅在于提醒我们关注身体的微妙变化,更在于它推动了我们对心脏健康的认知和医疗技术的进步。所以,即使没有明显症状,也要时刻关注自己的身体状况,定期进行体检哦!

(崔玉奇 陈伟 孙海慧 王斌)

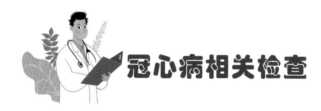

冠心病相关检查

1.冠心病患者的心电图一般都有哪些表现？

临床上冠心病心电图可有以下表现：①未发作心绞痛时心电图呈持续性ST-T改变，心绞痛发作时ST-T改变加重，或伪性改善；②心绞痛未发作时心电图表现正常（50％以上）或表现为"非特异性ST-T改变"，心绞痛发作时记录到缺血性ST-T改变，也有部分（约10％）冠心病患者在心绞痛发作时仅有轻度的ST-T变化或仍表现正常；③未发作心绞痛时心电图或正常或有持续性ST-T改变，（变异型）心绞痛发作时出现损伤型ST段抬高和（或）T波的直立高耸。

2.典型心绞痛发作时心电图有哪些改变？

心绞痛发作时心电图常出现下列一项或几项异常改变：

(1)ST段下移是心绞痛发作时最常见的表现之一。

(2)心绞痛发作时T波会发生改变，可表现为高耸，也可表现为低平、正负双向或倒置。

(3)其他改变：①出现一过性Q波；②出现一过性U波倒置，以V_2～V_5导联明显；③出现一过性QT间期延长；④出现一过性心律失常，以各种过早搏动、阵发性心动过速为多见。

3.慢性冠状动脉供血不足心电图有哪些表现？

慢性冠状动脉供血不足的患者，1/2以上在不发作心绞痛时心电图可表现为正常或大致正常，有些表现为非特异性ST-T改变，仅有少数患者可见典型的心肌缺血心电图改变。依据体表心电图常常难以作出慢性冠状动脉供血不足的诊断,因此,诊断慢性冠状动脉供血不足必须紧密结合临床资料,并进行系列的心电图记录,前后对比,方能作出较为可靠的诊断。慢性冠状动脉供血不足引起慢性心肌缺血主要是心内膜下心肌缺血,心电图多表现为 ST 段轻度下移(0.05～0.15 毫伏)及 T 波的低平、双向或倒置。

4.稳定型心绞痛心电图特点有哪些?

心电图特征:心绞痛发作时,立即出现下列一项或数项改变,症状缓解后,马上恢复原状。

缺血性 ST 段改变:缺血部位所对应的导联 ST 段呈水平型、下斜型压低≥0.1 毫伏;若原有 ST 段压低,则在原有基础上再下降≥0.1 毫伏;若原有 ST 段抬高,则 ST 段可恢复到正常或程度减轻,出现"伪性改善"而易被误诊;有时 ST 段可呈水平型延长＞0.16 秒。

T 波改变:有 ST 段压低的导联会出现一过性 T 波低平、双相或倒置,甚至出现"冠状 T 波"。

一过性 QT 间期延长,U 波改变:左胸导联 U 波倒置,偶见 U 波振幅增高。

一过性心律失常:以室性早搏多见。

5.不稳定型心绞痛心电图特点有哪些?

R 波振幅可突然降低或增高,与以前图形不相符合。

ST-T 改变:可出现缺血性 ST-T 改变,表现为 ST 段呈缺血性压低、T 波倒置;亦可出现损伤型 ST-T 改变,表现为 ST 段呈损伤型抬高、T 波高耸。

一过性心律失常:以室性早搏多见,左胸导联 U 波倒置。如病情进一步发展而发生急性心肌梗死,其梗死部位与原不稳定型心绞痛发作时 ST-T 改变的导联所反映的部位相一致。

6.变异型心绞痛心电图特点有哪些?

ST 段呈损伤型抬高:面对缺血区导联 ST 段抬高≥0.2 毫伏,而对应导联 ST 段压低;若原有 ST 段压低,则可出现"伪性改善"而易误诊。

T 波高耸:ST 段抬高导联 T 波直立高耸;若原有 T 波倒置,则可出现 T 波直立或倒置程度减轻而呈"伪性改善"。

7.非透壁性心肌梗死心电图特点有哪些?

心电图多导联 ST 段较显著地抬高或压低。T 波双向或倒置,双肢对称,有时仅见 T 波改变,出现巨大而倒置的 T 波,并有动态变化。不出现病理性 Q 波。

8.右室心肌梗死心电图特点有哪些?

V_3R、V_4R、V_5R 导联 ST 段抬高,T 波倒置并出现病理性 Q 波,均合并下壁、后壁心肌梗死。临床可有右心功能不全的体征和血流动力学障碍。

9.心房梗死心电图特点有哪些?

当心室梗死合并有下列心电图改变,可考虑同时有心房梗死的可能。
PR 段移位:升高或压低。P 波增宽、粗钝、畸形并有动态变化。
在血流动力学稳定的情况下,出现较为持久的房性心律失常。常伴有其他心肌梗死的表现。

10.心电图检查对心肌梗死的主要价值是什么?

①协助临床诊断早期心肌梗死;②对典型 Q 波心肌梗死可作出更细致、更精确的判断,如可以判断出心肌梗死的部位、范围、深度、病期,非梗死区的心肌供血情况,合并心律失常的性质及类型,并能判断闭塞的冠状动脉等;③心电图的动态观察可以判定心肌梗死的分期,明确一些并发症及再灌注治疗的效果等;④作为心肌梗死预后判断及随访的主要工具。

11.心肌梗死如何分期?

急性心肌梗死发生后,随着心肌缺血、损伤、坏死的发展和恢复,心电图上的三种基本图形的改变呈现特定的演变规律。根据心电图图形的演变过程和时间可将心肌梗死分为超急性期、急性期、亚急性期和陈旧期。

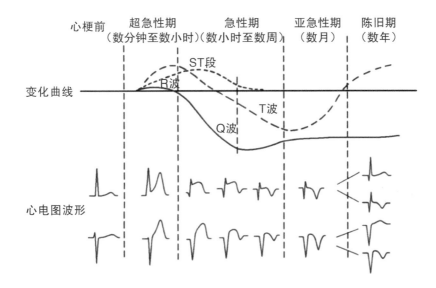

12.心肌梗死怎样定位诊断?

心肌梗死发生后,心电图可出现 T 波高耸、ST 段抬高及异常 Q 波三种图形的改变。异常 Q 波是心肌坏死的标志,大多不可逆,ST-T 改变是心肌缺血或损伤的反应,是可以恢复的,所以心电图对梗死部位的判断是以异常 Q 波作为诊断指标,即根据坏死型 Q 波出现于哪些导联对心肌梗死作出定位诊断。

导联	梗死部位	病变血管
Ⅱ、Ⅲ、aVF	下壁	右冠状动脉或左回旋支
Ⅰ、aVL、V$_5$、V$_6$	侧壁	左前降支的对角支或左回旋支
V$_1$～V$_3$	前间壁	左前降支
V$_3$～V$_5$	前壁	左前降支
V$_1$～V$_5$	广泛前壁	左前降支
V$_7$～V$_9$	正后壁	左回旋支或右冠状动脉
V$_3$R～V$_5$R	右心室	右冠状动脉
Ⅰ、aVL、V$_5$～V$_9$	侧壁+后壁	左回旋支
Ⅱ、Ⅲ、aVF、V$_3$R～V$_5$R	下壁+右室	右冠状动脉

13.动态心电图是什么?

动态心电图监测是研究日常生活中心肌缺血的一个很有价值的手段,尤其对于无症状心肌缺血更有意义。动态心电图监测发现,冠心病患者可出现无症状性缺血性 ST 段改变及劳力性或静息心绞痛时 ST 段改变。从大量的动态心电图监测资料观测到,心绞痛患者一昼夜内有多次短暂的 ST 段降低发生,其中 $70\% \sim 80\%$ 没有症状,其频率为有症状发作的 $3 \sim 4$ 倍。对缺血性 ST 段的判定标准,1984 年美国国家研究所根据 Deanfield 等医生的研究成果最先提出了 $1 \times 1 \times 1$ 诊断标准。

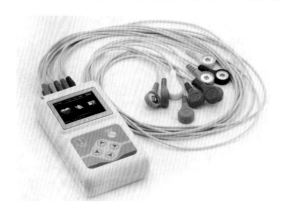

动态心电图监测仪

14.什么是冠脉负荷试验检查?

对怀疑有冠心病的患者使用药物、运动、刺激等方法给心脏增加运动负荷而激发心肌缺血,使用心电图、超声心动图、放射性核素扫描等方法将其检测出来。

15.冠脉负荷试验检查有哪些种类?

按照检查时使用的检测手段分为心电图、超声心动图和核素负荷试验;按照负荷形式分为运动负荷、经食管心房调搏负荷、冷加压负荷和药物负荷。

16.哪些患者需做冠脉负荷试验检查?

(1)心电图运动负荷试验:①可进行运动,静息心电图无明显异常,有心绞痛症状怀疑冠心病的患者;②确定稳定型冠心病且心绞痛症状明显改善者;③用于确诊的稳定型冠心病患者的危险分层;④血管重建治疗后症状明显复发者。

(2)运动负荷超声心动图或核素负荷试验:①静息心电图异常、左束支传导阻滞 ST 段下降>1毫米、起搏心律、预激综合征等心电图运动负荷试验难以精确评估者;②心电图运动负荷试验不能下结论,而冠状动脉疾病可能性较大者;③既往血管重建患者,症状复发,需要了解缺血部位;④在有条件的情况下可代替心电图运动负荷试验;⑤非典型胸痛,而冠心病可能性较低者,如女性,可替代心电图运动负荷试验;⑥评价冠状动脉造影临界病变的功能严重程度;⑦已行冠状动脉造影、计划行血管重建治疗,需了解心肌缺血部位者。

(3)药物负荷试验:一般用于不能运动的患者和严重冠心病患者。

17.心电图运动负荷试验是什么,有什么优缺点?

心电图运动负荷试验是指通过运动增加心脏的负荷,使心肌耗氧量增加,当负荷达到一定量时,冠状动脉狭窄患者的心肌供血却不能相应增加,从而诱发静息状态下未表现出来的心血管系统的异常,并通过心电图检查结果显示出来。主要用于冠心病诊断、冠脉病变严重程度判定及预后判定、疗效及心功能评价,也用于心律失常患者的评估等。

心电图运动负荷试验的优点是操作简单方便,而且价格相对低廉。运动负荷试验对于有中度可能性患冠心病的患者是一种理想的检查方法。它的缺点是对于无症状且患冠心病低危的患者,不适合做冠心病的筛选。它的敏感性和特异性较低,但这一点可以通过仔细地选择受试人群而得到相应的提高。次极量运动试验对于心肌梗死患者出院前评估预后是有帮助的,其作用有两方面:一是有助于为患者设定运动的安全水平(即运动处方),并且让患者和亲属获得战胜疾病的信心;二是有助于优化药物治疗、确定随访检查和护理的强度及识别运动诱发的心肌缺血和心律失常。

目前采用较多的心电图运动负荷试验为踏车运动试验和活动平板运动试验。

18.心电图运动负荷试验的禁忌证有哪些?

绝对禁忌证:①急性心肌梗死(2天内)。②高危的不稳定型心绞痛。③未控制的、伴有症状或血流动力学障碍的心律失常。④有症状的严重主动脉狭窄。⑤未控制的有症状的心力衰竭。⑥急性肺栓塞或肺梗死。⑦急性心肌炎或心包炎。⑧急性主动脉夹层。

相对禁忌证:①左冠状动脉主干狭窄。②中度狭窄的瓣膜性心脏病。③电解质异常。④严重的高血压。⑤快速性或缓慢性心律失常。⑥肥厚型心肌病和其他形式的流出道梗阻。⑦精神或身体异常不能运动。⑧高度房室传导阻滞。

19.如何进行活动平板运动试验?

让受试者在带有能自动调节坡度及转速的活动平板仪上行走,按预先设计的运动方案,规定在一定的时间提高一定的坡度及速度。活动平板运动方案有多种,应根据患者体力及测试目的而定。健康个体多采用标准 Bruce 方案。老年人和冠心病患者可采用改良 Bruce 方案。满意的运动方案应能维持 6～12 分钟运动时间,方案应个体化。运动耐力以代谢当量评价而非运动时间。运动试验时,连续心电图监护,以每间隔 3 分钟增加一级功量,记录一次心电图,测量血压直至达到预期规定的运动终点。活动平板运动试验在分级运动测验中是较好的运动形式,其达到最大耗氧能力比踏车运动时为大,且易达到预计最大心率,因而更符合生理性运动。

20.冠脉负荷试验检查前须做哪些准备工作?

试验宜在空腹或餐后 2 小时后进行,避免饱餐对 ST 段的影响;之前 12 小时禁止过度从事体力活动;检查室应宽敞、安静、温度适宜,患者衣着舒适;试验前不应吸烟、饮酒及饮冰水;如允许,应停用药物治疗,因为某些药物干扰运动时的反应,使结果解释困难。医生应询问所服用的药物并注意可能造成电解质紊乱及其他反应。

21.冠脉负荷试验中会有哪些不适?

不稳定型心绞痛;神经系统症如共济失调、头晕、接近晕厥;灌注不良如发绀、苍白;其他如疲乏、心悸、气短、耳鸣、腿痉挛等。

22.冠脉负荷试验检查术有哪些并发症?

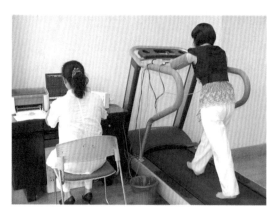

①窦性心律失常、房室交界性心律失常、室性心律失常、房室传导阻滞、心搏骤停;②猝死;③心肌梗死;④充血性心力衰竭;⑤低血压休克;⑥高血压反应(收缩压＞250 毫米汞柱及舒张压＞115 毫米汞柱);⑦骨骼肌损伤、造影剂过敏;⑧其他,如严重乏力、头晕、晕厥等。

23.什么是心脏超声检查?

心脏超声检查是物理学超声原理与电子技术相结合的一种心脏检查方法,因检查时间短、无创伤、无痛苦、简单易行,成为目前心血管系统最为实用的检查手段之一。

心脏超声检查的用途:可以用来观察心脏各个腔室(左心房、左心室、右心房、右心室)的大小,心肌的厚度,心脏瓣膜的大小、位置、活动情况,主动脉和肺动脉的结构,以及评价心脏和血管的功能。

24.心脏超声对冠心病的诊断意义是什么?

经胸心脏超声诊断冠心病主要是通过节段性室壁运动异常判断心肌缺血或心肌梗死,观察心脏的射血功能、瓣膜有无反流,以及心肌梗死后并发症的改变,如室壁瘤的形成、心腔内血栓的形成、有无室间隔穿孔或心脏破裂等。

25.什么是负荷超声心动图?

通过不同方法增加心脏负荷,使心肌耗氧量增加,诱发心肌缺血发作,应用超声心动图对比观察负荷状态与静息状态超声所见,以了解受检者心血管系统对负荷的反应状况。常用的负荷方法有运动负荷、药物负荷、起搏、冷加压等,临床应用较为广泛的是运动与药物负荷。

26.做负荷超声心动图检查的目的是什么?

负荷超声心动图主要用于冠状动脉疾病的诊断、已确诊患者的预后评估及危险分层、术前危险性评估、劳力性呼吸困难的病因学评估、再血管化治疗后的评估、缺血部位的评估、瓣膜狭窄程度的评估、冠状动脉储备功能评估等。

27.负荷超声心动图检查风险有哪些?

检查过程中患者心脏负荷增加,少数患者可诱发恶性心律失常、晕厥甚至死亡,但检查前遵循严格的适应证,以及检查中及时观察并给予对症治疗可减少其发生率。

28.负荷超声心动图检查适应证有哪些?

①疑似冠心病患者的诊断,并评估心肌缺血的范围和严重程度。②假阳性

可能性很大的检查,或运动负荷试验心电图无法诊断者。③心肌梗死后和非心脏手术前需要进行危险分层者。④不明原因的胸痛、气急患者,进行心电图运动负荷试验的患者,但检查结果无诊断意义。⑤确定有瓣膜病变的患者,需要评估瓣膜病变的程度。

29.负荷超声心动图检查禁忌证有哪些?

①假性室壁瘤者。②血流动力学状态不稳定时,尤其正在接受儿茶酚胺类药物治疗的患者。③未纠正的心功能不全患者。血压过高者,即收缩压≥160毫米汞柱和(或)舒张压≥110毫米汞柱。④不稳定型心绞痛、急性心肌梗死、肥厚梗阻型心肌病患者。⑤严重室性心律失常、心房颤动,预激综合征合并阵发性室上性心动过速、房颤史者。⑥有附壁血栓及其他心内占位病变者。⑦对负荷药物极度敏感不能耐受、长期服用影响负荷试验的药物且不能停药者。

30.低剂量多巴酚丁胺负荷超声心动图试验是什么?

多巴酚丁胺是一种人工合成的选择性 β_1-受体阻滞剂。低剂量的多巴酚丁胺[<10微克/(千克·分)]可有效地增加心肌收缩力,而对心率、血压的影响较小。对冬眠、顿抑的心肌,多巴酚丁胺可起到暂时性"唤醒"作用。低剂量多巴酚丁胺负荷超声心动图试验适用于:判断心肌梗死患者是否有存活心肌;评估、预测心肌血管重建术后的效果;鉴别缺血性心肌病与扩张型心肌病。

31.心脏超声检查前需做哪些工作?

(1)应首先明确检查的必要性,严格排查有无禁忌证。如心功能不全的患者,应充分考虑其能否平卧,对于需要进行经食管超声检查者要确认有无胃食管疾病史,检查前 4～6 小时禁食禁饮水,以防意外事件发生。

(2)心理准备:事先了解检查的程序、如何配合、检查时间长短等,消除紧张情绪和顾虑。对经食管超声检查中可能发生的并发症如麻醉剂过敏、呕吐或呛咳、心律失常、食道穿孔出血等要有充分的认识。

(3)受检者先静坐十分钟,使情绪稳定,减小心率及血压的波动,使结果更加精确;对于难以配合的患儿,需给予适量水合氯醛口服。

(4)衣装准备:检查时需要袒露前胸部,尽量穿宽松上衣,提前做好准备。

32.心脏超声检查后应注意哪些事项?

(1)对于心脏结构或功能异常者,应告知受检者避免剧烈活动及情绪激动,与医生联系或建议住院。

(2)心脏结构功能正常或轻微异常者,可定期复查。

33.冠状动脉CT血管成像的优点有哪些?

首先它是无创性检查,危险性较低,易于被患者接受,尤其是基础疾病较多、病情较重的患者;其次冠状动脉血管造影术主要通过目测法判定血管狭窄,成像角度有一定限制,同时对评判医生个人经验要求较高,而冠状动脉CT血管成像图像重建后去血池提取冠状动脉树可以在电脑上任意角度旋转观察,除了目测法,还可以通过电脑软件设置对狭窄截面进行计算分析;冠状动脉CT血管成像可以很方便地显示斑块(但对软斑块的判断有限度),并对斑块的形态(偏心或环形)、范围(局限性、节段性或弥漫性)和位置(按美国心脏学会的冠状动脉15分段法)进行判定;对于一些冠脉解剖畸形病变,冠状动脉血管造影术往往不容易找到冠脉开口,尤其一些病情较危重的患者,由于不能耐受长时间检查往往不能确定是技术性原因还是真正存在冠脉畸形,而冠状动脉CT血管成像检查通过三维重建很容易找出解剖异常的血管。此外,冠状动脉CT血管成像独特的钙化积分预测系统对冠心病诊断以及冠心病远期终点事件预测有一定价值。

34.冠状动脉CT血管成像的缺点有哪些?

首先,冠状动脉CT血管成像目前在空间分辨率上还达不到冠状动脉血管造影术水平,也就意味着CT血管成像对冠脉血管显示能力还达不到冠状动脉血管造影术的水平;其次,冠状动脉CT血管成像时间分辨率也达不到冠状动脉血管造影术的水平,即冠状动脉CT血管成像对心率有一定要求,如果心率过快或有频发期前收缩或房颤会明显影响重建后成像质量,而冠状动脉血管造影是造影后实时成像,不存在时间分辨率问题;再次,冠脉钙化过于严重会明显影响冠状动脉CT血管成像对血管狭窄程度的评判;最后,冠状动脉CT血管成像不能提供血流动力学信息,冠脉血流TIMI分级对治疗措施有重要指导作用。目前多数研究表明,仅对于冠脉血管狭窄判定而言,与"金标准"冠状动脉血管造影术对照,冠状动脉CT血管成像的敏感性和特异性均已超过90%,诊断一致性也很高,能满足临床对可疑冠心病进行筛查的要求。随着多层螺旋CT技术的不断改进,冠状动脉 CT 血管成像的时间分辨率和空间分辨率将不断提高,放射剂量将不断下降,将更加适合作为冠心病的常规筛选检查。

35.冠状动脉 CT 血管成像检查的适应证有哪些?

主要用于对门诊患者冠状动脉斑块及其狭窄的初步筛查,适合于:①不典型胸痛或憋气症状的患者,心电图不确定或阴性,且患者不能做或不接受心电图运动负荷试验检查;②有胸痛症状,心电图运动负荷试验或放射性核素心肌灌注不确定诊断或结果模棱两可者;③评价低风险(指<1 项冠心病危险因素)胸痛患者患冠心病的可能性或发现引起症状的其他原因;④无症状的中、高度风险人群(指具有 2 项以上冠心病危险因素,如性别、年龄、家族史、高血压、糖尿病、高脂血症、正在吸烟等)的冠心病筛查;⑤临床疑诊冠心病,但患者不接受经导管冠状动脉造影检查;⑥对于已知冠心病或冠状动脉粥样硬化斑块临床干预后病变进展和演变的随访观察。

36.冠状动脉 CT 血管成像检查的禁忌证有哪些?

①已知有对比剂过敏史或对比剂过敏试验阳性;②急性肾衰竭或慢性肾脏病 4~5 期;③处于急性心肌梗死或急性心功能不全发作期;④病重、体质虚弱、一般情况差者。

以下几种情况要相对注意:①对于高龄或肾功能有一定损害有可能发生造影剂肾病者,应权衡检查利弊并注意加强水化;②对于心率>90 次/分,频发房性、室性期前收缩,房颤,平扫钙化积分高于 1000 分可能影响斑块狭窄判定者,应权衡检查利弊决定;③该检查对比剂剂量较大,射线量较大,不适宜作为常规体检项目;④患者近期有意愿或必要行冠脉造影则不必进行冠状动脉 CT 血管成像检查。

37.什么是冠状动脉造影?

选择性冠状动脉造影就是利用特制型的心导管经皮穿刺入下肢股动脉沿降主动脉逆行至升主动脉根部,分别将导管置于左冠脉口、右冠脉口,在注射显影剂的同时行 X 线电影摄像或磁带录像,造影剂是不透 X 线的,这样就可清楚地将整个左冠状动脉或右冠状动脉的主干及其分支的血管腔显示出来,可以了解血管有无狭窄病灶存在,对病变部位、范围、严重程度以及血管壁的情况等作出明确诊断,以决定治疗方案,如介入、手术或内科治疗,还可用来判断疗效。

这是一种较为安全可靠的有创诊断技术,现已越来越多地被临床所接受,被认为是诊断冠心病的"金标准"。

38.为什么要做冠状动脉造影?

冠状动脉造影能较明确地揭示冠状动脉的解剖、变异及其阻塞性病变的位置、程度与范围。冠状动脉造影是目前唯一能直接观察冠状动脉形态的诊断方法,医学界称其为冠心病诊断的"金标准"。主要适用于以下方面:

(1)明确冠心病的诊断:对于有不典型心绞痛症状,临床难以确诊,尤其是治疗效果不佳者,以及中老年患者心脏扩大、严重心律失常、心力衰竭、心电图异常,怀疑有冠状动脉病变或畸形,但无创检查结果不能确诊者,冠状动脉造影可提供有力的诊断依据。对无症状但运动负荷试验明显阳性(ST 段压低≥0.2毫伏),特别是对运动核素心肌灌注亦显阳性者,以及原发性心搏骤停复苏者,亦应进行冠状动脉及左心室造影,以明确诊断。

(2)用于指导治疗:对临床上确认的冠心病患者,在内科保守治疗不佳而考虑采用经皮冠状动脉成形术或主动脉-冠状动脉旁路移植术时,必须先进行冠状动脉及左心室造影,明确冠状动脉狭窄的部位、程度及左心室的功能情况,以正确选择适应证,制订治疗方案。此外,也用于瓣膜病、先天性心脏病等非冠心病的心脏手术前的常规检查。

(3)用于评价目的:①评价预后,评价血管重建术后心脏功能、冠状动脉循环血流的恢复情况及侧支循环的建立情况。②评价临床治疗、随访效果,经皮冠状动脉成形术及冠状动脉旁路移植术的术后是否发生再狭窄,急性心肌梗死溶栓后是否再通,心脏移植术后冠脉情况,等等。③科研工作评价,各种临床技术及新产品的临床效果评价,如冠状动脉支架置入术(包括肝素包被支架、放射性支架、药物洗脱支架等)、冠状动脉斑块旋切术、冠状动脉斑块旋磨术、冠状动脉激光成形术。

39.什么情况可以做冠状动脉造影检查?

①活动后不适:活动后出现了明显胸闷、心前区不适、胸骨下段不适或喉头发紧,此时可通过冠状动脉造影来明确冠心病。②心肌缺血:体检或心电图明显提示有心肌缺血,且平时亦出现相应症状。此时建议直接做冠状动脉造影来明确是否有冠心病。③心肌梗死:因胸痛或胸闷到医院就诊,通过初步检查发

现为心肌梗死,表现为心电图出现 ST 段抬高,或抽血检查发现心肌损伤标志物明显升高,此时需通过冠状动脉造影来明确冠脉堵塞部位及需要采取相应的治疗措施。

40.冠状动脉 CT 血管成像与冠状动脉造影有什么区别?

冠状动脉造影是有创的检查,我们一般需要入院进行检查。在手上的桡动脉或者脚上的股动脉处局部穿刺,然后经过穿刺的动脉置入导引钢丝,沿着钢丝再置入冠状动脉造影的导管。将导管直接送到心脏冠状动脉的开口,然后在开口进行造影剂的注射,实时 X 线显像下进行血管走行、血管有无狭窄的观察。这是一种微创检查,术后还要进行一定时间的观察,局部穿刺点需要压迫止血,费用相对也比冠状动脉 CT 血管成像要高一些。

冠状动脉 CT 血管成像也叫冠状动脉增强型 CT,是可以在门诊完成的,是一个无创检查,是在外周静脉注射造影剂,造影剂沿着血流回到心脏之后,使得心脏的冠状动脉显影,CT 是一个多排螺旋 CT。在实时的 CT 成像之后,再进行血管的重建来观察整个冠脉有无狭窄。它的准确度和冠状动脉造影相比会相对差一些,同时清晰度也会差一些,也受到患者心率、呼吸等的影响。总体来说,其准确性、清晰度差,但是费用要低一些,创伤要小一些,门诊可以做,较方便,这是两者主要的区别。

41.什么是同位素心肌扫描检查?

同位素心肌扫描检查是将放射性核素或其标记化合物注入体内,通过心肌灌注进行功能性显像的心脏病学方法。该法采用放射性核素如铊 201、^{99m}Tc-MIBI(^{99m}锝甲氧基异丁基异腈)标记的化合物快速注入静脉,然后利用 γ 射线照相机连续记录药物通过冠状动脉及心肌时的动态分布情况,通过计算机模拟成像,对心肌的核素灌注和分布进行分析,进而判定心肌存活状态和功能情况。

在正常人体内,冠状动脉对心肌的供血是很均匀的,但在冠心病患者体内,心肌血流量的分布变得不均匀。如果冠状动脉的一支血管发生狭窄或者闭塞,则会导致该血管供血局部心肌的血流灌注减少甚至消失,而周围的正常冠状动脉血流量则代偿性增加,总的冠状动脉血流量基本没变。因此,如能区分正常心肌和缺血心肌,则可以判断哪支血管出现了狭窄或闭塞,以及狭窄的程度。

同位素心肌扫描则正是利用正常心肌与缺血心肌对特点物质的摄取和代

谢的不同,来识别缺血心肌。特点物质一类是正常心肌摄取而缺血心肌不摄取或者摄取较少的药物,另一类是缺血心肌摄取积蓄,而正常心肌摄取较少并很快代谢的药物。局部心肌摄取显像剂的量与该部位心肌血流量成正比,且心肌细胞摄取积聚显像剂的量和时间依赖于心肌细胞本身功能或活性,因此其心肌灌注显像图像除能准确反映心肌局部的血流情况外,心肌对显像剂的摄取也是反映心肌细胞存活与活性的重要标志。目前应用于临床的心肌灌注显像剂有^{201}Tl、^{99m}Tc-MIBI、^{82}Rb、^{13}N-NH$_3$、^{15}O-H$_2$O等。

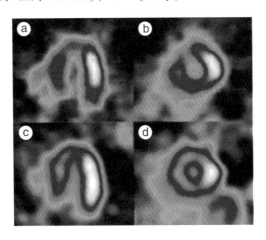

42.同位素心肌扫描检查有哪些种类?

(1)静息核素扫描:受检者在静息状态下进行检查。注射放射性药物后,如果心脏的冠状动脉没有阻塞,则局部心肌灌注充分,心肌摄取核素多;如果某支冠状动脉阻塞,则其供血的局部血流较少,心肌灌注不足,心肌摄取核素较少,表现为缺损区。通过比较灌注充足与灌注不足区域心肌摄取放射性核素的浓度,判断心肌灌注不足的部位和范围。

(2)运动负荷心肌扫描:心肌是否缺血以及缺血程度,不仅与血管阻塞有关,还与心肌的耗氧量有关。受检者运动时心肌代谢需氧量增多,正常动脉血流增加,能满足心肌需氧量的增加,摄取核素量也增加;而狭窄的动脉血流不增加,不能摄取更多的核素,因而缺血区与正常心肌之间的差别更加显著。比较运动试验后与静息状态时心肌局部灌流缺损的情况,从而分辨正常心肌、缺血心肌与死亡心肌。

(3)药物负荷心肌扫描:用于因肢体运动障碍或较重心衰,以及长期卧床或其他慢性病导致体力较弱,无法完成常规运动试验的患者。其原理同运动负荷试验,不同的是用药物代替运动,产生的效果是相似的。药物主要有双嘧达莫、腺苷、多巴酚丁胺等。以腺苷为例:腺苷有扩张冠状动脉的作用,主要扩张正常的冠状动脉,而狭窄的冠状动脉则不能相应地扩张,造成正常区域与缺血区域血流再分布,使缺血区心肌核素分布更加稀疏,甚至缺损。

43.哪些患者需做同位素心肌扫描检查?

(1)心绞痛、心肌缺血的诊断:根据核素分布显像的情况,可以确定心肌缺血的部位、范围和严重程度,以及判断病变血管。

(2)心肌梗死的定位诊断:判断心肌梗死的范围和程度,并可进行存活的心肌数量以及心肌功能的测定。

(3)冠脉介入或外科手术术前指导:同位素心肌扫描不仅可以确定缺血部位和梗死相关动脉,而且可以根据存活心肌的多少,估测治疗的意义和价值。

(4)血运重建术后效果的评价:患者术后复查,行同位素心肌扫描可以观察术后缺血或梗死部位心肌供血及功能恢复的情况,指导进一步治疗。

(5)心肌疾病(如扩张型心肌病、肥厚型心肌病和限制型心肌病等)以及室壁瘤的辅助诊断。

(6)心脏 X 综合征的诊断:心脏 X 综合征是指冠状动脉微小血管病变,无法通过冠状动脉造影等检查发现的一组症候群。放射性核素心肌血流灌注能反映心肌内微循环血流灌注及冠状动脉血流储备功能,具有较高的灵敏度和特异性,是目前诊断心脏 X 综合征的有效手段。

44.同位素心肌扫描检查前需做哪些准备工作?

(1)检查时受检者带好相关的病历、其他相关检查结果。检查前仔细审查受检者有无支气管哮喘、病态窦房结综合征等禁忌证。

(2)检查者向患者讲述同位素心肌扫描检查的大致操作过程、注意事项及配合方法,以及消除患者对放射性同位素的恐惧情绪和顾虑。

(3)患者检查当天早晨应清淡饮食,^{99m}Tc-MIBI 灌注显像应准备脂肪餐,因为 ^{99m}Tc-MIBI 主要从肝胆和肾脏排出,进食脂肪餐可加速显像剂自胆囊排出,从而减少肝胆影像对心肌显像的干扰。

(4)检查前 24 小时停用所有影响心肌灌注的药物,包括 β-受体阻滞剂、硝酸酯类及钙通道阻滞剂,进行双嘧达莫试验的患者停用甲基黄嘌呤等茶碱类药物、含咖啡因的食物至少 24 小时。

45.同位素心肌扫描检查有哪些不适?

(1)注射药物部位液体外渗,致局部红肿及疼痛,可对局部用50％硫酸镁进行湿敷,促进药物吸收。

(2)运动负荷心肌扫描时,运动中可出现胸痛、心慌等不适,主要与运动诱发的心肌缺血和心律失常有关。

(3)药物负荷心肌扫描时可出现药物引起的不适感。比如双嘧达莫可引起面色潮红、头痛头晕、心悸气促、恶心等不适,可静注氨茶碱100～200毫克缓解。多巴酚丁胺时可引起血压增高、心率加快、心慌、恶心、头痛、心绞痛等。

(4)负荷试验可引起急性心肌缺血加重,引起心绞痛。

(5)迟发型药物过敏,表现为皮疹、瘙痒等。

46.同位素心肌扫描检查后应注意哪些事项?

(1)做完检查后要在检查室留观一段时间,以观察有无不适感。

(2)对于心肌缺血严重的患者,建议住院治疗。

(3)运动试验结束15分钟后饮用牛奶200毫升左右,促进胃肠道放射性药物及其代谢物的排泄。

(4)检查后24～48小时内增加饮水量,促进排尿,使放射性药物快速排出。但尿液中含有放射性物质,应在医院指定的厕所排尿并随手冲洗,以免污染环境,对周围人群造成损害。

(5)放射保护,检查用放射性核素有效半衰期比较短,辐射量非常小,但应避免与孕妇及幼儿接触。

47.CT血流储备分数的优势有什么?

(1)准确:Deepflow使用独有的智能化的计算流体技术和重复性高的三维重建技术,保证高精度的血流储备分数数值计算。

(2)高速:自动化计算和高效流程保证大批量病例数据次工作日交付。

(3)低费用:较传统侵入式血流储备分数,节省了昂贵的手术费用和器械费用,价格具备绝对优势。

(4)安全:采用非侵入式检测技术,不存在侵入式血流储备分数的手术风险,血流储备分数获取更加安全,患者依从性和接受程度高。

(5)提前预测:可在手术前预测血流储备分数数值,甚至可预测有心血管疾病家族史人群的潜在风险以及患者术后情况。

48.什么是光学相干断层成像技术?

光学相干断层成像技术是近年来迅速发展起来的一种新的光学诊断技术。它是一种具有非接触性、高分辨率和生物显微镜成像特点的设备,能应用近红外线及光学干涉原理,通过使用干涉仪接收并记录不同深度生物组织成分的反射光,再经过计算机系统处理得到生物组织断层图像。光学相干断层成像技术的分辨率可达 10 微米,能够清楚观察到组织内部的细微结构,因其结果与病理检查高度一致,在医学界被称为"光学活检"。

49.依据光学相干断层成像技术影像特征,斑块是如何分类的?

依据光学相干断层成像技术影像特征,斑块被分为三类:纤维斑块、钙化斑块、脂质斑块。在三类斑块中还可见其他的一些形态结构,如纤维帽粥样硬化斑块、巨噬细胞、斑块内新生血管、胆固醇结晶、血栓等。

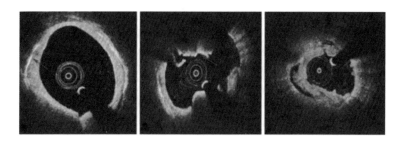

50.光学相干断层成像技术有什么局限性?

如同任何一种诊断技术,光学相干断层成像技术也有其内在的缺点及限制。首先,光学相干断层成像技术是有创检查,具有一定的风险,因此确定光学相干断层成像技术检查的获益人群非常关键。其次,光学相干断层成像技术穿透深度只有 1～2 毫米,尤其在脂质及巨噬细胞的影响下,无法得到血管及斑块外层结构。再次,光学相干断层成像技术对于直径超过 5 毫米的血管,经常出现扫描盲区。最后,光学相干断层成像技术成像时需要通过指引导管冲洗血管以排除血管中的血液,因此难以评估冠脉开口处病变。

51.心血管磁共振有哪些注意事项?

磁共振检查诊断是医学综合知识和生物工程技术的有机结合,因此若想正确而合理地使用,要求从事 MRI 的医生具有扎实的临床基础、丰富的影像学诊断知识以及必要的计算机知识。同时要求临床医生在申请磁共振检查时,务必在申请单上详细填写患者的病史、临床症状与体征及其他相关影像学检查结果,以便有的放矢、有针对性地选择成像序列和扫描范围,最有效地发挥其诊断和鉴别诊断的价值。磁共振检查前无需禁食、禁水,但心血管磁共振检查时间相对较长,一般需要 30～40 分钟。扫描时患者应尽可能地保持静止状态,有时需要患者反复屏气,否则难以获得高质量的图像。婴幼儿需使用镇静剂使其安静入睡后再行检查,否则会因躁动无法获得满意的图像。危重患者应在磁共振兼容的监护仪监测下检查,临床医生需全程陪同。

52.心血管磁共振的优势是什么?

现阶段用于心血管疾病检查的心血管磁共振主要有 1.0 特斯拉、1.5 特斯拉和 3.0 特斯拉三种场强。一般来说,主磁场的场强越高,获得的图像信噪比越高,图像的空间分辨率越高,从而更加清楚地显示心脏或血管结构。然而,在某些情况下,高场强所致的磁敏感性伪影会抵消其提高空间分辨率的优势。心血管磁共振目前已成为无创性评估心脏结构和功能的"金标准"。首先,磁共振成像无电离辐射,无需应用放射性核素或碘对比剂,有利于疾病的诊断和随访。其次,心血管磁共振可任意层面成像,不受患者体形的限制,弥补了超声心动图声窗受限或放射性核素显像组织衰减影响患者检查的缺点。再次,多参数和多序列成像,成像方式灵活多样,能够对心脏或血管的解剖、功能、灌注及组织特征等进行"一站式"检查。最后,具有较高的时间和空间分辨率。1.5 特斯拉心血管磁共振中大多数序列的图像空间分辨率可达到 1 毫米×1 毫米×3 毫米,心脏电影的帧速率可达 20～40 毫秒,可精确识别收缩末期和舒张末期的时间点,因此,心血管磁共振对左心室、右心室功能和容积测量的准确性很高。此外,心血管磁共振还能够对心肌质量、经血管或跨瓣膜血流速度、室壁增厚率、应变力、组织灌注、梗死范围或斑块负荷等进行定量分析。

53.心血管磁共振在缺血性心脏病中有哪些作用?

一组心血管磁共振灌注研究的荟萃分析显示,其基于个体的冠心病诊断敏感性为 91%,特异性为 81%。一项多中心的心血管磁共振灌注显像与单光子发射 CT 的对比研究显示,心血管磁共振灌注显像具有与之相似的总体准确率以及更高的特异性。多巴酚丁胺负荷心血管磁共振功能成像检测心肌缺血准确度亦很高。多巴酚丁胺负荷心血管磁共振功能研究的荟萃分析结果表明，其基于患者个体的冠心病诊断敏感性为 83%，特异性为 86%。心血管磁共振网格标记技术能够提高负荷心血管磁共振检测的准确性，心血管磁共振频谱技术可以识别早期心肌缺血，但目前两种技术均尚未成为临床的常规检测手段。目前已有很多关于使用血管扩张药和多巴酚丁胺负荷心血管磁共振评估患者预后的相关报道。据报道，负荷灌注心血管磁共振或多巴酚丁胺负荷心血管磁共振正常的患者 3 年无事件生存率为 99.2%，而负荷灌注或多巴酚丁胺负荷心血管磁共振异常的患者为 83.5%。负荷灌注心血管磁共振或多巴酚丁胺负荷心血管磁共振提示心肌缺血预测 3 年内心脏事件发生率的风险比为 12.5，而无心肌缺血证据的风险比为 5.4。因此，负荷灌注心血管磁共振异常可作为不良心脏事件的独立预测因子。心肌延迟强化能够可靠地识别透壁或心内膜下心肌梗死以及急性梗死区域内的微血管阻塞区（又称无再流区），与单光子发射 CT 显像相比，心肌延迟强化检测心内膜下心肌梗死更加可靠。心肌延迟强化也可检测右室壁心肌梗死。临床实践和研究表明，在缺血性心脏病中，心肌延迟强化是独立于左心室射血分数和其他常规临床标志之外的不良心脏事件的主要预测因子。研究表明，心肌收缩功能异常，但无心肌延迟强化或心肌延迟强化透壁程度小于 25% 是室壁增厚和心肌收缩功能恢复有力的预测因子。此外，心内膜下心肌延迟强化范围和程度还可提示再血管化治疗后心脏功能的恢复情况，指导预后评估。与心肌延迟强化定义的梗死面积相比，微血管阻塞区是主要不良心脏事件更好的预测因子。

对比剂延迟增强扫描显示左室心尖部和室间隔呈透壁性强化，是实际梗死区，室间隔心内膜下信号缺失是急性梗死区域内的微血管阻塞区（箭头所示）。

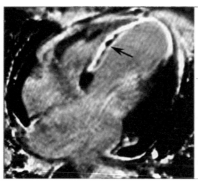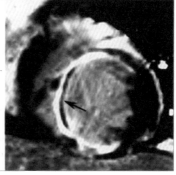

54.心血管磁共振冠状动脉成像的诊断价值是什么?

心血管磁共振冠状动脉成像目前尚未取得突破性进展。现阶段,心血管磁共振适用于识别冠状动脉起源异常和动脉瘤,判断冠状动脉的通畅性。在专业的心脏病中心,心血管磁共振可用于识别多支病变的冠心病患者,诊断动脉桥血管狭窄以及排除左主干或多支病变。

一个国际多中心的心血管磁共振三维冠状动脉成像研究表明,心血管磁共振对左主干与多支病变的诊断(冠状动脉造影大于或等于50%的狭窄)具有极高的敏感性(100%)、较高的特异性(85%)以及很高的阴性预测值(100%),对表现为扩张型心肌病而无心肌梗死病史患者的诊断颇具参考价值。但总体来说,心血管磁共振冠状动脉成像在技术上仍面临挑战,目前诊断单支病变的条件尚不具备。值得期待的是未来心血管磁共振冠状动脉成像可用于评估因管壁严重钙化 CT 无法判断的管腔狭窄情况。

55.冠状动脉血管镜检查的特点有哪些?

冠状动脉血管镜用于从血管腔内观察管腔表面的情况,早期的冠状动脉内镜由于其直径较大,应用受到限制,采用新的光纤导管后,冠状动脉内镜的直径明显减小,能对几乎所有的冠状动脉及静脉桥血管进行检查。一些研究表明,血管镜在检测和鉴别斑块、夹层分离及血栓方面优于冠状动脉造影。尤其是对血栓性病变的识别,其准确性优于血管内超声成像,但由于冠状动脉血管镜仅能观察管腔表面情况,其应用未能在临床上得到推广。

56.冠状动脉血管镜检查安全吗?

并发症与术者的经验有关,包括堵塞袖囊破裂引起冠状动脉穿孔,操作不当时可在液体输注过程中引起空气栓塞。将球囊充盈 60 秒以上可能诱发短暂的心肌缺血,不过由此引起的严重心肌缺血的并发症发生率<1%。在退行性病变的大隐静脉病变行血管镜检查时,可诱发栓塞。

57.冠状动脉血管镜的局限性有哪些?

①不能提供定量资料;②可引起短暂心肌缺血和血流动力学不稳定;③不能显像主动脉开口处病变;④对显像前降支和回旋支开口处病变也不安全。血管镜导管的可操纵性较差,显像范围受到限制,对管腔内病变的检测缺乏敏感

性,特异性也较低。上述种种原因使血管镜在介入领域没有得到广泛的接受。

58.什么是定量血流分数?

定量血流分数是基于常规术中冠脉血管造影术获得的血管造影数据,通过三维重建和血流动力学分析,实现术中在线实时获得虚拟血流储备分数的技术。通过无压力导丝,无需额外手术和药物,定量血流分数将传统冠脉血管造影术的诊断准确度从 59.6% 提高至 92.7%,数据传输和分析过程仅需 4.36 分钟,在国际上首次实现了导管手术室术中的快速精准的功能学评估。

59.从血流储备分数,到定量血流分数,再到阿特瑞分数,这些名词到底在说什么,有什么差别?

咱们先用“大白话”来大概说一下。首先,血流储备分数、定量血流分数、阿特瑞分数,都是通过测量或计算血管不同位置的血流压力差异,来评价冠脉阻塞的严重程度,它们都属于功能学指标。与之相对应的,在 CT 血管成像图像上直接测量血管狭窄位置的直径,计算得出的血管狭窄度,则属于形态学指标。相比于血管狭窄度,血流储备分数、定量血流分数、阿特瑞分数能够更准确地反映血管狭窄对心脏功能影响的严重程度,为医生决定是否要进行血管支架手术提供更可靠的决策依据。其次,三者的差别在于,血流储备分数检查需要注射血管扩张药物,并使用额外的导丝,因此风险和费用都相对较高;而定量血流分数则只需要冠脉造影图像就可以进行计算,不需要注射药物,也不需要额外导丝,因此风险和费用都显著降低;而阿特瑞分数则只需要冠脉 CT 造影图像就可以了,也不需要注射药物或使用额外导丝,由于 CT 血流成像检查相比冠脉造影检查更为安全和简便,因此风险和费用又进一步降低了。最后,多项试验已经证明,血流储备分数、定量血流分数、阿特瑞分数的测量或计算结果具有高度一致性,但血流储备分数的测量值仍然被认为是“金标准”,并且三者的临床适用场景有所区别,各有侧重。

60.血流储备分数的不足有哪些?

在通常的用法中,血流储备分数往往既代表冠脉血流储备分数这项指标,也代表了为了测量得到血流储备分数所采用的检查方式。也就是说,血流储备分数既代表了指标本身,也代表了与指标对应的检查方式。

血流储备分数的缺点在于:首先,压力导丝的费用很高,患者和医保的负担重；其次，部分患者对腺苷或腺苷三磷酸等药物过敏，影响了血流储备分数的适用范围；最后，由于既要使用导丝，又要注射药物，整个血流储备分数的操作步骤比较复杂，操作时间也长。

61.定量血流分数优势是什么？

定量血流分数是采用两个不同角度拍摄的冠状造影图像，采用一定算法，计算得到血流储备分数指标。准确地说，是对同一血管，从两个不同角度（角度差大于 25 度）进行拍照成像。采用一定算法，可以重建出整条血管的三维模型，并且计算出血流压力在整条血管上的相对变化过程。因此，通过选择整条血管上任意位置的定量血流分数，来计算血流储备分数。

定量血流分数实现了只需要常规的冠状造影图像，就可以计算血流储备分数。操作更简单，适用范围更广，安全程度也更高。

第一代定量血流分数只需要一次 CT 造影图像，就可以分析所有冠脉。

第一代定量血流分数是对血流储备分数缺陷的一种解决方案。第一代定量血流分数采用常规 CT 冠脉造影图像，采用一定算法，从图像中一方面提取血管的解剖学形态信息，另一方面提取血管的生理学信息，将两方面信息相结合，可以建立起血管的流体动力学模型，从而能够在冠脉上的任意位置计算血流储备分数。

62.什么是心脏正电子发射体层成像检查？

其是 20 世纪 90 年代发展起来的影像学检查技术。将由加速器产生的正电子核素的示踪剂（如 ^{11}C、^{13}N、^{15}O、^{18}F 等）注射进入体内，示踪剂衰变过程中产生的正电子发生湮没辐射，发出 2 个能量相同、方向相反的 γ 光子。在体外应用 2 个对应的探头，探测正电子核素的位置与衰变数量，进行信号采集和图像分析。正电子发射体层成像融合了核物理、化学、分子生物学和医学影像学的技术优势，探测人体内的生物化学反应，从而能在分子水平上观察细胞的代谢活动，又称生化显像或分子显像。

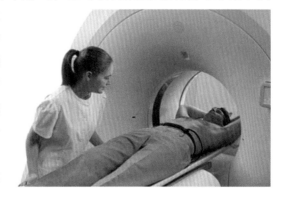

心脏正电子发射体层成像

技术可以有效地评估心肌血流灌注,糖、氨基酸、脂肪酸、核酸、氧代谢和心脏受体功能。它在冠心病的诊断、心肌活力的评估、预后判断方面具有重要的价值,被称为目前评估心肌活力的"金标准"。

63.哪些患者需做心脏正电子发射体层成像检查?

心脏正电子发射体层成像主要用于冠心病的诊断、功能评价以及预后评估,也用于心肌病的诊断等。

(1)心绞痛的诊断:正电子发射体层成像通过心肌血流灌注的分析,判断心肌缺血部位和缺血程度。结合药物负荷试验,可测定冠状动脉的储备能力,大大提高了冠心病的无创确诊率。

(2)心肌梗死的诊断:心肌梗死后,梗死部位心肌失去代谢活力,不摄取放射性药物(^{18}F-氟代脱氧葡萄糖),在图像上表现为现象的冷区,结合心肌血流灌注情况,可以判定梗死相关血管。

(3)血运重建后效果和预后的评估:心肌梗死后残存部分存活但功能降低的心肌称为冬眠心肌,通过介入或外科方法血运重建后,冬眠心肌的功能可逐渐恢复。术后正电子发射体层成像心肌活性显像可以预测和评估术后心脏功能改善情况,进而指导临床治疗。

(4)可疑冠心病患者的早期诊断和心肌血供的评估:对于临床上心电图等检查有缺血表现而没有症状的患者,通过心脏正电子发射体层成像检查可进行心脏功能评估和预测,起到早期发现、早期预防和早期治疗的作用。

(5)心肌病患者:如扩张型心肌病、肥厚型心肌病、限制型心肌病以及其他先天性心肌疾病、病毒性心肌炎等。主要用于辅助诊断和评价心肌损伤状况,以指导临床治疗。

64.正电子发射体层成像检查前需做哪些准备工作?

(1)预约:正电子发射体层成像检查的是一项特殊的检查,需要事先做好多方面的准备,检查时间较长。因此,检查前要进行预约,做好检查前准备,安排好检查时间,以便检查顺利成功进行。

(2)资料准备:到医院行正电子发射体层成像检查时,需带齐病历和相关检查资料,以便医生了解病史,特别是有无糖尿病、肝肾功能不全、过敏史等。特别是孕妇及哺乳期妇女,应充分了解病情,做好放射防护准备。

(3)身体准备:检查前 24 小时少吃米饭、面条、水果等高糖食物,不吸烟,不饮酒。受检前禁食 4～6 小时,禁饮咖啡、茶、酒类等饮料,可饮水。避免剧烈运动,不能进行体育锻炼和搬运重物,保证充足的休息。检查前 48 小时内停服氨茶碱及硝酸酯类、钙拮抗剂等扩血管药物。

受检前将手表、项链、耳环、手机、金属义齿、硬币、钥匙以及其他金属和贵重物品摘下,交由家属保管,以免检查时产生伪影。

测量空腹血糖,将血糖控制于合适水平,以免影响检查结果。如果血糖太高,会干扰组织细胞对 ^{18}F-氟代脱氧葡萄糖的摄取,影响检查的准确性,可应用胰岛素等将血糖降至合适水平后再行检查。

因放射性药物主要通过泌尿系统排泄,故应在检查前 5～10 分钟排空膀胱,以避免影响检查结果。

(4)心理准备:正电子发射体层成像检查所用的 ^{18}F-氟代脱氧葡萄糖是一类发射正电子核素标记的放射性药物,但对人体没有损伤。患者由于对此了解较少,难免产生紧张情绪,故心理负担较重,担心检查是否能达到预期目的、是否对身体有放射性损伤等,加上检查时医护人员身穿铅衣,佩戴铅眼镜,更加剧了患者的恐惧心理,担心检查对身体的损伤。因此,检查前应对患者进行解释和心理疏导。

(5)不能保持平卧或不能保持不动的患者(如儿童)以及精神过于紧张的患者,可给予适量的镇静药物。

(6)器材药品准备:检查室内应准备抢救药物如肾上腺素、阿托品、利多卡因等,以及抢救设备如除颤仪、呼吸机等,并有医护人员在检查室内共同观察,应对突发事件。

(7)放射防护:正电子发射体层成像检查使用的放射性药物的辐射量极低,但对工作人员和环境有一定的蓄积性损伤和污染,因此一定要做好防护措施。尤其护理人员在注射时及扫描前摆位时,应穿铅衣、戴铅眼镜、铅帽和铅手套。抽取 ^{18}F-氟代脱氧葡萄糖所废弃的注射器、输液器及相应消毒物品,应放置在特制的铅污物箱中。

65.正电子发射体层成像检查中有哪些不适?

患者在检查中应配合医护人员,保持安静,不能移动,平静呼吸,如有不舒服及时告诉医护人员。

(1)如果静脉注射局部损伤和药物外渗,可出现红肿,有局部灼痛感。

(2)注射完药物后,站起身时部分患者会有头晕、眼花、无力等体位性低血压表现。

（3）部分患者较长时间禁食，会出现低血糖反应，如头晕、心慌、出冷汗等，应密切观察，如反应明显，可口服50％的葡萄糖溶液。

（4）检查需要时间较长，多在2小时以上，加之对自身病情的忧虑和对放射性药物的惧怕感，患者可因精神紧张和顾虑引起自主神经功能失常，出现恶心、呕吐等不适。

66.正电子发射体层成像/CT检查后有哪些注意事项？

（1）检查完毕后患者体内还残存放射性药物，要多喝水或进流质饮食，以加速药物的排泄。应在医院指定的厕所如厕并随手冲洗，以免污染环境，对周围人群造成损害。

（2）检查完毕后患者尽量到人群较少的地方或医院提供的固定的休息场所，2小时内避免近距离接触其他人，特别是孕妇和儿童。

（3）抽取^{18}F-氟代脱氧葡萄糖所废弃的注射器、输液器及手套、棉棒等相应消毒物品，应放置在特制的铅污物箱中，待10个半衰期（约24小时）后即可作为非放射性污物处理。

（4）对有并发症的患者，如渗出血管外出现红肿、疼痛等炎性反应，应局部加压热敷，疼痛减轻或消失后方可离开。回家之后注意休息，如有不适，及时来院处理。

67.什么是冠状血管内超声检查？

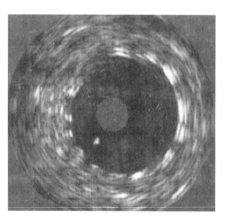

冠状血管内超声检查，是伴随介入性心血管诊疗学发展而兴起的新兴技术。在经历了从实验到临床的反复实验和实践后，已成为心血管介入诊疗的重要手段和技术支持。它是将无创的超声技术和有创的心导管技术结合诊断心血管疾病的一种方法，能直观、准确地观察心脏血管的情况，因此被认为是诊断心血管疾病的"金标准"。

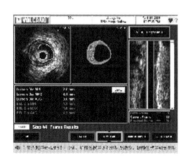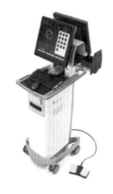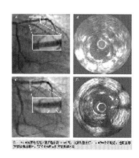

冠状血管内超声

68.哪些情况需做冠状血管内超声检查?

(1)冠状动脉病变的诊断:目前对冠状动脉病变主要的诊断措施是冠状动脉血管造影,但是临床实践和研究结果表明其准确性和精确性不够。随着技术的发展,需要更为直观精确的检查方法,血管内超声的问世和成熟满足了这一要求。

冠状血管内超声可以更加精确地观察冠状动脉病变的情况:可以对冠状动脉的管腔形态、直径、横截面积以及病变长度、内膜情况、偏心程度、钙化情况进行更为精确的观察,从而可以为心脏介入治疗提供更准确的数据。

(2)辅助各种介入治疗:经皮球囊扩张成形术、冠脉内斑块旋切术、支架置入术等介入手术都需要在实时精确的影像学技术支持下进行,冠脉造影是十分成熟和实用的技术,但其无法避免的放射性损害和精确度的不足限制了心脏介入学的发展。血管内超声没有放射性损害,对病变的分析更加科学准确,有望取代冠脉造影,成为介入治疗的主要辅助技术。

(3)评估介入治疗的效果和预后:血管内超声可以对介入治疗的近期和远期效果进行评估、预测再狭窄、评估冠脉旁路移植手术效果。如检查支架置入后的位置、贴壁情况和弹性回缩程度,以及血管内膜的损伤、增生情况和再狭窄的情况,从而可以对介入患者的预后、心血管事件的发生率以及预防和治疗进行分析和指导。

①介入即时成功率的判定和并发症的预测:如球囊扩张后狭窄管壁的扩张情况和回缩率,支架置入后的位置、膨胀程度和贴壁情况,斑块的挤压破裂情况,内膜损伤程度等。对于病变时间较长、钙化较重以及复杂病变者,根据血管

损伤情况可以对严重并发症的发生进行评估和防治。

②介入及近期和远期预后：主要是观察再狭窄的情况，通过血管内超声，观察局部血管内膜的增生度、血栓的形成情况，从而可以预测血栓形成和再狭窄的概率和大体时间。

③指导进一步治疗：通过观察以上病变情况，可以早期进行药物干预，预防和减少心血管事件的发生，减少再入院率和病死率。

69.冠状血管内超声检查术前要做哪些准备工作？

（1）冠状血管内超声检查费用高，危险大。患者对检查过程和危险性要有一定认识，做好心理准备，避免精神紧张。检查前向患者及家属解释手术的必要性、检查的技术知识和仪器设备、检查步骤、如何配合以及检查的风险和风险发生率。

（2）医生检查前应评估患者病情，对于弥漫性狭窄、明显弯曲闭塞的血管及较细的血管，不宜行血管内超声检查。

（3）做好术前准备工作。完善各种检查，如肝功、肾功、生化、凝血、心脏 B 超等。做碘过敏试验，局部备皮，选择合适的穿刺位置并标记。术前禁食 4～6 小时，排空膀胱。

（4）要有必要的抢救药物和器械，如抗心律失常药物、升压药，心电监护仪、除颤器、呼吸机、临时起搏器等，以备突发情况的及时处理。

70.冠状血管内超声检查中有哪些不适？

（1）精神紧张：患者对侵入性检查的恐惧和认识的不足，常导致焦虑、烦躁和情绪紧张，可于操作中耐心向患者解释和说明。

（2）局部疼痛：血管穿刺和操作时，可因为麻醉不充分引起穿刺部位的疼痛不适，在排除其他情况前提下追加麻醉剂。

（3）心慌、胸闷甚至意识丧失：为心律失常的常见表现，一旦发生应立即纠正和抢救。

（4）胸痛：主要由血管痉挛、急性闭塞、血栓形成所致，是最严重的并发症表现，如果发生要及时处理。

71.冠状血管内超声检查后应注意哪些事项？

（1）检查后应密切监护生命体征：检查后应进行心电监护，观察患者心率、血压、呼吸、体温等基本生命体征情况,如有异常应及时寻找原因,进行处理。

(2)向患者解释手术情况和要注意的事项,以消除患者紧张情绪和顾虑,指导患者术后饮食、活动等注意事项。

(3)询问患者有无不适感,如胸痛、胸闷、出冷汗、烦躁、恶心、呕吐、头痛、头晕及呼吸困难等,如出现上述症状应结合心电监护情况分析处理。

(4)血管穿刺的地方要严格止血,尤其是下肢血管穿刺的患者应肢体制动,穿刺部位用绷带加压包扎后,沙袋压迫6小时、平卧24小时,严密观察穿刺部位有无出血、血肿、渗血及足背动脉的搏动情况,以及皮肤的颜色及温度的变化,等医生检查同意后方可轻微活动,一定要避免剧烈或大幅度的肢体运动。

(5)对于心脏血管病变严重,以及接受介入治疗的患者,要住院继续观察治疗。

(崔连群　孙海慧　张建)

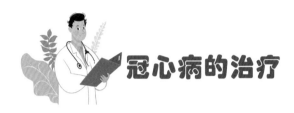

冠心病的治疗

1.冠心病有哪些治疗方法?

目前治疗冠心病主要有一般治疗(改善生活习惯、调理饮食结构等)、药物治疗,以及冠状动脉血运重建术治疗,后者包括冠脉介入治疗和冠脉搭桥两种方法。

2.冠心病常用治疗药物有哪些?

治疗冠心病的药物有很多,常用的主要有:①硝酸酯类;②β-受体阻滞剂;③钙拮抗剂;④抗血小板药;⑤抗凝药;⑥血管紧张素转换酶抑制剂;⑦血管紧张素Ⅱ受体拮抗剂;⑧调节血脂药物;⑨改善心肌代谢药物;⑩中药;等等。

3.冠心病患者漏服药物怎么办?

由于各种各样的原因,漏服药物总是在所难免。患者到底该怎么办?

药物需要间隔多长时间服用是有科学依据的,不能随意缩短和延长。缩短服药间隔时间,会使体内药物浓度过高而引起不良反应;延长服药间隔,会使体内药物浓度下降,达不到有效、稳定的药物浓度,延误治疗。因此我们建议,患者尽量减少漏服的可能。

一般情况下补服药物的原则是:如果发现漏服的时刻是在两次用药间隔1/2时间以内,应当按原剂量立即补服,下次服药仍按原时间进行;如发现漏服时已超过用药间隔的1/2,则不必补服,下次务必按原时间服药。当然,这些方法不是对所有的药物都适用,最好在发生漏服时咨询医生。

4.溶栓治疗是什么?

冠心病溶栓治疗是指应用溶栓药物将造成血管堵塞的血栓重新化解开,使闭塞的血管再畅通,恢复供血,以使缺血心肌组织得以新生。近年其已成为治疗心肌梗死、脑梗死以及其他血管闭塞性疾病的重要手段。及时采取溶栓治疗,可使血栓尽快溶解,恢复心肌再灌注,挽救濒临坏死的心肌,对维护心室功能、降低并发症的发生、改善预后起到重要作用。

5.溶栓治疗的方法有哪些?

溶栓疗法根据用药途径可分为静脉内溶栓和冠状动脉内溶栓两种。目前多采取静脉内溶栓。

静脉内溶栓是在短时间内,一般为 30 分钟,将溶栓药物由静脉滴入,来溶解血栓,有效率为 50%～90%。溶栓药物剂量相对较高,易过量导致脑出血等严重并发症。

冠状动脉内溶栓是先用导管经动脉插入心脏的冠状动脉,再注射尿激酶或链激酶等药物,使血栓处溶栓剂浓度增高,来溶解血栓。因作用精准,故再通率高,药物总用量减少。但冠状动脉内给药法需有造影设备,对技术人员有较高要求,目前较少首选。

6.溶栓药物的种类和各自的特点是什么?

目前常用溶栓药物包括:

(1)尿激酶:可直接激活纤溶酶原形成纤溶酶,无抗原性,无热原性,来源丰富,是亚洲国家应用的主要药物。

(2)链激酶:与纤溶酶原结合形成链激酶-纤溶酶原复合物,间接激活纤溶系统,使纤溶酶原转化成纤溶酶,为国内外应用最早、最广的一种溶栓剂。

(3)重组组织型纤溶酶原激活剂(rtPA):能选择性地与血栓表面的纤维蛋白结合,形成 rtPA-纤维蛋白复合物,激活纤溶酶原形成纤溶酶。

(4)其他溶栓剂:重组葡萄球菌激酶及其衍生物、单链尿激酶型纤溶酶原激活剂、乙酰化纤溶酶原-链激酶激活剂复合物等具有纤维蛋白选择性。

7.溶栓治疗的利与弊是什么?

(1)溶栓治疗的利:静脉溶栓操作简便,价格便宜,疗效肯定。急性心肌梗死早期,及时、有效的溶栓治疗可使冠状动脉再通,使心肌重新得到血液灌注,能有效保护并挽救缺血尚未坏死的心肌,防止梗死面积扩大,保护心脏功能。溶栓治疗成功最关键的是要及早开始,越早越好,一般认为如心肌梗死已超过 6

小时,则效果较差。

(2)溶栓治疗的弊:主要缺点是梗死相关血管的再通率低,血管残余狭窄仍然存在,缺血事件发生率高。溶栓药物剂量掌握不准可造成出血。此外还可能出现冠状动脉再通后的心律失常,但这种心律失常发生时间较短,只要及时处理,不会危及生命。

8.什么是冠心病介入治疗?

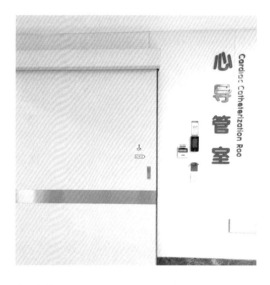

冠心病介入治疗是新兴学科介入放射学的重要内容。简单来说,这是一种借助现代高科技的微创治疗手段。它是在影像设备引导下,通过置入体内的导管在体外操作来处理体内病变。它有不开刀、损伤小、恢复快、效果好的特点,特别适合内科药物难治(如肝癌、肺癌)且不能、不宜或不愿进行外科手术的患者。现在,介入治疗已是现代医院临床治疗的主要手段之一,已成为心血管病学独立分支学科,是治疗缺血性心脏病的重要手段。

9.哪些冠心病患者适合介入治疗?

介入治疗主要针对心肌梗死以及心绞痛的患者,只是治疗目的稍有不同。

(1)对于急性心肌梗死患者,介入治疗是为了尽量减少坏死心肌,改善预后。在发病 12 小时内,应该尽快介入治疗,开通堵塞的冠状动脉,挽救因为缺血受"重伤"但还没坏死的心肌。急性心肌梗死溶栓失败后也应尽早进行介入治疗,最大限度减少坏死心肌,如果所在医院不能进行介入治疗,经药物治疗稳定 2 周后要尽快转到有条件做介入治疗的医院进行治疗,这时梗死的心肌不能复活了,但在梗死区周围还有些因为缺血"冬眠"而暂时不工作的心肌,介入治疗开通血管后能恢复血液供应,让它们复苏、恢复工作,从而改善心功能、改善预后,减少患者死亡率。

（2）对于心绞痛患者来说，介入治疗是为了缓解心绞痛，提升生活质量，防止出现大片心肌梗死，降低死亡风险。像稳定型心绞痛患者，多数发作不频繁，药物控制效果好，就可以先用药物控制，暂时不用介入。但如果是药物控制不了的慢性稳定型心绞痛患者，建议尽早进行介入治疗，尽早开通血管。

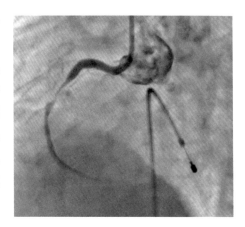

10.冠心病介入治疗的常用方法有哪些？

（1）经皮冠状动脉成形术：仅进行球囊扩张解除狭窄，不置入支架。目前已很少单独用于治疗冠状动脉病变，但该技术是其他介入治疗手段的基础。

（2）冠状动脉内支架术：目前冠心病介入治疗中最常用、技术最成熟的方法，可减少经皮腔内冠状动脉成形术术后急性冠状动脉闭塞和再狭窄的发生率。

（3）经皮冠状动脉激光血管成形术：应用心导管技术将激光经光导纤维传送至血管病变处，消融血管内斑块物质，使闭塞的血管再通。

（4）经皮冠状动脉内旋切术：使用带有旋转推进切割刀的侧切导管系统，通过旋切导管的旋转，切割刀切除动脉粥样斑块，切下的斑块通过负压抽吸系统排出体外。

（5）冠状动脉内旋磨术：应用尖端镶有钻头的金属磨头导管，高速旋磨病变组织，将组织磨成比红细胞还小的微粒由体内吞噬系统清除。该方法适用于钙化的硬斑块，但旋磨下来的斑块碎屑易造成冠状动脉远端栓塞。

（6）冠状动脉内溶栓：在急性心肌梗死早期，经冠状动脉途径注射溶栓剂，使血栓溶解，恢复心肌灌注。

（7）另外，还有冠状动脉内血栓抽吸术、远端保护装置及冠状动脉内放射治疗等在不断发展着。

11.目前冠心病介入治疗有哪些新方法？

（1）血管内放射性治疗：用于弥漫性支架内再狭窄（狭窄长度＞10毫米）、增生性支架内再狭窄（狭窄长度＞10毫米，且范围超出支架边缘者）及完全闭塞性支架内再狭窄。病变用球囊高压扩张或用切割球囊将狭窄解除以后进行血管内放射治疗。

（2）冠脉内基因治疗：通过冠脉造影明确目标血管后，经导管向目标血管内或直接从心内膜向心肌内注入患者自身的骨髓干细胞，以其在数周后在心肌坏死部位重新分化为心肌细胞，改善预后。

（3）激光心肌再血管化仍处在临床探索阶段，其疗效有待于进一步观察。

（4）超声心肌再血管化，其疗效尚不肯定。

（5）射频血管成形术正处在实验室研究阶段。

12.冠心病介入治疗有哪些并发症？

介入治疗主要并发症有：一是急性冠状动脉闭塞，是导致急性心肌梗死等严重后果的主要原因，常由冠状动脉夹层、痉挛或血栓导致。二是慢血流或无复流，即冠状动脉狭窄解除但远端血流明显减慢或丧失，处理原则是预防更重要。三是冠状动脉穿孔，造影剂经撕裂处流出血管外，是严重并发症，可引起心包积血等，处理方式根据情况不同有球囊封堵、用鱼精蛋白中和肝素等，严重的需手术。四是支架血栓形成，常伴心肌梗死或死亡，与多种因素有关，预防要做好抗血小板和抗凝治疗等。五是支架脱落，较少见，多由病变未充分预扩张等情况导致，可通过仔细选择器械和规范操作预防。六是周围血管并发症，经股动脉途径可能有血栓形成或栓塞、出血和血肿形成、假性动脉瘤、动静脉瘘等；经桡动脉途径可能有桡动脉闭塞、痉挛、前臂血肿等。此外还有非血管并发症，包括低血压、脑卒中、心功能损害和造影剂肾病等，原因多样，要及时诊断治疗。

13.冠心病介入治疗和药物治疗如何选择？

冠心病介入治疗过程直观，治疗效果立竿见影，创伤小，明显缩短了患者住院时间。但对术者操作技术要求较高，相关材料价格较高，患者经济负担较重，介入治疗围手术期需观察处理的并发症较复杂。

药物治疗简便易行，无创，相对介入治疗价格便宜。但起效慢，且疗效不确定，需根据病情不断调整治疗方案，患者住院时间较长。

14.冠心病介入治疗前为什么要进行术前准备，需要做哪些准备？

充分的术前准备能够保证介入治疗的顺利进行，提高成功率，降低并发症的发生率；完善各项检查，为治疗方案的实施提供客观依据；有效的沟通可以缓解患者紧张情绪,掌握配合技巧,利于治疗的进行和术后的康复。

①完成血常规、尿常规、血生化、凝血等实验室检查,并进行心电图、超声心动图和胸部 X 线检查,必要时行平板运动试验及发射型计算机断层扫描等检查。②戒烟、酒,以使冠状动脉扩张。③口服阿司匹林、氯比格雷、调脂药,心绞痛严重者加地尔硫䓬、硝酸甘油及肝素静滴。④医生与患者及家属交谈,讲述手术的必要性及风险,回答患者及家属提出的问题,并要求患者家属签手术协议书。⑤对手术局部备皮,做好碘过敏试验。⑥保证精神放松,保持良好睡眠,如失眠或精神紧张者可服用地西泮片。⑦护士留置静脉鞘管针,建立静脉通道以备术中给药,并测血压及心率,检查是否服用术前药。⑧进行呼吸、闭气及床上排便训练。⑨告诉医护人员有无过敏史及近期下肢疼痛。⑩用平车将患者推送导管室,入导管室前应排空小便。

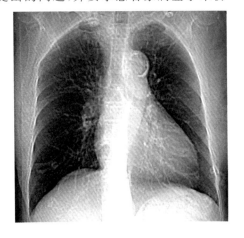

15.冠心病介入治疗时患者会有哪些感觉,会痛吗?

动脉穿刺时,部分患者可以感到穿刺处有疼痛、麻木和酸胀感,但都不剧烈,一般都能忍受。术中大部分患者没有不适感,在球囊扩张或支架撑开时,因短暂阻断血流,少数患者可有轻微的胸闷、胸胀或疼痛,但时间很短,在球囊抽瘪后,不适症状就会消失。个别情况下,放置支架挤压分支小血管,或者放完支架后血流偏慢,患者胸闷、胸痛时间要长一些。不过不用担心,医生都会采取相应措施积极治疗。

16.冠心病介入治疗后需要如何管理?

(1)术后给予心电监护和血压监测,至 24 小时维持稳定为止,有胸闷、胸痛等症状时,及时做心电图检查。

(2)适量饮水,以利于造影剂的排出。一般术后 24 小时饮水量 1500～2000 毫升,术后 2 小时内尿量最好能达到 800 毫升。

(3)压迫止血:如为大腿股动脉穿刺,局部需用沙袋压迫 6 小时,平卧 8～24 小时,尽量不要弯曲和移动该侧大腿,以免穿刺处出血。如采用桡动脉穿刺,术后应抬高前臂,一般 6 小时可解除绷带加压。

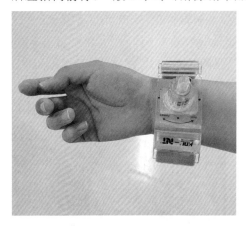

(4)注意观察穿刺部位皮肤颜色、温度、感觉的改变,是否有剧烈疼痛。注意穿刺压迫的地方有无渗血和血肿。

(5)术后即可进食,饮食不宜过饱,多吃富含纤维素、维生素的蔬菜水果,24 小时内尽量不吃高蛋白质饮食。保持大便通畅。

(6)术后一定要遵医嘱按时服用药物,不要擅自增减药量。

通过严密的观察和有效的措施可以及时发现和处理并发症,巩固治疗效果,提高患者自护能力,促进其早日康复。

17.冠心病介入治疗后可能有哪些症状?

(1)腹胀:大部分患者介入手术后都会出现腹胀,原因多种多样,应注意腹部保暖,可用热水袋、热毛巾热敷,也可按顺时针方向,以肚脐为中心轻轻按摩,严重腹胀可以用药物或肛管排气缓解。

(2)腰痛:卧床时间长了会出现腰痛,腰部应垫一些柔软、舒适的棉织品,定时做腰部按摩。对于一些症状严重的患者,可以使用镇静剂、止痛剂。

(3)失眠:绝大多数患者介入术后会出现失眠,这不利于病情恢复。可以通过自我精神调整、减少探视、保持环境安静等方法解决,必要时可应用镇静剂。

(4)排尿困难:对于经股动脉行介入治疗的患者,特别是老年男性合并前列腺疾病的患者,会出现排尿困难,可采用如用温水冲洗会阴部、热敷、按摩膀胱并适当加压等方法缓解,上述方法无效可行导尿术。另外,术前训练患者在床上大小便也是非常重要的。

18.冠心病介入治疗后应当注意哪些问题?

(1)出院后要坚持复查。建议出院后 1~6 个月内每月复查一次,6 个月后可延长至每 3 个月复查一次。如果有症状应随时到医院检查。

(2)严格的药物治疗。一定要坚持服用医生所开的药物,直到医生指示才可以停药。保持血压、血脂和血糖正常。

（3）心脏病患者在日常饮食中应做到"三多三少"。"三多"即多吃新鲜蔬菜水果、粗粮、糙米等，多吃豆制品，多吃含不饱和脂肪酸的食物（鱼类、植物油等）。"三少"即少脂、少食、少盐。

（4）坚持健康的生活方式，坚持规律的运动。支架本身对活动没有任何影响，一般支架术后1～2周就可恢复正常活动。应选择较缓慢、柔和的运动，如散步、慢跑、慢速游泳、太极拳等有氧运动。

（5）做好心理调适，树立健康的人生观，时刻保持愉悦的心情，心境平和，乐观开朗，避免情绪激动。

（6）在置入不锈钢支架后至少8周内不可进行磁共振检查，新型钴铬合金支架则无此限制。当要进行磁共振检查时，应告知医生曾置入了支架。

19.冠心病介入治疗后还需要继续药物治疗吗？

介入治疗后，大多数患者心绞痛症状消失，活动耐力增加，是不是就不需要服用药物了呢？我们知道，冠心病是老年病，难以治愈，只能以药物控制疾病的发展，因此仍旧需要服药治疗。

那介入治疗后需要服用什么药呢？介入治疗后，在一定时期，患者容易出现冠脉内血栓形成，导致急性心肌梗死，因此抗血小板、抗凝药物须加强应用，如没有禁止证，阿司匹林应终身服用，氯吡格雷至少服用1年。同时，要继续按照冠心病A、B、C、D、E的用药原则用药，防治冠心病的危险因素，如高血压、糖尿病、高脂血症等。

20.冠心病介入治疗后还会复发吗，复发率是多少？

支架置入后，部分患者可能会再次出现胸痛胸闷，这可能是发生了支架内再狭窄。与支架内再狭窄有关的因素包括：

（1）患者相关的因素：糖尿病史、再狭窄史等。

（2）操作相关的因素：支架的选择、支架血管段的长度、多个支架叠加应用等。

（3）病变形态学因素：病变血管直径、病变长度、支架置入前后狭窄程度等。

此外，慢性完全闭塞病变、开口病变、钙化病变和静脉旁路移植血管病变也与支架内再狭窄发生率较高有一定的联系。形态学越复杂的病变，再狭窄率越高。

各种介入治疗的复发率为 22％～40％。其中经皮腔内冠状动脉成形术为 30％～40％,旋磨术为 25％～35％,旋切术为 28％～36％,支架置入术为 22％～26％。

21.冠心病介入治疗后哪些患者更易复发?

(1)临床特征相关的因素:不稳定型心绞痛患者、糖尿病患者以及吸烟等人群,术后再狭窄率高。

(2)具有以下冠状动脉特点的患者:狭窄程度严重,特别是完全闭塞者;左前降支、近端血管病变;血管分叉处病变;狭窄长度超过 15 毫米;偏心性狭窄;小血管病变;弥漫性狭窄及大隐静脉移植的血管;等等。

22.介入治疗复发后该怎么办?

(1)重复经皮冠状动脉成形术:使支架进一步扩张和减少内膜组织来扩大管腔。

(2)切割球囊血管成形术:切割球囊将斑块纵行切开与扩张同时进行,既可获得较大的管腔开放,又减少了对血管壁的损伤。

(3)血管内放射治疗:β射线和 γ 射线血管内放射治疗均可抑制内膜及中层平滑肌细胞的增生,适于治疗弥漫性支架内再狭窄。

(4)药物治疗:适用于无症状及无诱发心肌缺血证据、造影显示再狭窄、病变远端有明显侧支血流的患者;也适用于仅有轻微心绞痛症状,造影显示临界再狭窄(50％～70％)的患者,特别是发生在术后 4～6 个月的再狭窄。

(5)再次支架置入:当经皮冠状动脉成形术后不能获得理想的管腔开放时,特别是支架边缘局限再狭窄或有增生组织经支架关节或两支架之间脱入管腔时,可考虑额外支架置入以改善即刻血管造影结果,但远期再狭窄复发率并没有改善。

(6)冠脉搭桥:对多支病变或前降支开口部病变反复再狭窄者应进行冠脉搭桥治疗。

23.如何预防冠心病介入治疗后复发?

(1)理想的支架置入:尽量合理地置入支架。

(2)药物涂层支架:用影响细胞周期、抑制平滑肌细胞过度增生的药物涂层支架可显著降低再狭窄发生率。

(3)控制危险因素:术后应严格控制血压、血糖、血脂并戒烟,减轻体重和增加活动量。新近研究表明,应用他汀类调脂药物治疗可能降低再狭窄率。

24.什么是心脏 X 综合征?

有时候,我们会发现有的患者有心绞痛的表现,心电图也有缺血表现,但做了冠状动脉造影后大致正常,这是怎么回事呢?

其实,这有可能就是患了心脏 X 综合征,它是指具有典型或不典型心绞痛症状(特别是劳力性心绞痛),运动负荷试验有缺血性 ST 段压低,但麦角新碱试验、冠状动脉造影正常的一组症候群。

25.怎样治疗心脏 X 综合征?

发作时,含服硝酸甘油类药物、钙拮抗剂等可缓解疼痛。在心绞痛发作时还往往伴有自主神经功能紊乱的症状,如心悸、多汗、易激动、烦躁、忧郁、失眠等,可服用镇静剂。它类似心绞痛而易被误诊为冠心病,但实际上却与冠心病不同。心脏 X 综合征患者往往无高血压、糖尿病、高脂血症,无冠心病家族史,发作时胸痛程度可很重,但心功能却无明显受损表现。有些患者在更年期过后可自然痊愈。

26.心脏 X 综合征的预后怎样?

虽然多数人认为心脏 X 综合征的临床预后较好,但长此以往会影响心脏功能,同时也有少数学者认为此类患者如不及时治疗,日后有可能演变成冠心病、心肌梗死或脑卒中。而且反复发作心前区疼痛将显著影响生活和工作质量,增加心理负担以及反复就医产生的经济负担。

27.老年冠心病介入治疗有哪些特点?

(1)老年人高凝状态多见,同时又易于发生脑出血等并发症,因此,术前既要充分抗凝,又要密切监测出血情况。

(2)老年人合并外周血管病较为多见,要注意避免损伤外周血管内膜,必要时使用延长鞘管或改用桡动脉途径行介入治疗。

(3)老年人肾功能不全多见,应尽量减少造影剂用量,必要时可给予利尿剂。

(4)老年冠心病患者合并左心室功能不全或心力衰竭多见,应尽量减少手术时间,减少经皮冠脉介入术中冠状动脉血流阻断时间,严密监护心电信号和压力变化,必要时给予辅助循环支持。

(5)老年人冠状动脉迂曲且脆性大,复杂病变多见,应尽量避免因操作不慎而导致的血管壁损伤。

(6)老年人术中用药应谨慎,应用硝酸甘油等药物时要减少剂量,注意血压变化。

(7)老年人多支血管病变多见,应考虑分次手术,以减少手术风险及造影剂用量。

(8)介入治疗后应鼓励患者早下床活动,以减少深静脉血栓和肺栓塞等并发症。

总之,老年冠心病患者介入技术操作难度大,术前应进行个体化分析,制订个体化方案。

28.合并糖尿病患者适合介入治疗吗?

随着经皮冠脉介入治疗的迅速发展,越来越多的冠心病患者接受了介入治疗。这些患者中,15%～20%同时患有糖尿病,更多的患者伴有糖耐量异常。

虽然糖尿病常合并心、脑、肾及血管等并发症,使患者预后不佳,但冠心病仍是真正导致糖尿病患者死亡率增加的主要因素。虽然糖尿病患者的冠状动脉病变通常更加严重、更加复杂,进行经皮冠脉介入术时并发症发生率高,疗效较非糖尿病患者差,再狭窄率高,术后近期和远期不良事件发生率高,但是,介入治疗仍是冠心病合并糖尿病患者的主要治疗手段之一。

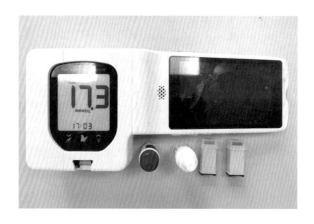

29.糖尿病患者接受介入治疗有哪些特点?

(1)糖尿病合并冠心病者常常出现弥漫性血管病变、多支血管病变、远端血管病变、小血管病变、左主干病变及侧支循环较差等病变特征。

(2)介入治疗术后再狭窄发生率高。糖尿病患者经皮冠脉介入术后的再狭窄率高于所观察的非糖尿病患者,尤其对于血糖控制欠佳患者。

(3)介入术后无复流发生率高,与糖尿病患者血小板的黏附聚集性明显增强有关。

(4)成功介入治疗后,由于长期血糖高导致的分支血管、末梢血管和微小血管广泛受累,药物治疗仍然不可缺少。

30.糖尿病患者介入治疗后应注意哪些问题?

糖尿病患者体内的糖化代谢产物增多,可使血管壁发生多种变化,促使患者的动脉粥样硬化发生和发展,并易使其呈弥漫性病变,并且多同时合并多项危险因素,如肥胖、高血压、高血脂,这类患者发生冠脉事件的危险性高。

因此,糖尿病患者介入治疗术后除坚持服用抗血小板药物外,还需要服用降血糖、降血脂药物,使血糖和血脂维持在理想水平;保持良好的生活习惯,戒烟、忌大量饮酒,适当控制饮食,保持理想的体重,坚持中等量的体育活动;合并高血压的患者还应合理服用降血压药物,使血压控制在 130/80 毫米汞柱以下的理想水平。

31.肾功能不全患者能做介入治疗吗?

研究表明,肾功能受损者介入治疗手术期并发症增多,近期和远期心血管事件增多,肾功能中度到重度受损患者近期和远期死亡率明显高于肾功能正常者。

肾功能不全的患者行介入治疗时应采取相应的预防措施,专家的建议如下:①对已知肾功能不全者(血浆肌酐水平>1.8毫克/分升)应在术前和术后输液,以晶体液为好,并严密观察。②使用非离子造影剂,对肾脏损伤性小。③糖尿病伴肾功能受损的患者应用造影剂后很可能发生急性肾衰竭,应慎重。④尽可能减少造影剂的用量,减少造影次数。⑤避免左心室造影,有关左心室的资料可从其他无创检查中获取。⑥对高危患者,肾功能的监测时间应大于72小时,以便发现迟发的肾功能损害。⑦乙酰半胱氨酸有降低造影剂肾毒性的作用,可试用。⑧对肾功能受损者应尽量避免冠脉造影和介入治疗一次完成,以减少造影剂的用量。

32.高血压伴冠心病患者能做介入治疗吗?

高血压是冠心病的危险因素之一,高血压合并冠心病的患者常常需要进行冠状动脉介入治疗解除病变血管的狭窄。血压对手术有一定的影响。如果术前血压过高,术后并发症发生的概率增高,一方面因手术应激使交感神经兴奋性增强,血压进一步增高,导致各种高血压的并发症发生,如恶性高血压、急性脑出血、心力衰竭、肾衰竭、夹层动脉瘤、重度的高血压性视网膜病变等情况;另一方面,术后拔管时因大动脉压力过高不利于穿刺部位按压止血而造成局部出血或血肿。

尽管有发生以上并发症的可能,冠心病伴高血压患者还是可以行介入治疗的,关键是要将血压控制在理想范围,在医生的指导下合理应用降血压药物可获得满意的疗效。当血压控制在 140/90 毫米汞柱以下时,手术的危险性就大大降低了。

33.高血压伴冠心病患者介入治疗后应注意哪些事项?

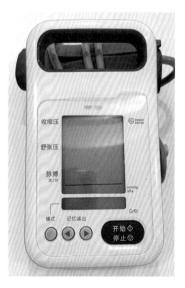

由于介入治疗术后患者因紧张、局部疼痛或是卧床时间太长而产生情绪烦躁等原因,交感神经始终处于兴奋状态,引起血压增高,所以高血压伴冠心病患者术后应严密监测血压,严格控制患者血压,注意穿刺部位有无出血或血肿形成。

根据患者的情况选择一种或几种降压药,危重患者可静脉应用硝普钠、乌拉地尔、酚妥拉明等药物降压,使血压维持在 140/90 毫米汞柱以下的正常水平。另外适当应用止痛药、镇静药,对焦虑的患者进行抚慰、解释,消除紧张情绪的影响,降低交感神经的兴奋性,可增加降压效果。

34.目前应用的支架有哪些?

现在临床应用的支架由不同的金属设计成圈状或网状,可以减少血液与金属接触的面积。它们各自有不同的特点:

①按释放方式不同分为自膨胀式支架及球囊扩张支架两类,前者已不大应用,后者应用较多。其主要工作方式为支架预装于球囊表面,在支架球囊被送至病变处后,扩张球囊,使支架充分张开,并紧贴于病变血管壁,抽瘪球囊并退出,支架留于病变处。

②按结构特点大致分为金属丝缠绕型及金属丝雕刻管状支架两类。前者较柔软,弯曲性较好,较易通过弯曲病变,支架网眼较大可能对分支血管影响较小,但径向支撑力较小是其缺点。管状支架则具有径向支撑力好、适宜高压扩张及即时影像效果佳等优点,已成为主流支架种类。

③按支架是否包被药物分为包被及非包被支架。前者通过涂于支架表面的药物的作用减少血栓形成,限制新生内膜增生,防止再狭窄的发生,目前绝大部分均为包被支架。

④按支架是否降解分为降解型及非降解型支架。

35.目前我国临床上常用的支架有哪些,质量怎样?

进口的有美国雅培的 Xience v、Xience Prime 等;美敦力的 Endeavor 支架,波士顿的 PE 支架等;国产的主要有乐普的 partner、NeoVas 支架,微创公司的火鸟、火鹰支架,吉威的 Excel 支架等,质量均不错。最近上市的新脉支架、海利欧斯支架以及大连垠艺、美中双和的三氧化二砷药物涂层支架也显出了良好的效果。

36.支架一旦置入体内后就长期留在体内吗?

目前应用的以金属为载体的支架,一旦置入后,一般不能再取出来,会长期留在体内。但目前美国雅培公司生产的生物完全降解支架正在做上市前临床试验,山东省立医院也是实验基地之一。研究中的这种生物完全降解支架临床效果非常好,在欧美地区已经上市,临床上取得了较好的效果。

37.支架置入人体后,会引起血栓吗,有方法预防吗?

支架内血栓主要与金属本身和药物涂层多聚物载体、血管内皮延迟修复、支架释放贴壁不良、支架晚期获得性贴壁不良、术后抗血小板和抗凝药应用不足及患者对抗血小板药物不敏感等因素有关。

预防支架置入后发生血栓的措施有很多,主要通过置入不带聚合物涂层的支架,像 Excel 支架、新脉支架、大连垠艺支架等都是不带涂层或可降解涂层的支架,在临床上应用,发生血栓率较低。

38.生物完全降解支架有哪些好处?

生物完全降解支架的主要好处是:晚期血栓率低;血管不需要支撑时及时降解为对人无害的二氧化碳和水,恢复血管弹性;不影响将来做磁共振检查;不影响将来患者做搭桥手术;避免了金属支架的金属疲劳断裂和贴壁不良等不良反应。

39.冠心病介入治疗后何时拔管?

介入治疗术后的拔管时间根据术前和术后的不同情况而定。

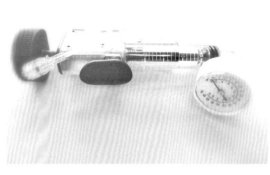

一般说来,普通的冠状动脉造影,一般术中应用的肝素量较少,在完成左冠状动脉、右冠状动脉造影及左心室造影后,即可拔出动脉鞘管,结束手术。如果行冠状动脉球囊扩张术和(或)冠状动脉支架置入术,术前未用溶栓剂,术后不再静脉应用肝素的患者,可于术中最后一次应用肝素后 4~6 小时拔管;如果是急性心肌梗死的患者,介入治疗术前已行静脉溶栓治疗,则应推迟拔出动脉鞘管的时间,术后 24 小时拔管。如果患者术后仍需静脉应用肝素,则应在拔管前 1 小时停止使用肝素,并化验凝血时间或活化的部分凝血酶活时间,在正常值上限的 1.5 倍以内,即可拔出动脉鞘管。

40.拔管时可出现哪些不良反应,应如何处理?

拔管过程中或拔管之后常可出现以下不良反应:

(1)穿刺部位局部出血及血肿:这是最常见的并发症,常由压迫动脉穿刺部位时间过短或用力不够造成。拔管后出现急性出血,应立即继续压迫数分钟,直到不再出血为止;出现淤血或血肿较小时可暂不处理,能够自行吸收,如果血肿太大伴失血过多引起血压下降时应重新压迫止血,同时给予静脉补液或输血以补充血容量,停止使用抗凝药及抗血小板的药物;大血肿有压迫症状者或腹膜后的血肿应做外科处理。

(2)下肢血液循环障碍:与压迫时间过长或压迫过紧有关,表现为下肢发凉、感觉障碍,足背动脉搏动减弱,轻症者可自行逐渐缓解,严重者局部形成血栓、栓塞,此时应立即行静脉溶栓治疗,溶栓后给予静脉肝素或皮下注射低分子肝素。

(3)迷走神经反射:主要表现有患者烦躁、面色苍白、心动过缓、血压下降等,可能是因鞘管刺激或局部压迫过重,刺激血管壁引起迷走神经张力增高。此种情况一旦发生,要及时对症处理,如升压、镇静、静注阿托品等,一般经处理后很快即会恢复正常。

41.冠心病介入治疗后何时可下床活动?

若通过桡动脉途径进行手术,则下床无影响,术后即可下床。但为避免体位性低血压发生,最好休息数小时,自觉无恙且血压正常,再下床活动。

若为股动脉途径,因血管内压力高,血液流速快,因此为保证形成牢固的愈合,完全止血,一般要限制术肢活动,绝对卧床 24 小时,其间观察下肢足背动脉的搏动情况。在无异常现象出现的情况下,24 小时后患者可下床活动。

对于肥胖、老年、正在服用抗凝药物或是凝血机制有障碍的患者,应适当延长卧床时间,注意有无下肢深静脉血栓形成。

42.冠心病介入治疗后为何在穿刺部位附近出现青紫色,有什么危害吗?

穿刺部位出现的青紫色是少量血液由血管内漏至皮下软组织,造成皮下淤血的表现,是由动脉穿刺不当或局部止血不当造成的。

穿刺部位出现青紫色一般对下肢的血液供应无影响,对患者不会造成危害,不需特殊治疗,可被自然吸收,局部的热敷或理疗可以加快淤血的吸收。

43.冠心病介入治疗后为何在穿刺部位出现硬结,有什么危害吗,需要治疗吗?

穿刺部位出现的硬结是由穿刺部位出血造成的。血液由血管内渗出至周围软组织,出血量较大时即在局部聚集形成血肿,经过1～2周时间血肿机化,形成小硬结,其可持续相当长的时间。硬结与以下因素有关:①反复穿刺或穿透动脉后壁,使局部出血。②术后拔管时间过早。③拔管后压迫止血的手法不当或力度不够。④压迫止血后未用沙袋局部加压或压迫时间过短。⑤手术肢体过早活动。

若形成的硬结较小,未压迫肢体神经和未对血管造成血流障碍,一般对患者无危害;如果硬结过大,就会压迫周围的组织,严重时造成肢体的感觉和运动功能障碍;压迫动脉会导致肢体血液供应减少,组织缺血缺氧,严重者可造成肢体坏死;压迫静脉时引起血液回流障碍,血液淤滞于静脉,易形成静脉血栓,如血栓脱落随血液到达其他部位,则会造成重要脏器的栓塞。因此,应尽量避免穿刺部位出血过多。

处理与否取决于硬结的大小、是否对周围组织造成不良影响等。如果硬结较小,未压迫神经或血管造成肢体血流障碍,经数周至数月后硬结可自行吸收,不需治疗,局部热敷、理疗可以促进硬结的吸收。如硬结太大,引发患肢症状,如麻木、发凉、肿胀、活动障碍甚至有缺血坏死的表现时,应行外科手术切除硬结,缓解症状,再配合理疗促进肢体功能的恢复。

44.冠心病介入治疗出院后应注意什么?

冠状动脉介入治疗后部分患者会出现再狭窄,所以介入治疗并不是一劳永逸的,介入治疗出院后应:①坚持服用抗血小板药物及调脂药物。②继续进行抗心肌缺血治疗。③保持良好的生活习惯,如戒烟、忌大量饮酒,坚持体育锻炼,改变静止的生活方式,减轻体重。④定期门诊复查,化验血脂、血糖、血黏度等指标。⑤治疗并发症,合并高血压、糖尿病、高脂血症的患者再狭窄发生率高,所以控制血压、血糖、血脂于理想水平有利于预防再狭窄。

45.冠心病介入治疗前后和术中为何要进行抗凝治疗?

介入手术是一种创伤性治疗手段,球囊扩张使得斑块部位的内膜撕裂,斑块内容物(尤其是组织因子)暴露于血液,置放的支架是一种异物,血管穿刺和导管侵入都会激活凝血因子形成血栓,经皮冠脉介入术围手术期抗凝是必需的。抗凝能够避免(减少)经皮冠脉介入术围手术期血栓并发症,避免(减少)因血栓导致的死亡、心肌梗死和重复血运重建。

46.冠心病介入治疗后为何应用抗血小板制剂,需应用多长时间?

一般来说,冠心病患者经冠状动脉造影提示血管狭窄达 70% 以上时,才会采取心脏介入治疗。但支架只解决某个地方的狭窄,冠状动脉内有些部位狭窄是无法用支架解决的,而且支架介入术后的早期仍有一定的风险,容易形成血栓,所以需要坚持服用抗血小板等药物。

介入治疗术后如无禁忌证,应终生应用;每日给予阿司匹林 100 毫克及氯吡格雷 75 毫克,如果置入的是药物洗脱支架,目前认为应至少服用 1 年,如果有条件或者高危患者,应该服用更长时间,切不可自行停药,这点非常重要!

47.速效救心丸能代替硝酸甘油吗?

不能,两者的起效时间有区别,硝酸甘油 5～6 分钟内血药浓度达到峰值,而速效救心丸 16 分钟血药浓度才能达到峰值,速效救心丸属于中成药,硝酸甘油属于西药硝酸酯类药物。两种药物都有治疗冠心病不稳定型心绞痛的作用。但相对速效救心丸来讲,硝酸甘油起效快,作用强度相对大,但是速效救心丸持续时间相对较长。速效救心丸主要是行气活血、祛瘀止痛,对于气滞血瘀型的冠心病不稳定型心绞痛的临床治疗效果较好,但救心能力没那么强,心绞痛时首选硝酸甘油。

48.支架术后化验指标正常就可以停药了吗?

首先冠心病不同于感冒、发热,它是由于冠状动脉粥样硬化所致的,而动脉粥样硬化是长期慢性的过程,由于脂质沉积在动脉壁中形成斑块,导致血管管腔变窄。它可能发生在全身任何血管,即使做了支架,也只是把狭窄非常明显的部位给撑起来,并没有改变动脉粥样硬化的事实,指标正常,无不适症状不代表引起心血管疾病的危险因素就没有了。长期服用抗血小板药物、调脂药物,如阿司匹林、氯吡格雷、瑞舒伐他汀等,能预防心血管事件的发生,并且这些药物对心血管患者的益处也不是相关指标能体现的。因此,对于心血管患者而言,指标正常无不适症状吃药不仅仅只是针对疾病本身,更重要的是它对心血管疾病的远期益处,所有指标正常并不是冠心病患者停药的条件。

49.什么是高脂血症?

高脂血症是一种较常见的疾病,是指血浆中胆固醇和(或)甘油三酯水平升高。除少数是由于全身性疾病所致外(继发性高脂血症),绝大多是因遗传基因缺陷或与环境因素相互作用引起的原发性高脂血症。

血浆中主要的脂质有乳糜微粒、极低密度脂蛋白、中间密度脂蛋白、低密度脂蛋白和高密度脂蛋白。高脂血症实际上是血浆中的某一类或某几类脂蛋白水平升高的表现,严格说应称之为高脂蛋白血症。

临床上将高脂血症分为高胆固醇血症、高甘油三酯血症和混合性高脂血症。

近年来,已逐渐认识到血浆中高密度脂蛋白降低也是一种血脂代谢紊乱,是心血管疾病的独立危险因素。另外脂蛋白 a 增高也是冠心病的独立易患因素。

50.高脂血症对介入治疗有哪些危害?

高脂血症是导致冠状动脉介入治疗术后再狭窄的因素之一,我们先简单了解一下动脉粥样硬化发展的机制:动脉粥样硬化的损伤-反应假说认为动脉粥样硬化发生的关键是血管内皮损伤。引起内皮损伤的因素有许多,高脂血症特别是血浆中胆固醇和低密度脂蛋白增高的患者易出现内皮受损。因为低密度脂蛋白在体内被修饰后成为氧化的低密度脂蛋白,后者可损伤血管内皮,导致内皮功能紊乱。血液中的血小板聚集于胶原组织形成血小板血栓,血小板释放的物质进一步损伤血管内皮,形成恶性循环。另外,大量脂质进入内皮下层,被巨噬细胞吞噬,形成泡沫细胞及脂质纹,发展为粥样硬化斑块。介入治疗术后导致再狭窄的主要机制是血管内膜和中层破裂、内膜过度增生,血浆中脂质浓度增高,加剧损伤血管内皮,促进了再狭窄的发生,使介入治疗术后并发症增加,死亡率增加。

51.降脂药物有哪些?

目前应用于临床的降脂药物有很多,主要有以下几类:

(1)他汀类降脂药:该类药主要用于降低血浆胆固醇水平,兼有降甘油三酯的作用。临床常用制剂有:瑞舒伐他汀、阿托伐他汀、普伐他汀、辛伐他汀等。

(2)胆汁酸螯合剂:该类制剂降脂的机制是与胆汁酸形成稳定的络合物,随粪便排出体外,阻滞胆汁酸循环利用,从而促进胆固醇分解。常用的药物包括消胆胺、降脂宁等。

(3)烟酸类:其主要作用是抑制脂肪酶活性,使脂肪分解减慢,从而使血浆游离脂肪酸减少,肝脏合成的甘油三酯减少。

（4）纤维芳酸类（贝特类）：作用机制为增加脂蛋白脂酶活性,使极低密度脂蛋白和甘油三酯在体内分解为脂肪酸和甘油,促进极低密度脂蛋白的清除,从而使血中甘油三酯浓度下降,同时还可抑制肝脏的羟甲基戊二酰辅酶 A 还原酶,减少胆固醇的合成。临床常用的药物有吉非罗齐、非诺贝特等。

52.降脂药有哪些不良反应？

他汀类药物具有良好的耐受性,其不良反应主要是对肝脏和肌肉的毒性。对于所有他汀类药物来说,转氨酶增高超过正常上限 3 倍的发生率大约是 1％,而且呈剂量正相关。如果发生了这种情况就应该停药,通常转氨酶将在 2～3 个月内恢复至原水平。他汀类最严重的不良反应是肌病,表现为肌痛或肌无力,肌酸激酶升高至正常上限的 10 倍以上。如果肌病未被及时发现而继续用药,则可能导致横纹肌溶解症和急性肾衰竭；如肌病被及时发现并及时停药,病情是可以逆转的。

贝特类降脂药物也会发生肌病的不良反应,此外还有消化不良、胆石症及无法解释的非冠心病死亡率增加等。

胆汁酸螯合剂的不良反应有胃肠不适、便秘、影响某些药物的吸收等。

烟酸类药物的不良反应有高血糖、高尿酸（或痛风）、上消化道不适及肝毒性等。

53.冠心病介入治疗后为何需要降血脂？

血浆中高总胆固醇和高低密度脂蛋白胆固醇均是形成新的动脉粥样硬化斑块的危险因素,可导致未进行介入治疗的冠状动脉血管狭窄或完全闭塞,所以术后使血脂保持正常水平,可预防新的冠状动脉病变的产生。

另外,介入治疗术中球囊扩张可使血管内膜破裂,高脂血症的患者因血浆中含大量的脂质,它们本身即对血管内膜有损伤作用,并沉积于受损的内膜下,被聚集于此的巨噬细胞大量吞噬,成为新生斑块的脂质核,进而促进再狭窄的发生。所以说,介入治疗术后降血脂可预防再狭窄的发生。

54.什么是胆固醇,在各组织器官中的含量是多少？

胆固醇广泛存在于动物体内,尤以脑及神经组织中最为丰富,在肾、脾、皮肤、肝和胆汁中含量也较高。它是动物组织细胞中所不可缺少的重要物质,不仅参与形成细胞膜,而且是合成胆汁酸、维生素 D 及甾体激素的原料。此外,机体中的胆固醇对机体的正常生命活动还有着重要的意义。

人体中胆固醇的总量大约占体重的 0.2%,每 100 克骨质约含 10 毫克,每 100 克骨骼肌约含 100 毫克,每 100 克内脏多为 150~250 毫克,肝脏和皮肤含量稍高,每 100 克约含 300 毫克。脑和神经组织中含量最高,每 100 克组织约含 2 克,其总量约占全身总量的 1/4。

胆固醇分子结构式

55.胆固醇对人体有哪些好处和坏处?

胆固醇是动物组织细胞所不可缺少的重要物质,不仅参与形成细胞膜,而且是合成胆汁酸、维生素 D 及甾体激素的原料。胆固醇在机体内可变为胆汁酸的盐类,促进脂肪消化。

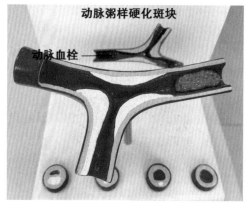

但是胆固醇水平升高,会沉积在动脉内壁上,影响动脉壁的代谢,致使动脉血管狭窄及动脉硬化,增加了血管阻力,从而导致高血压的产生。最近的研究还发现:如果中年人体内的总胆固醇水平长期处于一个较高的水平,会大大地增加其老年患阿尔茨海默病的概率。

此外,胆固醇还有促进瘤细胞生长的作用。在对患有前列腺癌的患者病情发展过程的调查中发现,胆固醇起到促进剂的作用。

56.什么是甘油三酯?

甘油三酯也是血脂的一种,由食物脂肪在肝脏合成,是人体主要的能量储存库。尽管甘油三酯有诸多生理功能,但过多的甘油三酯会导致脂肪细胞功能改变和血液黏稠度增加,并增加患冠心病的危险性,而且,血液中甘油三酯过高还容易引起急性胰腺炎。

甘油三酯是血脂检查中比较重要的一项指标。甘油三酯处于临界高水平和高水平的患者,常常伴有导致冠心病危险性增加的脂质紊乱。

57.哪些食物含胆固醇高?

胆固醇虽然存在于动物性食物之中,但是不同的动物以及动物的不同部位,胆固醇的含量很不一致。一般而言,畜肉的胆固醇含量高于禽肉,肥肉高于瘦肉,贝壳类和软体类高于一般鱼类,而蛋黄、鱼子、动物内脏的胆固醇含量则最高。胆固醇含量多的食物有:蛋黄、动物脑、动物肝肾、墨斗鱼(乌贼)、蟹黄、蟹膏等。

58.什么是饱和脂肪酸?

饱和脂肪酸指的是化学结构中碳链完全被氢原子所饱和的一类脂肪酸。脂肪酸分子结构中不含双键,即与碳原子相对应的氢原子呈饱和状态者是饱和脂肪酸。它是脂肪、磷脂、糖脂和蜡的组成成分之一。

饱和脂肪酸的主要来源是家畜肉和乳类的脂肪,还有热带植物油(如棕榈油、椰子油等)。其主要作用是为人体提供能量,可以增加人体内的胆固醇和中性脂肪;但如果饱和脂肪摄入不足,会使人的血管变脆,易引发脑出血、贫血,易患肺结核和神经障碍等疾病。

59.什么是不饱和脂肪酸?

不饱和脂肪酸是指分子结构中至少含有一个碳碳双键的脂肪酸。由于含有不稳定的碳碳双键,易与绝大多数物质发生化学反应,所以称为"不饱和"脂肪酸。

不饱和脂肪酸在自然界中是很难独立存在的。在生物体内,不饱和脂肪酸是由饱和脂肪酸经过脱氢反应合成的,其种类、数量及比例因生物的种类不同而不同。根据含有的碳碳双键的个数多少,不饱和脂肪酸可以分为单烯酸(一个双键)、二烯酸(两个双键)和多烯酸(三个以上的双键)。

单不饱和脂肪酸主要是油酸,它具有降低坏的胆固醇,提高好的胆固醇比例的功效,所以,单不饱和脂肪酸具有预防动脉硬化的作用。

60.饱和脂肪酸对人体有哪些害处?

饱和脂肪酸分为丁酸、己酸、辛酸、癸酸、月桂酸、肉豆蔻酸、棕榈酸、硬脂酸、花生酸、山嵛酸等。

研究显示,己酸、辛酸、癸酸在体内起着中性作用,它们会增加胆固醇的浓度,但同时也能调节低密度脂蛋白的代谢;月桂酸和肉豆蔻酸会增加胆固醇的浓度;棕榈酸和硬脂酸也是中性脂肪酸,研究认为增加日常饮食中硬脂酸的含量并不会增加血浆中胆固醇的浓度,肉豆蔻酸可能是导致胆固醇升高的最主要的因素。

饱和脂肪酸造成血管功能性损伤,继而出现纤维斑块,发展至斑块出血、斑块破裂、局部血栓形成,造成血管管腔狭窄甚至闭塞,也可扩张形成动脉瘤,引起整个循环系统或个别器官的功能紊乱。

61.不饱和脂肪酸对人体有哪些益处?

不饱和脂肪酸对人体的益处很多,主要有以下几个方面:

(1)对心脏保护:摄入不饱和脂肪酸含量高的食品能降低低密度脂蛋白水平和冠心病发生概率;特别是食用高单不饱和脂肪酸代替饱和脂肪酸和蔗糖的膳食时,这种效果更加明显。

(2)降血糖:不饱和脂肪酸型肠内营养制剂能降低 2 型糖尿病患者血糖水平,尤其是对餐后血糖水平降低更加明显。

(3)调节血脂,降低胆固醇:这种作用有望用于降低动脉粥样硬化发生率,因为氧化低密度脂蛋白在动脉粥样硬化发生过程中作用重大。

(4)防止记忆下降:不饱和脂肪酸膳食能防止人们随着年龄增长所引起的记忆和认知功能下降。这是因为不饱和脂肪酸是神经元细胞膜组成成分,它能维持神经元细胞膜完整性。

62.什么是冠脉搭桥术?

冠脉搭桥术又称为冠状动脉旁路移植手术,是在 1967~1968 年美国三个主要医疗中心发展起来的。冠脉搭桥术至今已历经 50 多年的历史,无论是操作技术,还是围手术期处理都已非常成熟,手术结果优良。在发达国家,该项手术占心血管外科的首位。

63.哪些冠心病患者适合冠脉搭桥术?

进行冠状动脉搭桥术的目的是通过重建冠状动脉的血液循环,恢复缺血心肌的供血,缓解心绞痛症状,预防心肌梗死的发作,改善心功能和生活质量,延长冠心病患者的寿命。凡是有严重的心绞痛或是心肌梗死发作,内科治疗不能控制病情,经冠状动脉造影发现主要冠状动脉及其分支阻塞,而远端冠状动脉尚好,或是有多支冠脉病变,不适宜行内科介入治疗,远端冠脉有条件进行搭桥者,均可进行手术。

64.冠心病伴有糖尿病时,选择介入治疗还是搭桥治疗?

冠脉造影结果证实,冠心病合并 2 型糖尿病患者多支血管病变、弥漫性血管病变的比例高于非 2 型糖尿病的冠心病患者。冠脉造影正常的 2 型糖尿病患者冠脉管径较非 2 型糖尿病患者要小,冠脉微循环功能也存在障碍。2 型糖尿病病程越长,越易于发生多支血管病变。这常使冠状动脉球囊扩张术、支架置入术及其他冠心病介入治疗成功率降低,再狭窄率增高。

所以冠心病患者伴有糖尿病时更多选择冠脉搭桥手术。具体到每一个患者还是要先进行冠脉造影,根据冠状动脉病变的特点来做出决定。确实是单支血管病变、局限性病变、较大血管病变者可行介入治疗,已行冠脉搭桥术的患者再狭窄时也可行介入治疗;如为小血管病变、弥漫性狭窄病变或多支病变,病变远端血管好则适宜行冠脉搭桥手术,合并有瓣膜病的患者也适宜行搭桥术。

65.冠心病患者伴有慢性阻塞性肺疾病时,选择介入治疗还是搭桥治疗?

慢性阻塞性肺疾病是指由于慢性支气管炎或肺气肿引起气道阻塞的一种疾病,通常气道阻塞是进行性加重的,可同时伴有气道的高反应状态。

冠心病伴有慢性阻塞性肺疾病的患者,既有冠状动脉狭窄造成的冠状动脉血流储备降低,又有肺功能降低,对缺氧的耐受性差,所以术前必须测定肺功能。肺功能严重减低者,因介入手术时对心肌缺血的耐受性较低,容易发生严重的心律失常或循环衰竭,所以更宜行冠脉搭桥治疗。另外,还要结合冠状动脉病变的特点全面考虑,以尽量减少并发症的发生。

66.什么是冠脉无置入技术?

冠脉无置入技术,第一是冠状动脉可降解支架系统,可降解支架就是由可降解聚合物构成的,没有金属网梁。通过药物洗脱,它不仅具有支撑血管的作用,全部被吸收后还可恢复冠状动脉血管解剖及生理功能。药物洗脱可降解支架具有弹性好、顺应性佳、预防急慢性血管回缩、封闭血管夹层、抑制支架内再狭窄等特点。但是还是有弊端的:使用的聚合物有较多的不良反应,冠状动脉置入支架后会出现炎症反应和内膜增生,而且服用抗凝药物时间会延长。第二是药物球囊。药物球囊只是药物的载体,是运送药物至病变部位的运输工具,到达狭窄病变血管部位后,球囊扩张充盈,使药物与血管内膜紧密贴合,待药物在局部释放完毕,球囊再撤出体外,起到了治疗冠脉狭窄的作用。

67.什么是杂交手术?

一般像冠心病的治疗主要包括内科药物治疗、介入治疗、外科手术治疗。另外如果冠状动脉病变非常严重,目前也兴起了一些新的治疗手段,比如说冠状动脉支架置入结合冠状动脉搭桥术,采用两种方案同时进行的杂交手术。冠脉杂交手术能充分发挥动脉桥使用寿命长、切口小、介入治疗微创的优点,使患者的治疗效果最优化,并能将风险和痛苦控制到最低。

68.冠状动脉介入治疗后定期复查的项目包括哪些?

冠状动脉介入治疗后患者需要定期复查血压、血常规、二便常规、肝肾功能、血脂、血糖、凝血系统、心电图、心脏彩超、冠状动脉 CT 血管成像。意义在于观察有无出血、贫血,出凝血是否正常,血糖血脂是否达标,有无药物引起的肝肾功能损害,心率、心律的变化,心功能有无改变,冠脉支架有无再狭窄,非靶冠脉血管有无狭窄缺血。

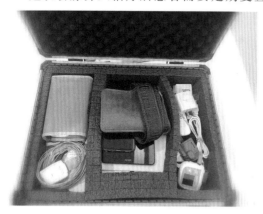

69.冠状动脉介入治疗后服用抗凝药发生出血怎么办?

服用抗凝药出血的情况有多种,具体情况具体分析。如果是牙龈出血、眼结膜出血、皮肤少量出血点、痰中少量血丝、尿中有红细胞、大便潜血阳性等,属于轻微出血,这种情况下一般无需停用抗凝药物,也无需特殊处理,定期复查即可。其他的轻微出血一般经对症处理也可好转。如果身体重要部位如消化道、泌尿道、心包、脊髓内、脑血管、眼内或其他脏器等出血量明显，都属于严重出血，必须立即停用抗凝药物，并给予特殊的药物缓解抗凝药物的作用，以减少出血，严重时需要手术止血。

70.新型降脂药 PCSK9 您了解多少?

他汀类药物是降低低密度脂蛋白最有效的药物，在预防和治疗冠心病方面起着非常重要的作用。但相当一部分患者接受他汀类药物治疗后胆固醇不能达标或者不能耐受他汀类药物的不良反应，心血管残余风险仍然很高。PCSK9抑制剂的出现，为血脂异常的治疗开辟了新途径。

PCSK9 抑制剂是一种新型的降脂药，为降血脂治疗提供了新选择。在中等强度或高强度的他汀类药物治疗方案基础上联用 PCSK9 抑制剂，能进一步降低胆固醇水平。同时，PCSK9抑制剂的安全性和耐受性较好，目前的研究显示不会引起肌肉

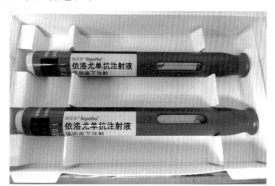

毒性和肝酶升高，因此可作为他汀类药物不耐受的替代药物。但是，由于PCSK9 抑制剂的上市时间不长，关于其疗效和安全性方面的研究还不充分，仍需进一步深入研究。

71.冠心病与心脏 X 综合征的区别是什么?

冠心病与心脏 X 综合征的区别就在于病因不同，表现症状也不一样。心脏X 综合征的病理基础是微冠状动脉病变，冠状动脉储备能力减少。心脏 X 综合征的发病机制尚未完全明确。绝大多数学者认为这可能会与小冠状动脉疾病和冠状动脉储备能力减少有关。还有一些学者认为与胰岛素抵抗有关，因此他们将其命名为微血管心绞痛。由于不存在冠状动脉粥样硬化和冠心病，所以一般来说疾病的预后较好，没有心肌梗死、心源性猝死等严重的不良后果。也有少数学者认为，这些患者如果不及时治疗，将来可能发展成冠心病。

72.冠状动脉支架置入后可以做磁共振吗？

现在的支架置入术后的患者，是可以做磁共振检查的。磁共振是通过磁场在人体的不同组织当中的衰减，进行的一种影像学的检查，在临床上应用十分广泛。由于存在强大的磁场，可能会对置入体内的一些金属物产生影响。但是我们目前使用的心脏支架，都是由不锈钢镍钛合金，或者是钴铬合金以及铂金等金属制成的，大多数是弱磁性的金属，或者是没有磁性的金属，或者是国内现在已经上市的生物可降解支架。磁共振的磁场对这些金属产生的作用力非常非常微弱，一般不会产生明显的影响。并且心脏支架置入以后6～8周，心脏支架与血管壁就会紧密地结合，而且上面有内皮细胞爬行。所以心脏支架与血管之间融为一体，很难移位。此外，做磁共振的时候，磁场对金属的升温作用一般是升高1～2摄氏度，再者还有冠状动脉内血流的降温作用影响，所以这种升温作用对于组织、血管的影响微乎其微，可以忽略不计。所以一般来讲，冠心病的患者置入支架6周以后，就可以放心地做磁共振的检查。不过有研究表明，刚刚置入冠状动脉支架的患者，如果出现了紧急情况，需要做磁共振检查也是可以的。

73.什么是微创搭桥术？

简单地说，微创搭桥术就是在心脏不停跳，也不用体外循环的情况下，在主动脉和狭窄的冠状动脉远端之间，用自己身体的血管搭个新通道。

它适用于各种冠心病患者，尤其是高龄、心功能不全、肝肾功能有问题、有慢性肺病、升主动脉钙化、出血风险高、有过脑卒中、需要再次手术的体外循环高危患者。针对不同情况可以选择不同的方式，像多支血管有问题需要在胸部中间切开才能完成血管连接，就可以用微创非体外循环心脏不停跳冠状动脉搭桥术；如果是单支血管有问题或者再次手术只需搭一两根"桥"的患者，可以用微创小切口冠状动脉搭桥术。随着技术和设备越来越好，又有了机器人辅助冠状动脉搭桥术，在胸部打四个小孔，用机械臂来代替医生的手操作，手术创伤非常小，就像"钥匙孔"一样。还有内窥镜取大隐静脉、血管吻合装置这些辅助技术也能用在微创搭桥术里。微创技术不断进步，会让更多心脏病患者得到好处呢！这种手术创伤小、恢复快、住院时间短，不需要体外循环，但对技术要求较高。

74.冠状动脉搭桥术后患者注意事项有哪些?

冠状动脉搭桥术后的患者,需要严格戒烟,有些患者围手术期有比较明显的心律失常,其中约15%的患者直到出院的时候,仍然存在心律失常。这些患者在出院后早期,如4~8周需要继续进行药物治疗,如果药物治疗效果不佳,持续存在心律失常,则需要密切观察。对于血压在术前已经控制得比较好的高血压患者,在康复的早期可能不需要给予降血压的药物,必要的时候才给予降血压的药物。在患者出院之前,应该进行X线胸片、心电图、血常规和常规的生化检查,以了解治疗的效果,并确定出院后的治疗方案。患者在手术后6~8周内,可能会有食欲缺乏、失眠、情绪抑郁、记忆力下降等其他的表现,这些症状基本上可以自愈,是暂时性的,我们应该给予积极的引导,并且进行适当的治疗。

75.心脏支架置入后会不会移位?

心脏支架置入术后是不会发生移位与脱落的,也不会伴随跑、跳等动作而发生支架脱落。置入支架后会通过球囊后扩张,让支架紧贴在血管壁上,进而会嵌到血管内膜层,且较稳固。而且一般是7天以后内膜就会逐渐地把支架包埋进血管。一个月以后就基本内膜化,不会发生移位了。置入心脏支架之后,关键是要通过药物预防支架内再狭窄,预防其他血管的病变进展,平时要坚持服用抗血小板、降血脂、稳定斑块的药物,要控制好血压、血脂和血糖。饮食也要注意清淡,不要吸烟,不要喝酒。应定期到门诊随诊与复查,防止冠状动脉再狭窄与血栓。

76.冠状动脉支架置入术后如何进行健康教育?

(1)用药指导:冠状动脉支架置入术后患者需继续应用抗凝药物、降血脂药物治疗,如患者术后仍有症状,硝酸酯类、钙拮抗剂、β-受体阻滞剂也是需要使用的,不能随便停药、漏服。

(2)避免危险因素:改变生活方式,如戒烟,低盐低脂饮食,减少钠盐的摄入,氯化钠摄入量不应超过6克/天。糖尿病患者坚持糖尿病饮食,严格控制血糖;高血压患者积极控制血压,坚持适当锻炼,控制体重,保持情绪稳定,保证充足睡眠。

(3)日常生活指导:适当进行有氧运动,如散步、慢跑、打太极拳,同时避免负重、久蹲等。

（4）随诊指导：冠状动脉置入术后 3 个月应来院复诊，定期检查心电图、心脏超声、运动试验，以确定疗效。

77.带着"支架"生活需要注意什么？

（1）冠心病患者应尽量使自己的体重保持在理想体重±10％之间，肥胖者应该减肥。

（2）生活要有规律，可以做些轻微适度的运动，不论是工作还是家务都要量力而行，不要过度劳累。

（3）保证睡眠充足。睡觉时，枕头稍微高一点，可略微减少下身的回心血量，减轻心脏负担。

（4）注意保暖，防止感冒，避免情绪激动等各种诱因。

（5）严格遵照医嘱服药，定期去医院检查随访。

78.口服抗血小板药物有哪些？

（1）阿司匹林，其主要用于血栓性疾病的预防以及肝素应用后的维持治疗。常用的剂量范围为每天 75～300 毫克，一般需要根据不同的情况选择具体的剂量。

（2）吲哚布芬片，可逆性抑制血小板环氧化酶，使血栓素 A2（血小板聚集的强效激活剂）生成减少。对胃肠道刺激小于阿司匹林。

（3）氯吡格雷，是特异性的血小板聚集抑制剂，总体的耐受性比较好，主要不良反应是胃肠道反应。

（4）替格瑞洛，作用于 P2Y12 腺苷二磷酸受体，可逆性抑制腺苷二磷酸介导的血小板活化和聚集，在停药后血液中的血小板功能也随之快速恢复。

（5）其他：血小板糖蛋白受体拮抗剂、阿昔单抗、磷酸二酯酶抑制剂、双嘧达莫（潘生丁）、西洛他唑。具体药物选择请遵医嘱。

79.心脏支架置入术后能拔牙吗？

心脏放支架后能否拔牙的问题需要具体分析。如果放支架后血压稳定在正常范围、心脏功能正常、没有心绞痛等发作，超过半年以上，是可以拔牙的。但拔牙前需要停服抗凝药物三天以上。心脏支架对拔牙没有直接影响，但一般来说，放心脏支架的患者都有轻重不等的冠心病，或合并有其他疾病，因此，放支架的患者拔牙前建议先让心内科医生评估心脏功能，如果心功能和血压稳定再考虑拔牙。

80.心脏支架置入后能接种疫苗吗?

做完心脏支架后可以接种疫苗。无论是做心脏支架还是其他部位的动脉支架,都不是接种疫苗的禁忌证。接种疫苗的禁忌证主要是包括对各种疫苗过敏、存在正在发热的疾病,如感冒发热、尿道炎、伤口感染等不能接种。急性的疾病如荨麻疹发作等也最好不要接种。放支架后若没有这些疾病,可以接种疫苗。

81.心脏支架置入后能喝酒吗?

心脏支架术后并不是完全不能饮酒,但是不建议饮酒,尤其是大量饮酒。饮酒对心脏有很多不利的影响,饮酒和冠心病有一定相关性,会加重动脉粥样硬化的进展。长期的大量饮酒还可能会对心肌本身造成损伤,导致酒精性心肌病的发生。饮酒会刺激心脏的自主神经,尤其是交感神经,导致心率加快甚至出现心律失常。酒精本身也伤肝,肝功能受损后,很多治疗心脏的药物服用就会受限或者不能再服用。所以建议冠心病患者要限制饮酒,能不饮酒,最好不要饮酒。

82.胸痛时如何服用硝酸甘油?

冠心病患者胸痛发作时,要停止活动,而且硝酸甘油一定要舌下含服,不能吃进去,否则会被肝脏化解掉。舌下含服硝酸甘油最多含服 3 片,间隔至少 5分钟。当症状缓解后,尽早去医院就诊。舌下含服硝酸甘油后心绞痛症状在1～3 分钟内完全缓解才叫有效,如果半小时内才缓解,或者丝丝拉拉的不舒服,那说明只是胸部不舒服,不是由冠心病引起的,或者根本没有冠心病。如果舌下含化硝酸甘油胸痛不缓解,也要尽快拨打"120"去医院就诊。

83.冠状动脉 CT 血管成像与冠脉造影的区别是什么?

冠状动脉 CT 血管成像和冠脉造影,是针对心脏冠状动脉的一种影像学检查。两者的共同点都是为了诊断冠心病,明确冠状动脉狭窄程度,都需要通过注射造影剂来完成检查。

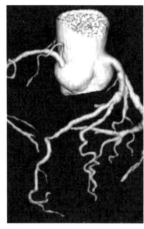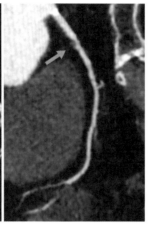

两者主要区别是冠状动脉CT血管成像为一种无创性检查，患者可以在门诊完成，静脉注射造影剂后通过电脑组合成像来判断冠状动脉内狭窄程度。而冠脉造影需要住院完成，是一项有创性操作。通过桡动脉或股动脉途径，将造影导管放置在冠状动脉开口，注射造影剂，在X线显影下来判断狭窄程度。冠脉造影是目前诊断冠心病的"金标准"。

84.搭桥术后可以再行介入治疗吗？

搭桥术后患者又出现心绞痛、早期和晚期的桥血管狭窄都可以做经皮介入治疗，对原先未搭桥的冠状动脉也可以行介入治疗。冠脉搭桥术后需要再次血管重建的患者通常年龄较高，有更多的并发症和更严峻、更弥漫的冠脉病变，对于这些患者，经皮冠脉介入治疗可能更适合。术前应该尽可能评估对手术结果产生不良影响的各种因素。手术本身的复杂性、不断升高的死亡率和并发症发生率，所有这些都是挑战。冠脉搭桥术术后再发心绞痛者，在明确靶血管病变后，尽可能行经皮冠脉介入治疗。

85.冠心病患者支架术后需要定期复查造影吗？

支架复查一般情况下可能不需要做造影，但是涉及再狭窄复查或者患者主诉有症状复发，建议做冠脉造影，因为冠脉造影是"金标准"。支架复查要分情况，一般复查主要查是否有药物影响，比如术后服用他汀类药物是不是会引起肝功能异常、肌纤维溶解，所以这时候需要监测肝功、肾功、血脂、心肌酶等指标，可能不需要做冠脉造影。有些情况可能要做造影，这时候可能要听从医生建议，因为介入手术不一定都放支架，部分患者可能需要三个月甚至半年复查一次造影，医生也可能建议患者做冠状动脉CT血管成像，但是需要在专业医师指导下进行。

86.支架术后如何调整心态？

首先,要正确认识焦虑的情绪。其次,要让自己明白什么叫冠心病,冠心病这个疾病是怎么来的,为什么要放心脏支架,放了心脏支架以后自己能够从中获得什么样的益处。要明确放置心脏支架是为了治疗冠心病,改善生活质量,有一个良好的生活的状态,但是如果心脏支架术后焦虑的症状持续不能缓解,影响生活质量,就要请精神心理科医生来会诊解决这个问题,大多数情况下可能需要药物治疗。

（崔连群　孙海慧　巩灿灿　王爱华）

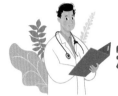

冠心病恢复期指南

对于冠心病患者来说,药物治疗、手术治疗是十分重要的,同时,生活中的自我治疗和保护也同等重要。本篇将向您介绍冠心病恢复期的生活指南……

1.心绞痛患者运动处方是什么?

心绞痛患者参加有氧代谢运动,科学合理的做法是从小运动量开始,遵循缓慢柔和的原则,逐步增加运动量,运动强度不宜过大。有心绞痛史患者锻炼时的最高心率宜在 110 次以下。过快过强地提高运动强度,都有可能导致运动时危险性增加。具体运动处方可参考如下:

第 1 步:休息时无心绞痛,轻微活动有心绞痛,即心绞痛为Ⅳ级,仅能卧床休息,鼓励患者在床边刷牙、洗脸、吃饭。稳定后进入第 2 步。

第 2 步:轻微活动无心绞痛,心绞痛发生在走平路(一般速度)时,即心绞痛Ⅲ级,在床上活动肢体每次 10～20 分钟,每日 2 次。

第 3 步:适当活动肢体无心绞痛,心绞痛发生在快步行走、登楼、餐后行走、有冷空气行走时,即心绞痛Ⅱ级,可下床在房间内行走 10～20 分钟,每日 2 次。

第 4 步:在上述第 3 步活动中无心绞痛发作,即心绞痛Ⅰ级,可鼓励其在走廊内行走 10～20 分钟,并逐渐增加距离,并可到室外花园中行走。

第 5 步:完成第 4 步后无心绞痛发作,可进行快步行走或登楼训练 10～20 分钟,每日 2 次。

心绞痛患者在参加体育运动时,必须注意以下问题:

(1)运动前要避免情绪激动、精神紧张,对于心绞痛发作 3 天之内,暂时避免较剧烈运动。

(2)运动时间应以下午为宜。

(3)运动前不宜饱餐。

(4)饮浓茶、咖啡后 2 小时内不宜运动,也不应在运动后 1 小时内进餐或饮浓茶。

(5)运动要循序渐进,持之以恒,平时不运动者,不要突然从事剧烈的运动。

(6)运动时应避免穿得太厚,影响散热,增加心率。心率增快会使心肌耗氧量增加。

(7)运动后避免马上洗热水澡。全身浸在热水中,必然造成广泛的血管扩张,使心脏供血相对减少。

(8)运动后避免吸烟。有些人常把吸烟作为运动后的一种休息,这是十分有害的。因为运动后心脏有一个运动后易损期,吸烟易使血中游离脂肪酸上升和释放儿茶酚胺,加上尼古丁的作用而易诱发意外。

(9)高温、高湿、严寒季节应减少运动量。

2.心肌梗死患者运动处方是什么?

急性心肌梗死各个阶段的康复内容不同,需按临床情况和个人具体情况制订运动处方,要做到个体化,按照循序渐进的原则制订。根据美国心肺康复学会 1990 年的建议,可分为四期。

(1)住院期(Ⅰ期)运动处方:此期持续 1～3 周,分冠心病监护病房阶段和普通病房阶段。在冠心病监护病房病情稳定的,无并发症患者可进行轻活动量的活动,如床上洗脸、进餐、活动四肢等。转入病房后,增加运动强度到中等,如上下楼梯、做操、踏车运动等。无并发症的患者出院前应能日常生活自理和平地行走,无气短和心前区不适。出院前进行心电图监测或做低水平运动负荷试验或心率小于 120 次/分,进一步评价心功能和制订出院康复活动方案。

(2)院外恢复初期(Ⅱ期)运动处方:此期运动处方应根据每个心肌梗死患者的情况而定,一般历时 6～12 周。运动方式以步行和踏车为主。出院前运动试验心功能尚可者,每周运动锻炼 3～5 次,每次 10～25 分钟;心功能欠佳者,每周运动 5～6 次,每次 5～10 分钟,渐增至每次 40 分钟。

Ⅱ期康复至 6～8 周时进行亚极量多级运动试验,重新调整运动处方,根据危险度区分,中、高危者在监护下进行低强度运动。

(3)院外恢复后期(Ⅲ期)运动处方:对于中危或高危的患者,需要在间歇的心电监护下运动,以防止在运动中发生意外,一般持续 4～12 个月。

此期以散步、慢跑等动态运动为主,每周 3～5 次,热身期 5～20 分钟,持续 20～40 分钟。对于病情较重者可采取运动和休息交替的疗法进行运动锻炼。

(4)维持期(Ⅳ期)运动处方:此期自发病后数月持续至终身。主要是要患者坚持冠心病的二级预防,进行适当的体育锻炼,进一步康复并保持其体力和心功能,提高生活质量,也延长寿命。运动类型以等张运动为主,以改善肌力和耐力。

3.冠心病患者介入治疗后运动处方是什么?

介入治疗后第一天身体制动的患者仍应该进行适当的活动,以利于病情恢复及减少并发症的发生。具体可参考如下方法进行:

(1)手术侧肢体制动时,非手术侧肢体可自由活动。

(2)手术侧下肢可稍微外展弯曲。大幅度弯曲或者紧绷不动都是不妥的。

(3)手术侧下肢在取出沙袋压迫后可以进行活动,以防止血栓形成。方法为:以踝关节为中心,向脚背侧和跖侧弯曲数次以及旋转踝关节数次;以膝关节为中心,做弯曲和伸展运动。上述活动要在家属或护士的帮助下完成,特别是老年患者。但是,对于下肢静脉曲张或静脉炎的患者,一定不要按压、挤捏下肢。总之,活动要适度、要缓慢,循序渐进。

4.冠心病介入术后解除制动的患者如何尽早进行活动?

第二天:可以在护士或家属的协助下,主动活动穿刺侧肢体,但要缓慢,每次 30 分钟。可在床边坐马桶,但要保持大便不费力,否则腹压增加,不利于穿刺处的愈合。

第三天:可在床上坐 1～3 小时,或在椅子上坐 1 小时,在床边擦洗;可下床站立,床边走动,但每次活动后要休息半小时。

第四天:可在护士或家属的协助下室内慢走 100 米,并逐渐增加步行距离至 350 米。

第五天:可在病区自由活动,可在搀扶下爬楼梯,生活完全自理后可准备出院。

5.传统观念的冠心病患者有哪些性生活误区?

和谐的性生活可促进睡眠,解除心中的压抑,缓解紧张的心情,调节人们的心态,但过度的性生活则是有害的。由于性生活是一种特殊的身心活动,男女双方都处于高度兴奋的状态,有时全身要做比较大的运动,这样会使心跳加快、血压升高,增加了心脏的负担。因此,冠心病患者的性生活还是要在医师的指导下谨慎从事。

6.性生活对心脑血管疾病有什么影响?

(1)兴奋期:从男女双方具有性生活心理准备开始,男女双方高度兴奋。心率加快、呼吸加速、血压升高,加大了心脏耗氧量和负担。冠心病患者可能出现心绞痛发作;原有高血压患者可能出现血压过高,产生头痛;心衰患者可能诱发急性心衰。

(2)平台期:不但精神高度兴奋,而且躯体上要做比较大的运动。心率加快、呼吸加速、血压迅速升高、肌肉高度紧张、氧消耗迅速增加,心脏的负担大大增加,往往有心绞痛、心肌梗死、心律失常、心衰甚至猝死发生。因此,对有严重高血压、冠心病不稳定型心绞痛、心肌梗死、心功能不全和脑血管病的患者来说应节制性欲。

(3)高潮期:不但精神高度兴奋,而且躯体运动达到高峰。心率加快、呼吸加速、血压迅速达到高峰、肌肉高度紧张、心脏做功和氧消耗量达到高峰。冠心病和高血压患者,心绞痛发作、心肌梗死、心律失常、心衰及猝死大多数发生在此期。应该强调冠心病患者要有规律的体育活动,同时性生活前应预防性地服用硝酸甘油。

(4)消退期:此时男女双方经过性高潮的体验后,血压、心率和心脏氧消耗量逐渐恢复到性交前水平。

7.冠心病对性功能和性欲有什么影响?

冠心病对性功能的影响因患者的病情轻重、用药情况、患者本人对自身疾病的认知和了解程度及所持的态度而异。较轻的冠心病本身对性功能不一定有影响,但由于患者身体一般状况较差,思想顾虑较重,因而对性的要求可能有所减少。心肌梗死后患者部分有阳痿、性功能减退现象。从事这一问题研究长达 20 多年的柯洛斯丁调查发现,患心肌梗死后有 1/3 患者恢复病前的性生活,但其中有一半人减少了次数,只有 10% 为完全阳痿。此外,某些降血压药、降血脂药和 β-受体阻滞剂等对性功能也有不良影响。有些降血压药如血管紧张素受体阻滞药类(缬沙坦),不但不降低性欲,还有轻度增加性欲的作用。目前许多厂家正在研制新的不影响性功能的药物,这将给广大冠心病患者带来新的福音和新的希望。

8.哪些冠心病患者可以进行性生活?

许多冠心病患者对性生活担惊受怕,担心进行性生活时会心绞痛复发,出现意外,甚至猝死。应该说这种可能性是存在的,但十分罕见。其实性生活只是一种中等程度的体力活动,而且经历时间较短,对性生活大可不必太恐惧。如果患者在进行性生活前和进行性生活过程中能认真注意一些问题,做好防护,是可以避免出现意外的。

(1)对于有心绞痛的患者来说,如果心绞痛不是经常发作,症状也不是很严重,持续时间甚短,同时患者年龄不超过 50 岁,身体素质较好,能从事中等程度体力活动,休息时心电图无异常,可以与健康人同样地进行性生活。

(2)进入康复期的心肌梗死患者体力和精神都在逐渐恢复中,此时是否可以过性生活呢?专家们认为,凡是能步行 1 公里或登上一层或二层楼梯不出现心跳加快的人,就可以安全地进行性生活。

下面介绍几种测试方法,不妨一试。

①能登三层楼梯,步态轻健,无不适感,无胸闷、心悸、气急和胸痛等不适现象;或进行适当的运动,使心跳次数达每分钟 110~120 次,不会出现不适症状,血压和心电图无改变者,可以进行性生活。

②在心功能测定的平板上,以每分钟 3 公里的速度蹬车,共 3 分钟,如无不适症状,血压无改变者,可恢复性生活。

③通过上述方法仍不放心时,可在性生活时用动态心电图监测。如果心电图无变化,则可放心了。

④在恢复性生活前,做超声心功能测定,当心脏射血分数在 55% 以上时,可以过性生活。

⑤冠状动脉 CT 检查,当狭窄血管狭窄度低于 40% 时可以进行性生活。

⑥冠状动脉造影检查,当狭窄血管狭窄度低于 40% 时可以进行性生活。

以上方法的其中之一即可判断是否可以进行性生活。

9.哪些心血管病患者不能进行性生活?

对于心绞痛病情不稳定的患者,3 个月内发生过心肌梗死和心衰的患者对性生活要特别慎重。有以下情况者不宜进行性生活:

(1)当天心绞痛刚刚发生过,或者近期心绞痛频繁发作。

(2)3 个月内发生过心肌梗死。

（3）伴有严重的心律失常。

（4）已经有明显心力衰竭。

（5）严禁饱餐后或酒后进行性生活。

（6）劳累或受寒之后。

（7）心情不快或刚刚生过气。

10.冠心病患者可以喝饮料吗？

茶叶、咖啡和可可号称世界三大饮料。茶叶中含有400余种化学成分，包括咖啡、茶碱、鞣酸、茶多酚、氨基酸、维生素等。茶叶对冠心病有益，但若饮用不当，会产生不良影响。应注意茶宜清淡，不要饮浓茶；宜喝热茶，切忌喝冷茶；临睡前不宜喝茶；口服药物时不宜用茶水送服；饭后不宜立即喝茶；不饮过夜茶；伴有溃疡病的冠心病患者不宜饮茶；应根据患者病情、体质选择茶叶。

冠心病患者忌畅饮可乐等饮料。咖啡、可可中含有咖啡因，对胃肠道有刺激作用，可引起恶心、呕吐，也可引起心动过速、心律失常、心绞痛等。咖啡中所含的咖啡因，可刺激血脂及血糖增高。1杯咖啡中含咖啡因100～150毫克。有研究发现，长期习惯于喝咖啡者，如1天喝2杯以上，其血胆固醇水平及冠心病发病率，比不喝咖啡或每天喝1杯以下者明显增高。另外，喝咖啡可使体重增加。即使喝咖啡量很小，也可引起血胆固醇成分比例失调。因而主张高胆固醇血症者最好停喝咖啡。

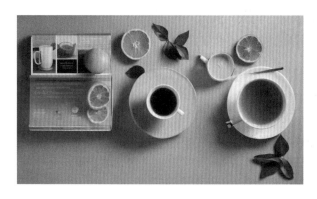

11.冠心病患者在饮食上需要注意哪些问题？

大规模的人群调查表明，不合理的膳食结构和继发性载脂蛋白异常是引起动脉粥样硬化的重要因素。多数学者认为，生活方式的改善，即减少胆固醇的摄入和控制吸烟等，能够降低冠心病的发生概率。

(1)控制总热量,维持正常的体重。糖在总热量中的比例应控制在55％～60％。宜多吃些粗粮,以增加纤维素、维生素等的含量。

(2)限制脂肪的摄入量。脂肪的摄入应限制在总热量的20％以下,以植物脂肪为主。适当吃些瘦肉、家禽、鱼类。海鱼的脂肪中含有多不饱和脂肪酸,它能够影响人体脂质代谢,降低血清胆固醇和甘油三酯含量,从而保护心血管,预防冠心病。此外,膳食中应控制胆固醇的摄入,胆固醇的摄入量每天应少于300毫克,一个鸡蛋中的胆固醇接近于300毫克,当患有冠心病时,应控制鸡蛋的摄入,应每日半个鸡蛋或每两日一个鸡蛋。另外要限制动物的内脏、脑等的摄入。

(3)适量的蛋白质。蛋白质是心脏必需的营养物质,能够增强抵抗力,但摄入过多的蛋白质对冠心病不利。每日食物中蛋白质的含量以每公斤体重不超过1克为宜,应选用牛奶、酸奶、鱼类和豆制品,对防治冠心病有利。

(4)碳水化合物。宜选用多糖类碳水化合物,占热量小于65％。应限制含单糖和双糖高的食品。膳食纤维以每日摄入20～25克为宜。

(5)饮食宜清淡、低盐。这对合并高血压者尤为重要,食盐的摄入量每天控制在5克以下。

(6)供给充足的维生素和矿物质。应注意多吃含镁、铬、锌、钙、硒元素的食品。蔬菜和水果含有丰富的维生素C、无机盐、纤维素和果胶。绿色或黄色蔬果中含有较多的胡萝卜素,具有抗氧化的作用。维生素C能够影响心肌代谢,增

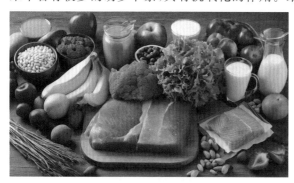

加血管韧性,使血管弹性增加,大剂量维生素C可使胆固醇氧化为胆酸而排出体外。猕猴桃、柑橘、柠檬含有丰富的维生素C,应多吃含维生素C较多的食品。

(7)禁烟、禁酒,避免辛辣刺激食物。

12.冠心病患者如何进行娱乐活动?

冠心病患者可进行一些娱乐活动,娱乐活动可以调节冠心病患者的情绪,转移患者注意力,使其忘却疾病、放松身心,有利于疾病的康复。但冠心病患者和家属应牢记:娱乐时心情过分激动或处理其他事情不当也可诱发心绞痛、心肌梗死或猝死。因此,在娱乐中应注意:

（1）应选择通风良好、空气新鲜、气候宜人的地方进行。

（2）避免情绪激动。

（3）娱乐活动时间应适当。一旦出现胸闷、胸痛、气促等症状,应立即停止活动。

（4）避免在饥饿时进行活动。

13.冠心病患者能去旅游吗?

冠心病患者在病情稳定情况下,如心绞痛停止发作 3 个月以上或心肌梗死病情已稳定 1～2 年,是可以外出旅游的。但外出旅游应注意以下问题:

（1）旅游时间应选择气候温暖适宜的春秋季节。

（2）选乘火车,因为火车受气压影响较小,心率、心功能受气压影响的波动小。

（3）一定要有家属随身陪护。

（4）注意防寒保暖,预防感冒,避免过度疲劳,保证充足睡眠。

（5）注意饮食问题,避免饮食不洁或过饥、过饱而诱发冠心病。

（6）旅游应以游览观光为主,不应参加爬山、游泳等活动量相对较大的项目。

（7）随身携带治疗冠心病的药物,尤其是急救药,如冠心病急救药盒等。

（8）旅游途中应按时服药。

14.冠心病患者在睡眠时应注意哪些问题?

得了冠心病,科学睡眠很重要。睡眠时要注意以下几个方面,才能有效预防心绞痛、心肌梗死的发生。

（1）睡前保健:晚餐应清淡,食量也不易过多,配些汤类,不要怕夜间多尿而不敢饮水,进水量不足可使夜间血液黏稠;睡前娱乐活动要有节制,看电视时间不宜长,也不要看内容过于刺激的节目,否则会影响睡眠;按时就寝,养成上床前用温水泡脚的习惯,然后按摩双足心,促进血液循环,有利于解除一天的疲乏;睡前心情不好或焦虑时,可服地西泮以帮助睡眠。

（2）睡眠体位:冠心病患者宜采用头高脚低右侧卧位。右侧卧位睡眠,全身肌肉松弛,呼吸通畅,心脏不受压迫,并能确保全身在睡眠状态下所需的氧气供给,有利于大脑得到充分休息,以减少心绞痛的发生。冠心病患者若病情严重,已出现心衰,则宜采用半卧位,以减轻呼吸困难,避免左侧卧或俯卧。

（3）晨醒时刻：清晨是冠心病患者心绞痛、心肌梗死的多发时刻，而最危险的时刻就是刚醒来的一刹那。因此，冠心病患者早晨醒来的第一件事不是仓促穿衣，而是仰卧 5～10 分钟，进行心前区和头部的按摩，深呼吸、打哈欠、伸懒腰、活动四肢，然后慢慢坐起再缓缓地下床，慢慢地穿衣。起床后及时喝一杯温开水，以稀释因睡眠失水而变稠的血液，加速血液循环，可最大限度地防止心脏病猝发。

（4）适度午睡：试验表明，每天午睡 30 分钟可使冠心病患者的心绞痛发病率减少 30％。

15.如何进行冠心病的康复评定？

冠心病的康复包括心肌梗死、心绞痛、慢性缺血性心脏病、冠脉搭桥和经皮冠脉成形术后的康复。康复评定包括病史、体格检查、冠心病危险因素的评估以及心理社会评定、心肺功能专项评定、行为类型评定等。

16.冠心病康复治疗有哪些目的？

冠心病康复治疗的目的是帮助患者通过努力尽快恢复正常或病前的生活方式，治疗主要是进行有氧训练，配合作业治疗、行为治疗和危险因素的纠正。冠心病患者出院后，不是不能活动，相反要规律服药并配合适当的康复锻炼。对于冠心病患者，在病情稳定期间没有心绞痛发作和心肌缺血的其他症状，可以适当运动，但是运动时一定要控制运动的量、运动的时间和运动的方式，并且在运动时可进行心率监测，以有氧运动为主。有氧运动包括慢走、打太极拳、游泳、跳舞、平地蹬自行车等。运动的量应该根据身体的情况、体力活动的习惯和心脏功能的状态而定，运动要循序渐进，以不引起胸闷、胸痛、心慌、气短为原则。

17.康复训练基本原则是什么？

（1）要根据年龄、性别、个性爱好、病情程度、病期、相应的临床表现、治疗目标、心理状态和需求，因人而异制订康复方案。

（2）要循序渐进，逐渐掌握运动技能和学习适应性过程。

（3）要持之以恒，训练效果的持续需要长期锻炼。

（4）要根据自己的兴趣选择康复运动的项目。这样可以提高患者参与并坚持康复治疗的积极性和主动性。

18.冠心病患者如何进行康复?

冠心病患者可以进行适当的有氧康复锻炼,如快步走、慢跑、蹬自行车等,通常在训练前需要进行 5～10 分钟的热身运动来帮助身体活动起来,训练时间一般需持续 20～40 分钟,使患者的机体达到良好的状态,训练过后,需要进行 5～10 分钟的恢复整理期,使心率、血压恢复到正常状态。但由于冠心病患者的病情程度不同,康复锻炼还需要由专业医师评估,制订个体化的训练方案,或者是根据病情以及自身的情况做出相应的调整。如果在锻炼的过程之中患者出现了任何心脏的不适,一定要立即停止,必要的时候到医院进行诊治。

19.冠心病患者血压控制在多少?

冠心病患者的血压要求最好控制在 130/80 毫米汞柱以下,如果无法达标,也可以选择控制在 140/90 毫米汞柱以下,对于老年患者可以适当放宽到 150/90 毫米汞柱以下,同时舒张压尽量不要低于 60 毫米汞柱。由于老年人本身的动脉粥样硬化,舒张压容易过低,可能导致冠状动脉的供血相对性不足,从而诱发冠心病、心绞痛。对于合并糖尿病患者或者肾功能不全的人群,也要将血压控制在 130/80 毫米汞柱以下,可以应用血管紧张素受体阻滞药类药物,比如厄贝沙坦、缬沙坦,或者是钙拮抗剂,比如氨氯地平、硝苯地平等。如果心率增快或者频繁发作心绞痛,可以加用美托洛尔。

20.血压长期不达标对冠心病有什么影响?

心脏就像一台发动机,24 小时不停做功,过高的血压将导致心脏做功的难度加大。它像一台泵,不间断地往外打血,外周血压过高,心脏势必需要花费更大的力气将人体需要的血打出去。如果本身就有冠心病,那么就会加重心脏负担,增加心肌缺血程度,久而久之,心脏长期高负荷工作,就会出现心衰、心脏增大等一系列恶性并发症。

21.冠心病患者天气突变时应注意什么?

冬春季节是冠心病的高发季节,冠心病患者受冷空气影响,可以引起冠状动脉痉挛,影响心肌供血。春季气候变化无常,穿衣要注意"春捂",不要急于脱掉冬衣,以免突然遇到风寒引起感冒、肺炎,加重心肺负担。冬去春来,鸟语花香,春风拂面,应多到户外活动,活动时应结伴同行,并带好急救药品。冬季患者应该注意保暖避寒,应该早睡晚起,减少外出活动时间,要避免在大寒、大风、大雪中锻炼身体,可以选择室内健身的方法。

夏季温度过高,心率加快,也会诱发心绞痛的发生。此时应"晚睡早起",晚上可约伴乘凉、聊天、品茶,以消炎夏。应多吃豆类食品,最忌饮食过饱。

秋季早晚温差较大,穿衣不要骤增骤减,尽量避免早晚外出活动。

另外,应避免疲劳、紧张、情绪激动,适时调整自己的心态,保持思想愉悦、乐观开朗的良好情绪,对冠心病患者而言至关重要。

总之,冠心病患者应根据不同的气候变化调整衣、食、住、行,以助于保养心脏,延年益寿。

22.饱餐、饥饿为什么都可以诱发冠心病的急性发作?

部分冠心病的急性发作是在饱餐后发生的,因此冠心病患者不宜暴饮暴食。在正常情况下,胃肠道的血管极其丰富,进食后,因消化与吸收的需要,心脏必须输出大量血液供给胃肠。这样一来增加了心脏的负担,又使心脏自身的血液循环处于相对缺血状态,同时还可引起胃-冠状反射,使冠状动脉收缩,血供减少,心肌进一步缺血,加重心功能不全;更有甚者,饱餐后交感神经兴奋性增高、心率增快、血压升高、心肌耗氧量增加,引起冠状动脉痉挛,最终导致心绞痛的发作或心肌梗死。总之饱餐可诱发冠心病的急性发作,甚至可导致严重的后果——猝死。所以冠心病患者宜少食多餐,不宜进食过饱,这对于预防冠心病的急性发作非常重要。

饥饿时会出现心慌、头晕、头痛、出汗、视力模糊、眼前发黑、精神抑郁或异常兴奋、脾气暴躁、全身抽搐等低血糖反应,也会诱发心绞痛的发生。

23.心血管病患者应如何控制饮酒?

饮酒后,酒精的刺激使患者心率增快,全身血管扩张,导致血流速度增快。因而,有人认为饮酒可防止血液黏稠、血小板聚集,有利于保持血管通畅,防止再狭窄。当然,这仅是一种纯逻辑的推理。多年的研究表明,饮酒对心脏的作用仍不清楚。饮酒可以升高高密度脂蛋白胆固醇(保护心脏的一种血脂成分),降低冠心病的发病率;但它可增加肝脏和心脏的负荷,增加心肌的耗氧量,可诱发心绞痛发作,严重时可引起急性心肌梗死。因而目前普遍认为,冠心病患者可饮少量低度酒,禁止饮用烈性酒。

24.冠心病患者做家务时应该注意什么?

适当的家务劳动等同于适当的体育锻炼,能改善冠状动脉的血液供应,增加心肌收缩力,有助于防止冠心病。但过重的体力劳动能够增加心肌耗氧量,所以冠心病患者做家务时应心平气和,做力所能及的事情;要注意用力不能太猛、太大;避免干过重的体力活;做家务时要避免快速旋转、低头、蹲下起来的动作,以免引起体位性低血压。

家务劳动的内容一般包括买菜、做饭、收拾房间、洗衣服等比较琐碎烦杂的事情。但是冠心病患者如果要做家务,一定要把它当作一种体育锻炼,不要看成是一种负担,只有认为从事家务劳动是一种乐趣,才有助于身心健康。

25.冠心病患者洗头、洗澡时应注意什么?

冠心病患者洗头、洗澡时,时间不宜过长,水温应适宜,不可过高或过低。冠心病患者洗头时应避免弯腰、低头,尽量取平卧位,以保持呼吸道通畅,由他人帮助洗头。冠心病患者洗澡时要当心晕倒,因为洗澡相当于一次较强的体力劳动,再加上浴室内热蒸汽较多,相对缺氧,心脏病患者很容易出现呼吸急促、心跳加快,另外洗澡时皮肤血管过分扩张,积存了过多的血液,容易发生脑缺血,引起晕厥。若洗澡时感到头晕、心慌,应立即停止洗浴,注意保暖,及时转移到通风处。洗澡时还应避免饥饿、饱餐,因为饥饿时洗澡加重了体能消耗,而饱餐一方面会造成心脏供血不足,另一方面饱食后胃膨胀,横膈上移,进一步加重了心脏的负担,诱发心绞痛发作。

26.冠心病患者夜间起床时应注意什么?

正常人体位变动时,尤其是从平卧位到直立位时,可发生血压变化,严重者则造成体位性(或称直立性)低血压,引起头晕、眼前发黑、晕厥、摔倒,以致发生意外。这在老年人、高血压患者、冠心病患者中尤为常见,也更为危险,临床上因夜间起床过快所诱发的脑卒中、心绞痛、心肌梗死、猝死屡见不鲜。国外有学者做过研究,发现每当夜间醒来时很快起床,心电图立即显示心率加快、心肌缺血、期前收缩,同时血压也一过性降低。为了防止意外,建议夜间醒来时,先静卧半分钟,再坐起半分钟,之后双脚垂在床沿再等半分钟,这样经过这三个半分钟,机体有了一个适应过程,再下床就不会出现上述意外了。

27.心绞痛患者如何进行自我保健?

心绞痛患者的自我保健应包括以下几方面:

(1)养成良好的生活起居习惯,保证充足的睡眠和休息,可以减轻心脏负担,避免发作。对发作频繁的心绞痛患者,应减少性生活,以免情绪激动,增加心肌耗氧量,加重病情。

(2)心绞痛发作较频繁的患者不宜进行体育活动,尤其不适合晨练,应按个体心功能情况,参加一些增加心肌耗氧量不明显的活动,如适当散步或练太极拳等。

(3)按冠心病患者的饮食原则,应定时、定量进餐,禁忌暴饮暴食,尤其是频繁发作阶段应避免参加聚餐或聚会等活动。注意控制体重,以免增加心脏负担,少食高胆固醇、高脂肪食物,少吃甜食。在保证充足蛋白质的同时,多进食粗纤维食物,饮食宜清淡,要注意保持大便通畅。

(4)保持稳定的情绪,不宜观看惊险、紧张的影视片以及竞技性体育比赛节目,以减少心绞痛发作诱因。

28.冠心病患者支架术后一过性的胸痛怎么处理?

支架术后患者可能会有部分症状,比如刚放支架以后,支架可能会对血管壁有支撑作用而引起部分患者出现撑胀、隐痛感觉,但是症状随着时间推移很快会消失。部分患者可能存在神经官能症表现,许多患者放支架以后会担心支架是不是会脱落,支架会不会移位,实际上这是心理疾病,这时候可能要对患者进行心理疏导,必要时给患者应用抗焦虑药物。还有部分患者的确是因为支架内出现血栓、支架内再狭窄或再闭塞引起心绞痛,症状一般和患者发病症状一样,持续时间如果超过半个小时,会有心电图甚至心肌损伤标志物改变,所以这时候一定要去复查冠脉造影,做针对性处理。

29.冠心病患者为什么要从事适当的运动?

通常人们认为冠心病患者多数是由于活动量增加导致心肌耗氧量增多而诱发心绞痛的,因此,许多冠心病患者担心心绞痛发作,迟迟不敢进行适当的体育锻炼。其实,冠心病患者只要病情稳定,是可以进行适度的体育锻炼的,其活动量的大小可因人而异,每个人可根据自己的身体素质及平时的活动量大小进行适当的控制,以不引起心前区不适为宜。适当的、有规律的运动能帮助体形肥胖的冠心病患者消耗热量,利于减肥,以消除冠心病的危险因素,保护心脏,降低死亡率。同时,循序渐进的体育锻炼能帮助心脏建立有效的冠状动脉侧支循环,改善冠状动脉的血液供应。另外,体育锻炼可以增加心肌收缩力,提高心脏对运动的耐受力。

30.肥胖对冠心病患者有哪些影响?

肥胖是冠心病的重要危险因素之一,肥胖的存在会加重冠心病的发生发展。肥胖可使心脏负荷增加,心脏做功增加,心脏耗氧量增加,所以会加重心肌缺血甚至心力衰竭。

(孙海慧　崔连群　郭轶琛　卜浩然)

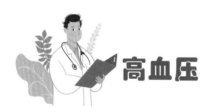

高血压

对于心血管疾病，我们平时听到最多的恐怕除了冠心病，就是高血压了。那么，高血压的病因、分类、治疗都应该是怎样的呢？下面将分别介绍。

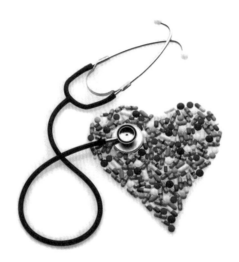

1.什么是高血压？

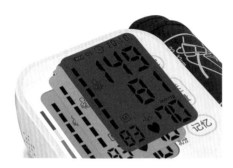

高血压是指收缩压或舒张压升高的一组临床症候群。血压的升高与冠心病、肾功能障碍、高血压心脏病及高血压并发脑卒中的发生存在明显的因果关系。但人们的血压会受到年龄、性别、种族和其他诸如精神刺激、居住环境等许多因素的影响。高血压的诊断标准是根据世界卫生组织提出的标准而制定的，即收缩压≥140毫米汞柱或舒张压≥90毫米汞柱，符合其中一项者可确诊为高血压。

2.高血压是如何分类的？

高血压根据病因可分为原发性与继发性。原发性高血压又称为高血压病，约占所有高血压患者总数的 90%，病因至今未明，可能与精神活动、中枢神经系统和体液内分泌的调节障碍以及饮食不当（高钠饮食等）等多种因素有关，其临床诊断除血压增高外，主要依靠排除继发性高血压。2004 年中国高血压防治指南修订委员会参考国内外最新研究报告和指南，对 1999 年《中国高血压防治指南》进行了修订，制定了新的高血压的分类标准。

2004 年《中国高血压防治指南》对血压水平的定义和分类

类别	收缩压/毫米汞柱	舒张压/毫米汞柱
正常血压	<120	<80
正常高值	120～139	80～89
高血压	≥140	≥90
1 级高血压（轻度）	140～159	90～99
2 级高血压（中度）	160～179	100～109
3 级高血压（重度）	≥180	≥110
单纯性收缩期高血压	≥140	<90

注：当患者的收缩压和舒张压分属不同分类时，应当用较高的分类。

继发性高血压又称症状性高血压，占高血压人数的 5% 左右（1%～10%），有具体病因，是某些疾病的临床表现之一，其中以肾脏实质病变和肾血管病变最常见，在儿童和青少年期的高血压患者更是如此。由于部分继发性高血压患者可以治愈，从大量的原发性高血压患者中将他们筛选出来是有必要的。

3.高血压有哪些临床表现？

大多数患者起病隐袭，症状缺如或不明显，仅在体检或因其他疾病就医时才被发现。有的可出现头痛、头晕、心悸、后颈部疼痛、后枕部或颞部搏动感，还有的表现为神经症状如失眠、健忘或记忆力减退、注意力不集中、耳鸣、情绪易波动或发怒以及神经质等。病程后期心、脑、肾等靶器官受损或有并发症时，可出现相应的症状。

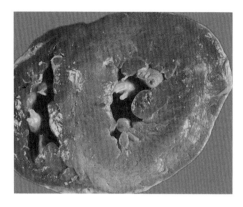

并发症的表现：

心脏：主要引起左心室肥厚，左心室肥厚的可能体征为抬举性心尖搏动，表现为心尖搏动明显增强，搏动范围扩大以及心尖搏动左移。主动脉瓣区第2心音可增强，带有金属音调。合并冠心病时可有心绞痛、心肌梗死和猝死。晚期可发生心力衰竭。

脑血管：早期可有一过性脑缺血发作，还可发生脑血栓、脑栓塞、高血压脑病以及颅内出血等。如病变仅累及一侧大脑半球，对侧肢体出现无力或瘫痪；如病变累及大脑皮质，可出现失语和癫痫样发作；如病变累及脑干和小脑，可有双侧肢体无力、感觉缺失、小脑性共济失调、眼球震颤和复视。

眼：眼底血管被累及可出现视力进行性减退。

肾脏：肾脏受累时尿液中可有少量蛋白质和红细胞，严重者可出现肾功能减退的表现，如夜间尿量多或小便次数增加，严重时发生肾衰竭，可有尿少、无尿、食欲不振、恶心等症状。

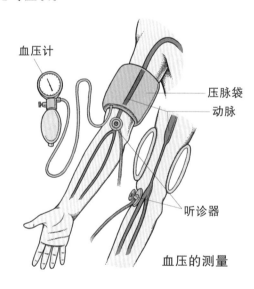

血压计 压脉袋 动脉 听诊器

血压的测量

4.哪些因素易引起高血压？

高血压的发生是由很多因素共同决定的，而不是由单一原因所致。所有这些可能引起高血压的因素称为高血压的危险因素,包括性别、年龄、遗传、肥胖、饮食、职业、高脂血症、吸烟、饮酒、精神社会等因素。具体如下:

(1)性别与年龄:男、女性高血压患病率差别不大,青年期男性略高于女性,中年后女性稍高于男性。

(2)遗传:高血压有明显的家族聚集性,双亲血压都正常的子女,患高血压的概率只有3%,父母均有高血压的子女,患高血压的概率为46%,但环境因素也起着重要作用。高血压的遗传可能存在主要基因显性遗传和多基因关联遗传两种方式,同一个家庭中出现多个高血压患者不是因为他们有相同的生活方式,重要的是有遗传基因存在。

(3)肥胖:肥胖的人发生高血压的概率比体重正常的人高2~4倍,且肥胖的高血压患者比体重正常的高血压患者更容易患冠心病。

(4)饮食:钠盐摄入过多、钙摄入过少、饱和脂肪酸摄入过多均可促使血压升高,而高钙和高钾饮食可降低高血压的发病率。

(5)职业:从事脑力劳动和紧张工作的人群高血压患病率较高。从事需高度集中注意力的工作、长期精神紧张、长期受噪声等不良刺激又缺乏体力活动者易患高血压。

(6)高脂血症:血液中过量的胆固醇和脂肪会引起动脉粥样硬化,广泛的动脉粥样硬化又会导致高血压。

(7)吸烟:烟雾中的有害物质可损害动脉内膜,引发动脉粥样硬化,并刺激交感神经引起小动脉收缩,使血压升高。

(8)饮酒:饮酒量越多,血压水平就越高,长期大量饮酒还可引起顽固性高血压,酒精使患者对降血压药物的敏感性下降。

(9)精神社会等因素:精神紧张、不良的精神刺激、文化素质、经济条件、睡眠不足、焦虑和恐惧等都可引起高血压。

5.患了高血压该怎么办?

高血压是心脑血管疾病发生的重要危险因素,目前已成为影响人们健康的"杀手"。由于高血压患者多不采取住院治疗,一般可以正常地生活和工作,因此,此类患者的自我保健和康复就显得十分重要,要学会照顾自己和控制情绪。

(1)减轻精神压力,保持心理平衡。

(2)戒烟限酒。

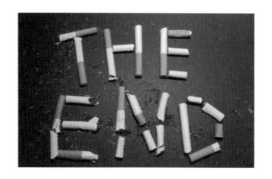

（3）适度锻炼,减轻体重。

（4）合理膳食。

（5）及时就医。

（6）积极防治糖尿病。

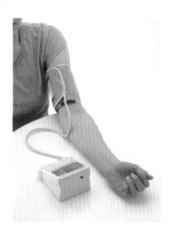

6.高血压的治疗方法有哪些?

发现患有高血压时首先要确定有无继发性因素,如有明确的引起高血压的原因,应采取对因治疗的相关措施。如排除继发性高血压,诊断为原发性高血压,可采取如下的治疗方法:

（1）非药物治疗。

①控制体重;②适当运动;③限制食盐;④适当补钾;⑤限酒戒烟;⑥适量补钙;⑦保持情绪乐观。

（2）降血压药物治疗。

原发性高血压一旦确诊,通常需要终身治疗(包括非药物治疗)。尤其注意不能自行改变药物剂量、更换药物种类甚至停药，因为以上原因造成的血压波动对身体造成的影响会更大。

7.目前抗高血压药有哪些?

对于高血压患者，根据病情合理使用降血压药物，使血压维持在正常或接近正常水平，对减轻症状、延缓病情进展以及防止脑血管意外、心力衰竭和肾衰竭等并发症都有作用。

目前常用的降血压药物可归纳为五大类:

(1)利尿药:有噻嗪类、袢利尿剂和保钾利尿剂三类。降血压作用主要是通过排钠减少细胞外容量，降低外周血管阻力。适用于轻、中度高血压。

(2)β-受体阻滞剂:如美托洛尔、阿替洛尔等。降血压作用可能是通过抑制中枢和周围的肾素-血管紧张素-醛固酮系统，以及血流动力学自动调节机制来实现的。适用于各种不同严重程度高血压。

(3)钙拮抗剂:如硝苯地平、地尔硫革等。降血压作用主要是通过阻滞细胞外钙离子进入血管平滑肌细胞内，降低心肌收缩力，降低阻力血管的收缩反应性来实现的。除心力衰竭外较少有治疗禁忌证。

(4)血管紧张素转换酶抑制剂:如卡托普利等。降血压作用主要是通过抑制周围和组织的血管紧张素转换酶，使血管紧张素Ⅱ生成减少，血管扩张，同时抑制激肽酶使缓激肽降解减少来实现的。特别适用于伴有心力衰竭、心肌梗死后和糖耐量减退或合并糖尿病、肾病的高血压患者。

(5)血管紧张素Ⅱ受体阻滞剂:如氯沙坦、缬沙坦等。降血压作用主要是通过阻滞组织的血管紧张素Ⅱ受体亚型 AT_1，更充分有效地阻断血管紧张素Ⅱ的水钠潴留、血管收缩与组织重构来实现的。其不良反应很少，在治疗对象

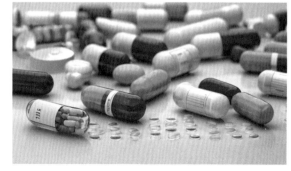

和禁忌证方面同血管紧张素转换酶Ⅰ，不仅是血管紧张素转换酶Ⅰ不良反应的替换药，更具有自身疗效特点。

8.何为肾性高血压?

在肾脏疾病的基础上产生的高血压即为肾性高血压。大多数肾脏疾病都可引起高血压,肾性高血压可分为肾实质性高血压和肾血管性高血压。肾性高血压是继发性高血压中最常见的原因,其中又以慢性肾小球肾炎等肾实质性病变引起的高血压最多见。

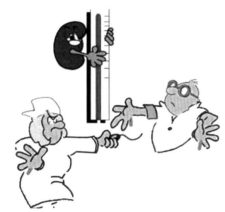

肾性高血压的发病机制目前尚不明确,可分为容量依赖型和肾素依赖型。容量依赖型主要为水钠潴留所致,肾实质损害后,肾脏处理钠、水的能力减退,当摄入量超过机体的排泄能力时,即出现水钠潴留,容量增加产生高血压。肾素依赖型则主要因为肾素-醛固酮系统活性增加引起血管收缩致高血压。但在许多肾性高血压患者中上述两因素都存在,不能截然划分。除上述因素外,肾性高血压的产生也被认为与内源性类洋地黄物质异常、交感神经系统兴奋性增高以及皮质类固醇、甲状旁腺激素、内皮素等的分泌异常有关。

9.什么是肾动脉成形术?

经皮肾动脉成形术是指经外周动脉送入带囊导管至肾动脉狭窄处,进行球囊扩张及内支架置入,使肾动脉血流恢复通畅,肾性高血压得以降低的技术。

1978 年 Gruntzig 首先开始应用球囊扩张狭窄的肾动脉治疗肾性高血压,为肾动脉狭窄的治疗开辟了一条新途径。经过多年的临床实践验证及技术上的完善,经皮肾动脉成形术已广泛用于各种原因所致肾动脉狭窄的治疗,尤其是肾动脉支架的应用,使其成为外科肾动脉重建术的替代方法,目前已在临床上得到普遍使用,成为非动脉粥样硬化性肾动脉狭窄的首选治疗方法。

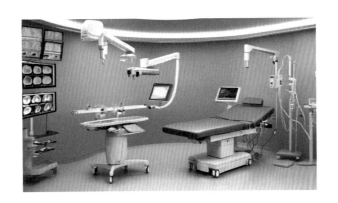

10.为什么要做肾动脉成形术?

肾性高血压约占高血压人群的 2％,欧美地区以动脉硬化为主,约占 75％;我国以大动脉炎居多,但近年动脉硬化所占比例逐年增多。其他病因如纤维肌发育不良等所占比例较少。

对于肾动脉狭窄本身,内科药物治疗没有肯定疗效。肾动脉狭窄引起的高血压机制为肾动脉狭窄导致肾脏缺血,刺激肾小球旁体结构的近球细胞和致密斑感受器,促进肾素合成和释放,通过肾素-血管紧张素-醛固酮系统的作用引起血压升高。长期高血压病,可导致细小动脉硬化,肾小球滤过率降低而引起肾功能不全。治疗肾性高血压主要使用两类药物,即血管紧张素转换酶抑制剂和钙拮抗剂。内科药物不能解除肾性高血压的病因,即肾动脉狭窄,而单纯降血压治疗的最终结局是导致肾动脉栓塞,甚至肾功能不全。

肾性高血压的外科治疗主要包括肾自体移植和肾切除,但存在手术风险大,并发症多,以及适应证较严格等缺陷,逐渐被微创的经皮肾动脉成形术取代。目前多数学者选择肾动脉成形术作为治疗肾性高血压的首选治疗手段。

11.哪些患者适合做肾动脉成形术?

肾动脉成形术除可以起到良好的降压作用外,还可有效增加肾血管流量,改善肾功能,因而可用于存在氮质血症的肾性高血压患者。

手术指征:肾动脉成形术的最低标准是腔径狭窄≥50％,同时有明显临床表现,即高血压、肾功能不全和心脏功能紊乱综合征。

(1)高血压:进行性加重的高血压(以前控制良好的高血压突然恶化);顽固性高血压(应用 3 种以上的不同种类降血压药物仍难以控制血压,包括一种利尿剂);恶性高血压[并存有终末器官损害的证据,包括左心室肥厚、充血性心力衰竭、视觉障碍或神经症状,和(或)高度的Ⅳ级眼底病变];伴有单侧肾脏萎缩的高血压;或对药物治疗不能耐受的高血压。

(2)肾功能不全:不能解释的肾功能的突然恶化;继发于抗高血压药物的肾功能损害,特别是血管紧张素转化酶抑制剂或血管紧张素Ⅱ受体抑制剂;或不能用其他原因解释的肾功能损害。

(3)心脏功能紊乱综合征:反复发作的肺水肿与左心室功能损害不成比例,或存在显著肾动脉狭窄情况下的不稳定型心绞痛。

12.肾动脉成形术中会有哪些不适感觉?

肾动脉狭窄行肾动脉成形术时,通常都是局部麻醉(除非是不能合作的儿童),所以整个过程中患者是完全清醒的。做局部麻醉和穿刺血管时,患者可能会感到一定程度的疼痛,但不严重,与平时输液时的疼痛差不多。穿刺完成后,即使送入导管,患者通常不会再有疼痛的感觉。一般情况下,医生会首先进行腹主动脉造影以显示肾动脉狭窄的部位和狭窄程度。造影时,患者会有暂时全身发热的感觉,此为正常现象,一般1~2分钟后这种感觉就消失了。

在做肾动脉成形术时,由于球囊扩张和置入支架时肾动脉会暂时堵塞,所以有的患者会有腰背部胀痛的感觉。这些感觉通常短暂且常可以忍受,一般在每次操作结束后即消失。

通常,肾动脉成形术治疗后并不马上拔除鞘管、止血包扎,而是保留鞘管4~24小时后再拔除。这样做的原因有两个:第一,治疗时用的抗凝血药物剂量较大,立刻拔除鞘管很难止血。第二,如果术后出现亚急性血管闭塞,可以较方便、快速地进行处理。

13.肾动脉成形术有哪些并发症?

肾动脉成形术主要的并发症有:

(1)肾栓塞:主要是操作过程中病变部位的斑块碎屑脱落导致远端动脉栓塞。操作轻柔,病变部位尽量减少不必要的操作,可以减少斑块脱落的机会。

(2)肾动脉破裂:主要是球囊直径过大或加压过高所致。球囊直径要参考正常肾动脉,不宜参考狭窄后扩张的肾动脉。

(3)肾动脉穿孔:主要是操作中使用硬头钢丝或超滑钢丝,操作幅度过大过猛所致。如病变明显钙化或由炎症瘢痕所致,在扩张过程中可能有很大张力,不可为了使球囊张开极端加压。

(4)肾动脉夹层:除肾动脉病变本身因素外,主要是球囊直径过大或加压过高所致。术中一旦发生这种情况,一定要留置好钢丝在夹层远端,如夹层不影响远端血流,则不必处理,一般能自行愈合,反之则必须再置入支架使夹层贴壁,重建血运。

14.肾动脉成形术前须做哪些准备工作?

(1)术前基本检查包括:①血常规,血型。②肾脏 B 超了解肾脏的大小及血流。③肾核素检查了解分肾功能,必要时做巯甲丙脯酸激发试验。④肝肾功能。⑤凝血酶原时间、活动度及国际标准比率。⑥红细胞沉降率、C 反应蛋白。⑦术前血压及服用降血压药情况,必要时测 24 小时动态血压。

(2)术前常规用药:①阿司匹林 100~300 毫克,1 次/天,3 天。②氯吡格雷 75 毫克,1 次/天;或噻氯匹啶 250 毫克,2 次/天,3 天。③控制血压相对平稳,<170/100 毫米汞柱。

(3)其他:①术前需做碘过敏试验。②术前禁食 4~6 小时。③术前应用地西泮 10 毫克,肌内注射;或异丙嗪 20 毫克,肌内注射。④建立静脉通道。

15.肾动脉成形术后应注意哪些事项?

(1)停用所有降血压药物,密切观测血压变化,根据血压对治疗的反应调整降血压药物,以免部分患者发生低血压。

(2)鼓励多饮水或经静脉予以充分的补液,保证 4~6 小时内尿量达 1000 毫升以上,必要时给予呋塞米,使造影剂尽快排出。

(3)预防性使用抗生素 2~3 天,以免术后感染。

(4)阿司匹林 100~300 毫克 1 次/天,加氯吡格雷 75 毫克 1 次/天或噻氯匹啶 250 毫克 2 次/天,服用 1 个月,随后阿司匹林 100~300 毫克 1 次/天维持。

(5)患肾萎缩,肾血流明显减少者用低分子肝素 100~120 单位/千克,1 次/12 小时,3~5 天。

(6)密切观测尿量及肾功能的变化。

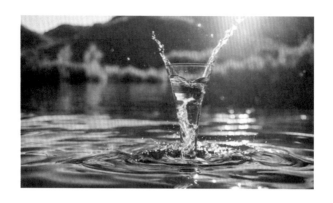

16.高血压与更年期的关系是什么?

更年期与高血压一般没有关系。医学上更年期由于激素改变,会出现生理上和心理上的改变,如情绪容易激动、睡眠欠佳。若不良情况时间持续长则可以引起高血压,但是并不是出现更年期症状就一定能导致高血压,两者之间没有直接关联。

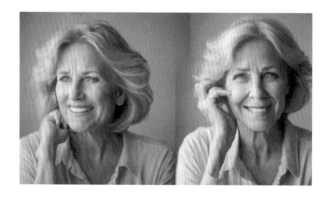

17.高血压与甲状腺疾病的关系是什么?

甲状腺疾病有可能会引起高血压,甲状腺如果从功能上出现了甲状腺激素分泌过高叫甲亢,甲状腺激素分泌减少或生物效应不足,会出现甲状腺功能减退。甲状腺激素能调节人体的新陈代谢,如果甲状腺功能过高,甲状腺激素会作用在心脏,使得心肌收缩力加强,甚至甲状腺激素和儿茶酚胺、肾上腺素、去甲肾上腺素共同的作用使得血管收缩,造成血压增高。

甲状腺功能减退,由于代谢减慢,血脂水平增高,患者会出现缺血性心脏病,也可能出现动脉硬化。动脉硬化导致血管弹性降低,会影响患者的血压,特别是低压有可能增高。甲状腺功能亢进或甲状腺功能减退的患者通过正确的治疗,高血压都能得到有效的控制。

18.贫血和高血压的关系是什么?

贫血和高血压没有关系。贫血一般是指血液中的有效血红蛋白浓度减少。血液包括红细胞、白细胞、血小板及其他血细胞,其中红细胞最重要,红细胞最主要功能是携带氧气,其中携带氧气的主要物质是血红蛋白。血红蛋白携带氧气后供应到全身,当体内存在疾病时,比如失血、营养不良情况下,会造成血液中血红蛋白含量减少,从而造成贫血,导致机体一些氧气供给不足表现,如头晕、乏力、不舒服。高血压是指血管中压力升高超过了正常范围(140/90毫米汞柱)。血管内压力超过此数值以后会造成血液过多灌注,导致血管壁损伤。如果脑灌注过多,患者会出现头晕、没有力气,和贫血症状类似,但是机制不

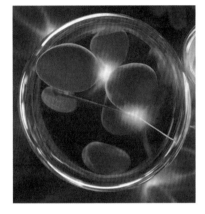

一样。如果心血管灌注过多,可能会导致动脉粥样硬化发生。

19.哪些药物可能引起血压升高?

临床上可引起血压升高的药物有很多,主要见于以下几大类:①非甾体类的抗炎类药物,常用的药物有阿司匹林、罗非昔布;②激素类的药物,比较常见的就是口服的避孕药物,还有糖皮质激素地塞米松、醋酸可的松等;③抗抑郁类药物,比如三环类抗抑郁药和文拉法辛;④其他类药物,比如卡马西平、山莨菪碱、纳洛酮、两性霉素。

20.睡眠质量与高血压有什么关系?

如果睡眠质量不好,就会引起交感神经过度兴奋,导致血压升高,从而引起起床血压高峰提前出现,早上起来血压就不正常,那么一天的血压波动都很难平复下来,慢慢地就会形成恶性循环,从临床上来说,这就是睡眠性高血压。

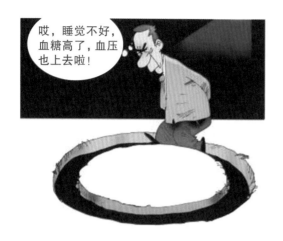

哎，睡觉不好，血糖高了，血压也上去啦！

对五六十岁的中老年人，睡眠时间一定要控制好，最好不要超过七个小时。有些人早上醒了本该起床，但是却没有及时起来，继续睡了回笼觉，甚至忘记服用药物，等到八点多起床，此时正是血压高峰期，更容易增加患脑卒中的概率。

睡眠时间太短，身体得不到充足的休息，免疫力会下降，特别是年纪稍大的人，本身免疫力就不如年轻人，身体各方面机能也逐渐下降，很容易出现体内血压升高的现象。一般高血压患者睡眠时间不能低于六个小时，最好控制在七个小时。

21.缺少运动锻炼与高血压发病有什么关系？

我国卫生健康委心血管疾病报告的资料显示，缺乏运动和体力活动不足是体重超重或肥胖的重要原因之一。

随着年龄的增长，一方面，成年人运动比青少年明显减少，另一方面，人体的代谢逐渐减缓，机体常常处于摄入大于支出的状态，这也是中老年人普遍比青少年肥胖的原因。适量的运动可以消耗多余的热量，减少肥胖的产生，还可以增强体质。

有资料显示：业余静态生活时间（用于看电视、阅读书刊、使用电脑和玩电子游戏的时间）越长的人，其体重指数就越高，血压就越高。肥胖同时也会影响血糖和血脂代谢，引起血糖、血脂明显升高。缺乏运动导致的超重或肥胖，使高血压、糖尿病和高血脂的患病率均明显增加。

资料显示：每日静态生活时间超过 4 小时的人群比每日静态生活时间不足 1 小时的人群，其超重或肥胖的患病率增加 1 倍，高血压患病率增加 18％，糖尿病患病率增加 50％，胆固醇含量增加 80％，甘油三酯含量增加 70％。所以，缺乏运动是引起高血压的原因之一。

22.气候变化对血压有什么影响？

气候变化会引起血管收缩或刺激而造成血压的不稳定，在患者出现血管收缩时血压会上升,血管扩张时血压会下降,因此血压和天气、气温是有一定关系的。例如,患者长期处于高寒地区,毛细血管过度收缩,此时患者会出现不同程度的高血压;另外,如果患者长期处于温度较为偏高的地带、炎热地区,会导致血管扩张,引发血压偏低。

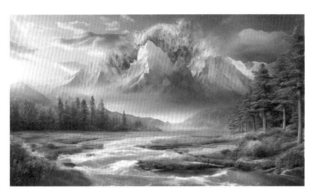

因此,天气、气温和血压高低有一定的关系,但是并不属于导致血压增高或降低的直接影响因素。

23.饮食因素与高血压有什么关系?

血压升高和饮食有密切的关系,研究发现长期吃口味比较重的、盐分比较高的食物,就可能会导致血压升高。世界卫生组织建议每天每人摄入食盐的量不要超过六克,一旦超过六克就有可能发生盐敏感性高血压。这是因为摄入过多的盐分,会使体内的钠离子含量升高。久而久之,钠离子不断地在体内积蓄,就会出现肾素-血管紧张素-醛固酮系统的激活。一旦激活肾素-血管紧张素-醛固酮系统,就会导致血管收缩、血压升高,而且这一过程是不可逆的。所以有高血压家族史的患者,或者已经发生轻度高血压的患者,一定要注意低盐饮食。

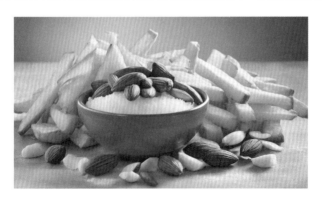

24.儿童及青少年高血压的特点是什么?

（1）症状多不典型：儿童及青少年高血压症状多不典型，常常在体格检查时发现，其临床表现也和成年人高血压不一样，有的可能无症状，有的也表现为头痛，但特异性不强，甚至可能误认为其他系统疾病。儿童及青少年高血压中的有些症状表现应引起临床医生和家长的注意，如生长发育迟缓、恶心、呕吐、易激动生气、不活泼、视力障碍，甚至出现面神经麻痹、脑卒中、心功能不全等，应该及时到医院做进一步诊治。

（2）常有高血压家族史：据报道，儿童及青少年原发性高血压有家族史者占50%以上。只要父母一方患原发性高血压，其子女就有较大概率患高血压。另外，50%的儿童及青少年高血压伴有肥胖，这些发病因素在预防儿童及青少年高血压工作中应引起重视。

（3）血压较高者多为继发性高血压：儿童及青少年如果血压较高时，80%为继发性高血压，因此，积极寻找高血压的病因对儿童及青少年尤为重要。

一般来讲，根据典型的症状及有关特殊检查，继发性高血压不难诊断，一旦确诊则应采取积极治疗手段去除病因，有些继发性高血压去除病因后是可以治愈的。

（4）儿童及青少年高血压并发症较少：由于儿童及青少年对高血压的耐受性较强，一般不会发生脑卒中、心肌梗死及肾功能不全等并发症。如果发生尿中毒可能主要是由肾脏疾病本身所致。在治疗方面，除非有明显的症状性高血压，一般不宜迅速进行降血压治疗。通常应经数周到数月方可降至安全水平。治疗的目标是既允许儿童及青少年继续参加各种活动，又能预防高血压导致的靶器官损害。

儿童高血压的大部分原因和特质基本都是因为儿童营养过剩导致的脂肪堆积，进而引起血管的堵塞。在孩子日常的饮食生活中，只要能够控制好食盐的用量以及孩子过度暴饮暴食的情况，就可以预防高血压。

25.什么是妊娠高血压?

妊娠高血压是常见的妊娠特有疾病，可导致母亲及胎儿出现不同程度的损伤，甚至危及母亲及胎儿的生命安全。妊娠高血压一般在妊娠20周后发病，以高血压、蛋白尿及其他全身功能紊乱为特征，发病率为2.5%～3%。

26.什么是老年人高血压?

老年性高血压是指年龄大于 65 岁,血压值持续或非同日 3 次以上超过标准血压诊断标准,即收缩压≥140 毫米汞柱和(或)舒张压≥90 毫米汞柱者。

收缩压与舒张压相差较大,以收缩压升高为主,老年人各器官都呈退行性变化,尤其是心血管系统,动脉硬化明显,几乎成了无弹性的管道。

27.什么是白大衣性高血压?

常有高血压患者说,我一面对医生,血压就升很高,回家后血压就稳定多了,这就是白大衣性高血压。白大衣性高血压是指有些患者在医生诊室测量血压时血压升高,但在家中自测血压或 24 小时动态血压监测(由患者自身携带测压装置,无医务人员在场)时血压正常。这可能是由于患者见到穿白大衣的医生后精神紧张,血液中出现过多升血压的激素,使心跳加快,同时也使外周血管收缩,阻力增加,产生所谓"白大衣效应",从而导致血压上升。

28.高血压危象有哪些?

高血压危象包括高血压急症及亚急症。高血压急症是指原发性或继发性高血压患者疾病发展过程中,在一些诱因的作用下血压突然和显著升高,病情急剧恶化,同时伴有进行性心、脑、肾等重要的靶器官功能不全的表现。收缩压或舒张压急剧升高,无靶器官急性损伤者定义为高血压亚急症。需要强调的是,靶器官损害而非血压水平是区别高血压急症与高血压亚急症的关键。患者血压的高低并不完全代表患者的危重程度,是否出现靶器官损害及哪个靶器官受累不仅是高血压急症诊断的重点,也直接决定治疗方案的选择,并决定患者的预后。在判断是否属于高血压急症时,还需要注重其较基础血压升高的幅度,这比血压的绝对值更为重要。

29.什么是高血压伴动脉粥样硬化?

高血压的患者因血压升高导致血流动力学发生变化,也就是因血压增高导致血流速度增加,冲击力增加,从而损伤血管的内皮细胞。因损伤的血管内皮细胞可能会影响血脂的摄入,从而导致动脉粥样硬化发生。而且高血压很多是由代谢综合征导致的,会伴有血脂偏高或者血糖升高等,也会导致动脉粥样硬化。

高血压有些因素与遗传性有关,可能会合并血脂的代谢紊乱,从而加重类似的动脉粥样硬化。建议要将血压控制在目标范围以内,一般建议年轻人将血压控制在 130/80 毫米汞柱以下。

30.什么是高血压合并冠心病?

冠心病是高血压导致的全身血管病变的一部分,高血压在冠心病发生发展过程中起着极为重要的作用,持续增高的血压所产生的血流动力学变化,可激活血液中的血小板,促发粥样硬化病变,进而导致心肌缺血缺氧或坏死,引起冠心病。目前高血压患者对合并冠心病的风险认识不足,而冠心病合并高血压患者,其血压控制率还不足 70%。因此,对此类患者要重视血压和整体心血管危险因素的管理,避免再次发病。

31.什么是高血压合并心力衰竭?

心力衰竭多数情况下由高血压引起。原发性高血压患者血压控制不好,长时间会导致高血压性心脏病,如果高血压性心脏病又控制不好,就会出现慢性心力衰竭。慢性心力衰竭如果控制不好,在感染、激动、血压没有控制好的情况下,会出现急性心力衰竭。所以原发性高血压患者合并心力衰竭,第一时间应该严格控制血压,要严格按照医嘱服用降血压药,把血压控制在合理范围之内。

如果以前因为慢性高血压出现慢性心力衰竭,第一要把血压控制好,其次还要治疗心脏病,主要是控制慢性心力衰竭发作。除降血压药之外,还要服用抑制心肌重构的药物、控制心室率的药物和利尿剂,避免心脏负荷加重,从而达到控制心力衰竭的目的。控制血压主要是控制后负荷;控制饮食是使身体水量减少,主要是控制心室容量负荷。将心室容量负荷和后负荷以及心脏病、血压都控制好,可以控制心力衰竭;再去除感染诱因,可以达到控制急性心力衰竭发作的目的。

32.什么是高血压合并糖尿病?

高血压合并糖尿病两者互相影响,互相促进,血压增高可以加重胰岛素抵抗,造成血糖增高,导致动脉硬化管壁增厚,进而引起血栓形成。长期血糖控制不佳可导致高血压及心脑血管病,所以高血压合并糖尿病,在降血糖的同时要控制血压、血脂和体重。高血压合并糖尿病,血压要控制在 130/80 毫米汞柱以下,老年患者要控制在 140/90 毫米汞柱以下。高血压合并糖尿病首选血管紧张素转化酶抑制剂或血管紧张素受体阻滞药类的降血压药,降低血压的同时,可以降低尿蛋白,若血压仍控制不佳可加用钙拮抗剂或 β-受体阻滞剂或利尿剂。

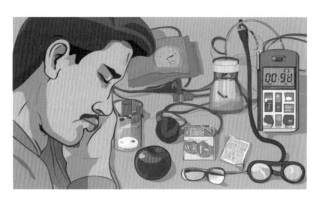

33.家庭自测血压有哪些注意事项?

建议患者在家庭自测血压时使用上臂式自动电子血压计。在测量血压 30 分钟前不吸烟、不饮酒、不喝咖啡,排空膀胱,至少休息 5 分钟,测压时务必保持安静,不讲话。坐位,双脚自然平放,上臂与胸壁成 40°角放于桌上;用手触摸肘窝,找到肱动脉跳动的部位,将袖带的胶皮带中心置于肱动脉上,袖带下缘距肘线 2~3 厘米,松紧以能插入 1~2 指为宜。裸臂绑好袖带,袖带必须与心脏保持同一水平。袖带型号要合适,袖带宽幅过窄或缠得过松测得的血压会偏高,袖带过宽或缠得过紧测得的血压会偏低。初诊或血压未达标及不稳定者,每天早晚各测量血压 1 次,最好在早上起床排尿后、服药前,晚上在临睡前,连续测量 7 天。对少数无法连续测量 7 天者,至少连续测量 3 天。每次测量 2~3 遍,每遍间隔 1 分钟,取后两遍血压的平均值。因为首遍测量血压数值往往偏高。如血压达标且稳定者则每周自测 1 天,早晚各一次。血压测量完毕记录在本子上,方便给医生看。

34.如何进行动态血压监测?

动态血压的测量,与电子血压计进行血压测量的原理相同,只是动态血压的测量需要预先制订测量时间,每间隔一段时间就要进行测量和采集。通常测量前医生会将血压袖带放置在患者的上臂,调整松紧度,同时将血压袖带连接至动态血压监测仪,并在仪器内预先设定间隔的频率,可以根据不同疾病进行不同的调整。在监测过程中,每间隔一段时间,就会进行一次血压测量,数值可以直接采集并记录在仪器中。

通过连续 24 小时的血压监测,包括在夜间睡眠的监测,可以反映全天 24

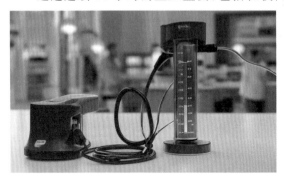

小时内血压的变异性,同时可以记录心率,有利于判断是否有高血压,以及高血压患者用药过程中血压是否稳定。因此 24 小时动态血压监测,或者更长期的 48 小时动态血压监测,通常适用于对高血压等相关疾病的鉴别诊断。

35.高血压患者早期症状有哪些?

在临床上,大多数高血压是起病比较缓慢的,缺乏一些特殊的临床表现,早期表现也不是很典型,可能会导致诊断延迟,仅在测量血压时或者患者发生了心脏、脑、肾脏等器官并发症的时候才被发现。其他一些常见的症状,还包括头痛、颈项强直、头晕、心悸、视力模糊、鼻出血等。典型的高血压头痛,血压下降后即可消失。

另外,高血压患者还可以同时合并其他原因导致的头痛,往往与血压水平无关。如果突然发生严重的头晕与眩晕,应注意可能是脑血管病或者降压过度以及体位性低血压等。另外高血压患者还可以出现受累脏器的症状,如胸闷、气喘、心绞痛、夜间多尿等。

36.老年人高血压有何特点?

(1)收缩压增高:老年人随着年龄的不断增长,收缩压的水平也会呈现持续升高这一状况,收缩压和舒张压之间的差距比较大。收缩压增高进而会对老年人的心、脑、肾等多个重要的器官造成不同程度的损伤。

(2)血压波动比较大:老年人随着年龄的增长,身体机能在不断下降,血管变得比较僵硬,自身的调节功能也变得比较差,所以老年人的血压更容易随着情绪、季节、体位等方面发生变化,出现较为明显的波动。老年人血压波动大,在一定程度上增加了治疗难度,也增加了突发心脑血管事件的概率,所以选择降血压药物的时候,还要考虑到这点。

（3）并发症多：老年人高血压往往会有多方面的并发症，若伴有动脉粥样硬化，会导致冠心病、心脑血管疾病、血脂异常、阿尔茨海默病等相关疾病的出现。血压控制不理想会对心、脑等器官造成损伤，诱发相关的疾病。一些老年人因为血压偏高，会出现脑出血等危险事件，该病致残率、致死率都比较高。

老年人高血压具有多方面的特点，对于这些特点在治疗的时候要综合进行考虑，日常按照血压的情况规律服用合适的降血压药物。同时老年人应该注意保持良好的心情，适当进行运动，保持清淡饮食等，这些方面如能做好，有助于减少高血压对老年人的进一步伤害。

37.妊娠高血压有什么特点？

（1）妊娠高血压最早发生于妊娠 20 周以后，多数发生在妊娠 24 周后和产褥早期，一般血压于分娩后三个月内恢复正常。

（2）蛋白尿通常在高血压与水肿之后出现，一般是病情恶化的先兆，如任何一次尿检尿蛋白不少于一个加号，或 24 小时尿蛋白≥0.3 克有诊断价值。

（3）先于蛋白尿出现的水肿，突发性体重剧增，往往是妊娠高血压最早出现的信号，正常孕妇常常会出现局限性下肢水肿，故具有妊娠高血压诊断价值的水肿应为全身性水肿。

38.高血压患者如何预防脑卒中？

高血压患者预防脑卒中要做到以下几点：

（1）随时了解血压。血压会随着天气的变化而变化，冷暖交替之时也是并发症高发的时候，高血压患者在夏季吃少量的降血压药就能控制住血压，在冬季高血压患者要根据天气的变化及时测量血压，并根据血压的变化调整用药量。

（2）稳定降压。血压过高过低都会导致脑卒中，高血压患者一定要在医生的指导下服用降血压药，避免大剂量服用降血压药，而在短时间内大幅降血压，一般在两到三周内降到理想水平较合适。

（3）改善生活方式。生活中要放松自己的情绪，保持乐观愉快的心情，避免过度紧张、疲劳，不要因情绪激动而引起意外，合理安排作息，注意休息，平时应不抽烟，少饮酒，保证充分的睡眠时间。每天易发病的时段为早上六点到八点、下午两点到四点，爱好晨练的患者不要起床就出去，而应坐在床上吃降血压药，休息几分钟后再起床，并减少活动量。

39.更年期高血压有哪些特点？

（1）知晓率低。高血压的发病率逐年增加，但是知晓率却很低，很多患者并不知道自己患有高血压，加上其病程进展缓慢，常常在不自觉中发病，又因无明显的症状而被忽略，因此耽误了最佳的治疗时间。

（2）常以收缩压升高为主。更年期高血压常常以收缩压升高为主，而舒张压升高的幅度不大，脉压相对增大，患者容易受情绪和外界环境的影响使血压不稳定。

（3）自觉症状轻微，病程进展缓慢。患者自觉症状不典型且轻微，可有头晕、头痛、头胀、耳鸣、眼花、健忘、失眠、多梦、易惊醒、烦闷、乏力、易疲劳、注意力不集中等。

40.高血压和痛风之间有什么关系？

高血压属于心血管系统疾病，痛风属于代谢性疾病。痛风如果长期控制不理想，会导致血压升高出现继发性高血压。

高血压也可能会间接性引起痛风发生，所以任何高血压患者在服用药物期间都有必要定期到医院体检，发现尿酸水平升高后要及时进行干预治疗，以免痛风发生。

因此，无论是高血压还是痛风，都需要尽早治疗，在生活中做到低盐、低脂、低糖饮食，少吃肥甘、油腻、热量比较高的食物，多吃新鲜水果和蔬菜，痛风患者还要限制高嘌呤食物的摄入。

41.高血压患者适合吃何种油？

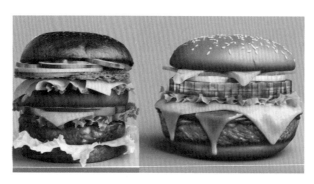

减少摄入"垃圾食品"

《中国高血压患者教育指南》指出，来自动物性食物的饱和脂肪酸和胆固醇是导致高血压患者血脂异常的确定性危险因素，需严格控制动物性食品和动物性油脂的摄入。减少反式脂肪酸摄入，反式脂肪酸的主要来源为含人造奶油食品,包括各类西式糕点、巧克力派、咖啡伴侣、速食食品等;每日烹调油用量小于 25 克(相当于 2.5 汤匙),适量选用橄榄油,应注意将烹调温度控制在150 摄氏度以下,油温越高,烹调时间越长,不饱和脂肪酸氧化越快,营养流失越多。

42.为什么说高血压与肾病互为"帮凶"?

高血压一直没有得到治疗的话会引起肾脏疾病的产生,因为肾脏要通过尿液来把代谢产物排出体外。心脏中的血液是在压力的状态下压出来的血液,所以高血压对肾脏的损害较大。但是,高血压所引起的肾病,早期不会有明显的症状,容易被人们所忽略,只有去医院检查时才能够确诊高血压肾病。另外,高血压也会导致肾动脉狭窄以及肾脏的动脉硬化,从而升高了血压。

高血压合并肾病患者需要严格控制血压,其选择的降血压药物,不仅要具有降血压的功效,同时要保护肾脏。当肾功能下降或者肾动脉狭窄时,尽量减少降血压药物的用量或者不使用。肾病引起的高血压患者,在治疗肾病的同时也要降低血压,以免给身体带来严重的并发症,所以患者控制好血压,能够防止病情的加重。

43.继发性高血压需要关注的症状有哪些?

年龄小于 35 岁,但血压水平呈中、重度升高者;无明确高血压家族史者;吃三种及以上降血压药,血压依然控制不佳;血压波动性大,忽高忽低不稳定;合并有肾上腺结节、低钾血症、头痛心慌出汗三联征、糖尿病、骨质疏松、向心性肥胖等都要提防继发性高血压。若出现顽固性高血压,及时到正规医院就诊。

44.高血压要做哪些检查?

(1)针对继发性高血压的筛查,可以做肾上腺、肾动脉、双肾的超声。必要的时候可以做肾动脉 CT 或者造影,以及肾上腺 CT 或者核磁共振,血液可以查立卧位肾素-血管紧张素-醛固酮系统、血儿茶酚胺等项目。

(2)危险因素方面的筛查,可以查生化指标了解肝肾功能,以及电解质、血脂等指标。合并糖尿病患者要检查糖化血红蛋白,怀疑患有糖尿病的可以做口服葡萄糖耐量试验。

(3)靶器官损害方面的评估,可以行心电图、超声心动、颈动脉超声、肢体动脉(检查脉搏波传导速度)、踝肱指数、尿蛋白肌酐、尿蛋白定量等检查。

（4）合并临床疾病方面，如果怀疑可能存在冠心病，可以做冠脉 CT 或者冠脉造影。评估头部是否合并临床疾病，可以做头颅 CT、核磁共振。如果怀疑颅内血管狭窄，可以做头部 CT 血管造影或者是核磁共振血管成像检查，以及眼底动脉检查等。

高血压患者要做的检查，主要是从以上四个方面来进行，并不是所有的患者都要做以上四个方面的检查，要根据患者的具体情况来定。

45.高血压患者为什么要做肝功能检查？

高血压患者是需要定期做肝功能检查的。据 2005 年的调查显示，有 45％的脂肪肝患者合并患有"三高"（高血压、高血脂和高血糖），脂肪肝患者的肝细胞往往已经出现损伤，并且这些损伤是无法自愈的，若不及时治疗会演变成脂肪性肝炎、肝纤维化等疾病。另外，高血压患者大多需要长期服用降血压药，而药物主要经由肝脏代谢，长期服用降血压药物会加重肝脏细胞负担，诱发肝脏细胞受损，从而导致肝脏代谢紊乱。因此，高血压患者需要敲响警钟，警惕潜在的肝区病变，小心脂肪肝成为自己的"拖油瓶"。

由于高血压和脂肪肝的高共患率，高血压患者一定要树立正确的护肝意识，多吃养肝食物，坚持适度运动。

46.高血压患者为什么要做肾功能检查？

高血压患者检查肾功能主要是因为肾脏会通过水钠平衡、内分泌、肾动脉来调节血压。因此，高血压患者在进行常规检查时需进行该项目检查。

肾脏可以调节体内水钠平衡，当肾功能受损，多余的水分和钠会滞留在体内，使血管压力增加，引起血压升高。肾脏还是一个重要的内分泌器官，可以分泌肾素及血管紧张素，增加血管张力。如果肾脏损坏，这些激素增加，会使血管收缩，导致血压升高。肾脏中的肾动脉不仅能够供应肾脏血液，还可帮助调节血压。肾动脉一旦出现狭窄，血流压力会下降，肾脏分泌的肾素及血管紧张素会增加，从而导致血压升高。

高血压患者除需检查肾功能外，平时还需注意多观察血压变化。建议平时清淡饮食，少油少盐，多吃蔬菜、水果，规律作息，戒烟、戒酒，适当运动，保持良好平和的心态，均对维持血压的稳定具有一定作用。

47.高血压患者为什么做 24 小时动态血压监测？

（1）确诊患者是否存在高血压。有些人在受到情绪等刺激之后，血压也会出现短暂性升高，但是这些情况并不需要给予药物治疗，只要改善生活方式、控制情绪，就能够使血压降到平稳的状态，但是单独地进行血压监测有可能会漏掉某些关键的时间点，因此通过 24 小时的动态血压监测能够明确高血压的诊断。

（2）了解血压变化规律，给予合适的降血压药物。有些患者的高血压通过多方调药，仍然不能够控制在比较平稳的范围内，进行 24 小时的动态血压监测，能够了解患者的血压波动规律，进而选择合适的药物以及合适的服用时间点。

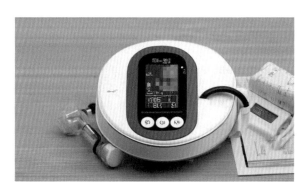

48.高血压患者为什么须做常规心电图检查？

如果高血压长期得不到控制，就会使心脏负荷增加，久而久之，心肌就会肥大，耗氧量会随之增多，从而产生心肌劳损。尤其是当左心室壁肥厚而心室腔尚未扩张时，通过体格检查及 X 线检查不易确诊时，心电图却会出现种种异常图形，反映出这种变化，因此通过心电图的改变，便能诊断出心脏病的性质和程度，而心脏的异常改变，又可折射出患者血压的状况，为诊断与治疗提供有利的依据。所以说心电图检查也是高血压患者的常规检查项目之一。

高血压对心电图的影响主要有两种：一种是由左心室负荷增加所引起的，另一种是间接或直接引起的多种异常，如束支传导阻滞、心房颤动、多源性室性早搏、冠状动脉供血不足、心肌梗死，较为少见的还有完全性房室传导阻滞、心房扑动、阵发性室性心动过速等。

近来发现，心电图示有左心房扩大者，即使当时并无左心室肥大表现，心输出量正常，但左心室舒张期顺应性及射血功能已有损害，说明"高血压患者在左心室肥大后才有心功能受损"的观点是不完全正确的。心电图有左心房异常的人常伴较高的收缩压和较多的心律不齐,常与第四心音的存在相一致,与同时存在的冠状动脉病变无关,它并非表示首先累及左心房,而系心室病变的心房反应。这提示我们,对尚无明显左心室功能障碍而已显示左心房异常时应及早有效地控制高血压。高血压患者的心电图检查不仅可以反映高血压的程度,而且心电图变化也是确定高血压分期的指标之一。而且,连续心电图检查还可发现高危高血压患者,对于及早预防高血压有重大意义。

49.高血压患者为什么要做 X 线胸片检查?

X 线胸片能够观察主动脉异常、心血管钙化、动脉粥样硬化斑块等损害,临床应用中可根据具体情况进行联合诊断,为高血压临床诊治提供合理的指导意见。

50.高血压患者为什么需要做心脏彩超检查?

一般说来,高血压长期得不到控制,心脏彩超可能会出现左心房增大、升主动脉增宽、室间隔增厚、左心室舒张功能降低等表现。在诸多病理改变中,最常见的就是左心房增大、室间隔增厚、左心室舒张功能降低三种表现。心脏彩超就是用来评估高血压患者靶器官是否存在损伤的一个检查。

51.高血压患者为什么需要做眼底检查?

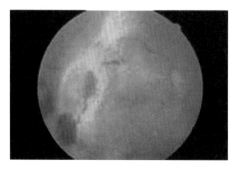

视网膜是全身唯一可直接、无创观测血管及微循环的机体组织。眼底检查可以了解小动脉受损情况,如视网膜小动脉普遍或局部狭窄表示小动脉中度受损;视网膜出血或渗出,或出现视盘水肿,表示血管损伤程度严重。总之,高血压性视网膜病变能反映高血压的严重程度及客观反映周身小血管病变的损伤程度。眼底检查对临床诊断、治疗及评估预后都有帮助。

52.高血压患者什么时候需要做脑 CT 检查?

一般来说,单纯高血压不一定要做脑 CT 检查,但如果高血压病史较长,用药不规律,血压控制不理想,则需要做脑 CT 检查。脑 CT 检查的主要目的是观察腔隙性脑梗死是否发生,由于血压长期控制不理想,可能存在腔隙性脑梗死。这种腔隙性脑梗死是一种相对较小的梗死,可能没有特别明显的症状,但随着年龄的增长,梗死面积可能越来越大。

53.高血压及早服药会产生"抗药性"吗?

《中国高血压患者教育指南》指出,持续的血压升高主要损害心、脑、肾、全身血管等,一旦出现靶器官损害,要想逆转非常困难,最终可发生脑卒中、心肌梗死、心力衰竭、肾衰竭、主动脉夹层等并发症。降压治疗的目的是使高血压患者的血压达到目标水平,从而降低脑卒中、急性心肌梗死和肾脏疾病等并发症的发生率和死亡的危险性。降压治疗可减少 40％～50％ 的脑卒中发生风险,即服用降压药与不服用降压药相比,减少一半的脑卒中发病风险,减少15％～30％ 的心肌梗死发病风险,减少 50％ 的心力衰竭发生风险。而且近半个世纪以来的降压治疗中,没有看到明确的降压药物的"抗药性"。

54.血压正常了可以停药吗?

《中国高血压患者教育指南》中指出,早降压早获益;长期降压长期获益;降压达标最大获益。坚持治疗,血压达标,能最大限度地减少、延缓并发症的发生,提高生活质量,延长寿命。要获得降压带来的益处,大多数患者必须长期坚持规范服用降压药。目前还缺乏针对高血压病因的根本性治疗方法,大多数高血压患者需要长期甚至终生服用降压药。停药后,血压会再次升高,血压波动大,对心、脑、肾靶器官的损害更严重。

55.高血压能靠输液治疗吗?

《中国高血压患者教育指南》中指出,除了高血压急症如高血压危象、高血压脑病需要静脉点滴降压药以快速降压外,一般的高血压不需要输液治疗。有的患者认为输液能活血化瘀,改善循环,预防血栓。其实平常输液对预防血栓是没有作用的。长期坚持规律口服降压药并综合干预其他危险因素(降糖、降脂、服小剂量阿司匹林抗血小板等)是最好的治疗方法。

56.血压降得越快越低就越好吗?

《中国高血压患者教育指南》中指出,有些人一旦发现自己血压高了,就认为降压应该越快越好,越低越好。其实不然。除非高血压急剧升高导致了危险,如主动脉夹层、高血压危象等须快速降压。一般来讲,降压治疗时必须要掌握缓慢、平稳的原则,4～12 周达到目标值。血压下降过快、过低,易发生缺血性事件,甚至并发脑梗死等严重后果,增加危险,尤其是老年人。

57.中青年高血压与老年高血压有什么不同？为什么？

中青年诊断高血压(代表性年龄段在 30～50 岁)最常见的形式是舒张期血压升高,而收缩期血压正常(单纯舒张期高血压)或合并升高(混合性收缩期-舒张期高血压)。单纯舒张期高血压在男性中更常见,并多与中年体重增加、阻力血管收缩有关。在年龄大于 55 岁的人群中,单纯收缩期高血压(收缩压＞140 毫米汞柱和舒张压＜90 毫米汞柱)是最常见的形式。收缩压随年龄增加逐渐增高,舒张压随年龄增加逐渐下降。脉压(收缩压与舒张压的差值)增加提示大动脉僵硬度增加。

58.动脉粥样硬化对血压有什么影响？高血压又反过来怎么影响动脉粥样硬化？

血压升高使得血管壁剪切力和应力增加(即血管壁受到更多的外力伤害),同时体内升血压的激素增多,均可明显损害血管内皮功能。若血管内皮功能发生障碍(血管壁的完整性受损),脂质颗粒就更容易穿过不完整的血管内皮,在内皮下沉积,促进了动脉粥样硬化斑块的形成。当血压急骤升高时,不稳定的动脉粥样硬化斑块又容易发生破裂,诱发血栓,阻塞血管。

59.血压为什么要达标？

《中国高血压防治指南》中指出,大规模的临床降压试验结果显示,降低高血压患者血压水平,并在数年内维持于正常范围,可以显著减少靶器官的损害和心脑血管事件(脑卒中减少 40％～50％,心肌梗死减少 15％～30％,心力衰竭减少 50％),这充分显示了降压治疗的重要性。治疗高血压的基本目标是最大限度地降低心脑血管并发症的发生率和死亡的总体危险。

60.怎么选择购买家庭自测血压计？

建议患者在家中自测血压时,选择上臂式全自动电子血压计,因为其准确性和重复性较好,测量方法易于掌握,是患者在家测量血压的优先推荐。腕式血压计一般情况下不推荐在家庭中应用。手指式血压计的变异性较大,所以不建议在家庭中使用。特别要说明的是,不建议选用水银血压计,因为使用水银血压计需要专门的训练。而且,水银是一种对人体有严重危害的重金属,一旦进入环境,将对患者及其家人的健康带来隐患,所以建议患者在家中自测血压时,选择上臂式全自动电子血压计。同时建议患者选择的上臂式全自动电子血压计通过欧洲高血压学会方案验证,或者通过英国高血压学会方案验证,或者通过美国国家标准机构方案验证。

61.多吃盐为什么使血压升高?

《中国高血压患者教育指南》中指出,每天摄入少量(2～3 克)钠盐是人体维持生命所必需的,但过量钠盐摄入(6 克/天以上)会导致不良生理反应,其中最主要的就是升高血压。原因是:其一,钠摄入过多,血液内钠的浓度会增加,肾脏就减少尿的排出,使水钠潴留,血容量增加,血压升高;其二,血管壁细胞内钠含量增加,会引起血管收缩,还会造成血管壁水肿,导致血管腔变窄,血管阻力增加,血压升高。

62.缺钙也会引起高血压吗?

《中国高血压患者教育指南》中指出,低钙饮食易导致血压升高。钙摄入量与年龄相关性收缩压升高幅度呈负相关,钙摄入量<500 毫克/天的人群,收缩压随年龄增加而上升得最为明显,钙摄入量 500～1200 毫克/天者次之,而钙摄入量>1200 毫克/天者最低。简单、安全和有效的补钙方法是选择适宜的高钙食物,特别是保证奶类及其制品的摄入。

63.肥胖与高血压有何关系?

《中国高血压患者教育指南》中指出,目前采用"体重指数"评价实际体重。体重指数=体重(公斤)÷身高²(米²)。体重指数≥28.0 为肥胖。诊断肥胖分布类型最简单和常用的指标是腰围,以及由腰围除以臀围计算出的"腰臀比"。肥胖者患高血压和糖尿病的危险,分别是正常体重者的 3 倍和 2.5 倍。要活动肥胖的身体需要更多能量,心脏必须相应地为全身输送更多的血液。身体越胖,心输出量就越大,血压就随之越高。减轻体重有益于高血压的治疗,可明显降低患者患心血管疾病的风险。每减少 1 公斤体重,收缩压可降低 4 毫米汞柱。

64.什么是睡眠性高血压?

《中国高血压基层管理指南》中指出,严重的阻塞性睡眠呼吸暂停患者,血浆和尿儿茶酚胺水平明显增高。夜间反复呼吸暂停导致缺氧,激活颈动脉体化学感受器,引起夜间突发血管收缩,重整化学感受器反射;白天清醒时虽然血氧正常,但机体误认为仍处于低氧状态,可持续产生反射性交感激活状态,血压增高。多通道呼吸记录仪可以记录呼吸暂停和低通气。夜间睡眠时打鼾并出现呼吸暂停的患者出现难以控制的高血压应警惕继发性高血压。《中国高血压患者教育指南》指出,阻塞性睡眠呼吸暂停综合征是指由于睡眠期间咽部肌肉塌陷,反复出现呼吸暂停或口鼻气流量明显降低。阻塞性睡眠呼吸暂停综合征患者合并高血压者达 50%~60%。

65.什么是高血压伴左心室肥厚,有什么危险?

《中国高血压患者教育指南》中指出,高血压可引起左心室肥厚、冠心病、心力衰竭和心律失常。血压升高使心脏向动脉射血的阻力增大,负担加重,心腔内压力高,加上一些神经体液因子的作用,造成心肌细胞肥大,导致心肌肥厚。

高血压同时促进动脉粥样硬化的进展。心肌肥厚及动脉粥样硬化造成心肌供血不足,心脏舒张和收缩功能受损,最终发生心力衰竭。由于心肌肥厚、缺血和纤维化,左心室肥厚患者容易发生心律失常,甚至猝死。

66.高血压患者为什么要警惕心肌梗死?

心肌肥厚及动脉粥样硬化造成心肌供血不足,高血压患者发生冠心病的危险较血压正常者增高 2.6 倍。急性冠脉供血不足时,患者有持续而剧烈的胸骨后压榨样疼痛,可有左肩部、下颌、腹部等部位的放射,心电图可看到相应定位导联 ST 段改变(压低或抬高),T 波低平或倒置。严重时出现急性心肌梗死甚至心源性猝死。

67.高血压患者也有血压昼夜变化规律吗?

《老年高血压的诊断与治疗中国专家共识》中指出,健康成年人的血压水平表现为昼高夜低型,夜间血压水平较日间降低 10%~20%(即构型血压节律)。老年高血压患者常伴有血压昼夜节律的异常,表现为夜间血压下降幅度<10%

（非杓型）或＞20％（超杓型），甚至表现为夜间血压不降反较白天升高（反杓型），使心、脑、肾等靶器官损害的危险性显著增加。

68.药物降压治疗的原则是什么？

《中国高血压防治指南》中指出，药物降压治疗的原则是：①小剂量开始，采用较小的有效剂量以获得疗效而使不良反应最小，逐渐增加剂量或联合用药。对 2 级以上的高血压患者，起始可以用常规剂量。②尽量用长效药，为了有效地防止靶器官损害，要求每天 24 小时血压稳定于目标范围内，积极推荐使用1 天给药 1 次而药效能持续 24 小时的长效药物。若使用中效或短效药，每天须用药 2～3 次。③联合用药，为使降压效果增大而不增加不良反应，可以采用 2 种或多种不同作用机制的降压药联合治疗。实际治疗过程中 2 级以上高血压或高危患者要达到目标血压，常需要降压药联合治疗。④个体化治疗，根据患者的具体情况选用更适合该患者的降压药。

69.高血压患者怎样选择饮食？

《中国高血压患者教育指南》指出，合理饮食，重点是限制食盐摄入、限制总热量和营养均衡。盐摄入量与血压升高成正比，严格限盐可有效降低血压。适当增加钾的摄入量而不增加钠的摄入量可取得降压效果。限制总热量，尤其是控制油脂类型和摄入量。营养均衡，适当补充蛋白质，适量补充新鲜蔬菜和水果，增加钙摄入。高血压患者饮食宜清淡，低盐、低脂、低糖，宜高维生素、高纤维素、高钙。

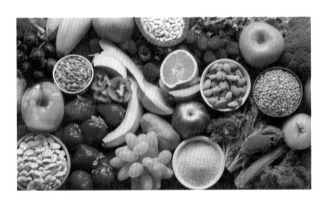

70.老年高血压患者生活上有哪些禁忌?

《中国高血压患者教育指南》中指出,老年高血压患者在生活上应注意限盐、限酒、戒烟、适量运动,但安静时血压未能很好控制或超过 180/110 毫米汞柱的患者暂时禁忌运动。平素生活中应尽量避免需暂时屏气的运动,如搬重物等,因为这些运动可使血压瞬间剧烈上升,引发危险。排便时用力过度也会引起血压巨大波动,引起心肌梗死或脑卒中。平时要多吃含粗纤维的食物,避免便秘。急剧的温度变化会引起血压的剧烈波动,有致命的危险,寒冷的日子洗脸不要用凉水,尽可能用温水。洗澡前后及洗澡时环境和水温差别太大,会使血压波动太大。浴盆较深,水压升高会造成血压上升,建议只浸泡到胸部以下。老年高血压患者也要防止血压过低,应注意预防直立性低血压,卧位站起时要小心,要先伸展手脚,其次抬起上半身,然后再慢慢站起;要注意预防餐后低血压,如饮食不宜过热,注意混合饮食,不要单纯食用以淀粉或葡萄糖为主的食物作为早餐;少吃多餐;餐后在沙发或椅子上多坐一会,5~10 分钟后再起立活动。

71.高血压患者为什么要进行适当的体力活动?

《中国高血压患者教育指南》中指出,运动可降低安静时的血压,一次 10 分钟以上、中低强度运动的降压效果可以维持 10~22 小时,长期坚持规律运动,可以增强运动带来的降压效果。所以适当增加生活中的体力活动有助于血压控制和促进健康。

72.目前高血压防治还有哪些误区?

《中国高血压患者教育指南》中指出,目前高血压常见的误区有,防控高血压是个人的问题;高血压诊断概念不清;凭感觉用药,根据症状估计血压情况;不愿意过早服药;降压治疗,血压正常了就停药;单纯依靠药物,忽视生活方式改善;只服药,不看效果;自行购药服用;靠输液治疗高血压;认为血压降得越快、越低越好;过分关注血压数值,精神紧张;认为自己在家中测量的血压不准确;有"灵丹妙药"可根治高血压;迷信保健品、保健仪器的降压;过分信任纯天然药降压。

73.高血压合并慢性肾衰竭患者的饮食原则是什么?

(1)饮食以清淡为原则,少食油腻、辛辣刺激的食物;烹调方式以蒸、煮、焖等为主,少采用煎、炸等方式。

(2)采用优质低蛋白质饮食原则。优质蛋白质食物是指瘦肉、鸡肉、鱼肉、蛋、牛奶等,这类食物的摄入量最好占每天蛋白质总摄入量的一半以上;低蛋白质是指肾功能不全患者应严格控制蛋白质的总摄入量,一般可以按1千克体重1天0.6～0.8克蛋白质进行计算,具体的量可由专科医师或营养师计算。

(3)没有合并糖尿病时,应在控制蛋白质的基础上,保证热量的供给充足,可尽量采用麦淀粉类食物代替米饭作为日常主食(因麦淀粉类食物蛋白质含量比米饭少得多,既保证能量供给,又不增加蛋白质摄入)。这类食物的成品包括马蹄糕、银针粉、粉丝、藕粉等。

(4)如果合并有糖尿病,控制蛋白质的同时也要控制总的热量,可尽量采用麦淀粉类食物代替米饭作为日常主食。但血糖指数高的食物需要限食,例如白糖、蜂蜜、糖水、含糖饮料等,可将允许食用的米饭份量更换成等量的杂粮饭(荞麦、薏米、淮山、大米、红米、黑米等),但因此类杂粮含有丰富的钾、磷,故血钾或血磷高的患者需要根据专科医师或者营养师核定份量后再食用。

(5)慎食黄豆,禁食其他豆类及豆制品,比如黑豆、红豆、绿豆、豆浆、豆奶、豆干、豆腐皮等。

(6)不喝浓汤,包括肉汁、鸡汤、骨汤、鱼汤等。

(7)合并高尿酸血症患者需控制嘌呤的摄入,不能食用动物内脏、浓汤、海产品、啤酒等高嘌呤食物,需限制肉类,烹调时应将肉类用沸水煮沸后去水食用。

(8)含钾高的食物应视血清电解质检查结果而定,但因肾衰竭患者血钾排出较正常人少,因此尽量少吃高钾食物,比如香蕉、橙子、木耳、紫菜、香菇等。

(9)当血清磷含量高时,应适当限制含磷丰富食物的摄入,如牛奶、蛋黄、内脏、豆类、菇类、木耳、燕麦等。

(10)适当食用水果补充维生素,但应禁食杨桃,慎食一些湿热的水果,如芒果、菠萝、荔枝、龙眼等,每天不超过200克,不宜饭后马上吃,应在饭后2小时食用。

(11)钠的摄入:有水肿、高血压和少尿的患者要限制盐的摄入,每日应少于3克。并且少食用或不食用咸菜、腐乳、皮蛋、酱油、味精等含钠高的食物(因为盐的主要成分是氯化钠,这些食物都含钠)。

(12)水肿的患者还要严格控制水分的摄入,每天的水分总摄入量可以和专科医师或营养师商定,少食用粥、奶、汤、水果等含水量多的食物。

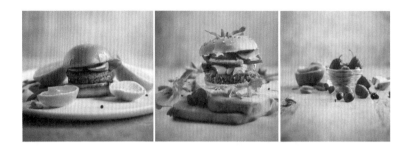

74.高血压合并糖尿病患者的饮食原则是什么?

(1)控制每日摄入的总热量,食物要多样化,注意平衡膳食。

(2)限制脂肪的摄入量,每日烹调油限制在 20 克以内,少吃油炸食物以及含脂肪高的食品,少吃炒菜,多吃煮、拌、蒸的菜。

(3)每天摄入 150 克的肉、蛋、鱼等食品,适当摄入豆制品。

(4)多吃富含纤维素的食物,如蔬菜中的豆芽、芹菜、韭菜、萝卜,粮食中的粗粮,如燕麦、全麦面包、玉米等。

(5)肥胖患者要减轻体重,体重减轻不但能够改善胰岛素敏感性,改善高血糖症状,同时也可以使血压下降。

(6)严格限制食盐摄入量,每日限盐 6 克(包括酱油,每毫升酱油含 1 克盐)。戒烟限酒,吸烟对健康危害很大,容易使血压升高,有百害而无一利。饮酒同样也有害,酒精的摄入量与血压成正比,最好不饮用。

(7)注意补钙,钙可以改善糖尿病患者骨质疏松的症状,并且有利于降血压。

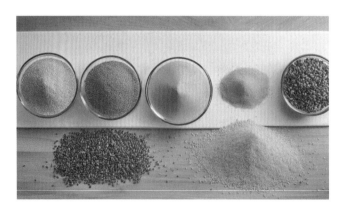

75.对高血压合并高脂血症患者有益的食品有哪些?

(1)主食以谷类为主,粗细搭配,粗粮中可适量增加玉米、莜面、燕麦等成分,保持糖类供热量占总热量的55%以上。

(2)保持热量均衡分配,饥饱适度,不宜偏食,切忌暴饮暴食,改变晚餐丰盛和入睡前吃夜宵的习惯。膳食成分中应含有足够的维生素、矿物质、植物纤维及微量元素。

(3)多吃新鲜蔬菜和瓜果,保证每人每天摄入的新鲜水果及蔬菜达400克以上,并注意增加深色或绿色蔬菜的比例,多吃大蒜、洋葱、香菇、木耳等。

(4)增加豆类食品,提高蛋白质利用率。以干豆计算,平均每天应摄入30克以上,或豆腐干45克、豆腐75~150克。大豆制品有降脂作用,可适量食用。

(5)食用油以植物油为主。膳食成分中应减少饱和脂肪酸,增加不饱和脂肪酸,使饱和脂肪酸供热量不超过总热量的10%,单不饱和脂肪酸占总热量的7%~10%。提高多不饱和脂肪酸与饱和脂肪酸的比值。每人每天食用25~30克植物油为宜。膳食中胆固醇含量不宜超过300毫克/天。

76.高血压患者如何进行运动?

高血压患者在血压控制平稳后,可以适当参加体育运动,适当的运动可锻炼机体的血压调节功能,同时也可以改善动脉硬化的情况,有利于血压恢复。其中有氧运动是高血压患者的首选运动方式,具体如下:

(1)有氧运动的类型。在有氧运动中首先选择快步走路,也可以选择散步、慢跑、放风筝、游泳、骑自行车、健身、跳舞、爬山、打太极拳等。轻中度以锻炼耐力为目的的有氧代谢运动,不但可以降低血压,还可以保护患者的血管。

(2)有氧运动的时间。高血压患者的运动一般在下午或者傍晚进行,因为高血压患者在下午和傍晚的时候,各项生命指标趋于平稳,生理机能也处于良好状态,适量的有氧运动可起到锻炼的效果。一般不提倡早晨起来立即运动,这样可以导致急性心脑血管缺血等不良后果。

(3)有氧运动量。提倡每周至少锻炼1~3次,每次30分钟,以身体微微出汗、心率稍微加快为准。心率的计算公式是170减年龄,比如60岁心率为170－60＝110次/分,即在运动的时候心率保持在110次/分比较合适。

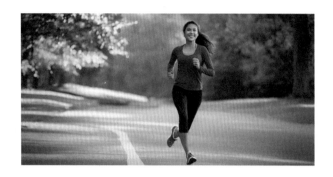

77.高血压患者运动为什么宜晚不宜早?

清晨,人们容易出现脉搏加快、血压升高、心脏供血不足等情况,而此时剧烈运动,会给心脏增加额外负担,从而造成血管内部血液凝固,形成血栓,诱发疾病。因此,做活动量大、剧烈的运动,建议在下午2点之后或晚上进行。

78.高血压应避免哪些危险动作?

(1)不宜趴在床上看书、看电视。

(2)衣扣不宜扣得太紧。

(3)早上起床后只能做一些轻微的运动如散步、甩手等,慢慢加大活动量。不宜在阳台或空地上做反复向前弯曲身体、下蹲等剧烈运动。

(4)不应长时间听节奏快、强烈刺激人体感官的音乐。

79.高血压患者在冬天应注意什么?

(1)注意防寒保暖,避免严寒刺激。

(2)严格控制钠的摄入量,应多吃一些产热量高的食物。

(3)坚持体育锻炼,提高耐寒力。

(4)适当控制情绪,谨防疲劳过度。

(5)坚持服药,保持血压稳定,不能随意停药。

(6)定期测量血压。

80.高血压患者八项注意指什么?

保持血压正常;保持正常体重;保持正常血脂;饮食平衡;戒烟、控酒、减盐;坚持适度体育锻炼;保持心情舒畅、乐观开朗;树立自我保健意识。

81.为什么有些高血压患者服抗高血压药效果不好？

高血压患者如果吃降压药物不能将血压降至正常,有可能是由于降压药物的种类不适合或者是量不够而导致的,很多人也有可能是由于难治性高血压而导致的,当患者应用 3 种或 3 种以上的降压药物仍不能将血压达标,或者应用 4 种以上的药物才能使血压达标,就属于难治性高血压。

对于前一种情况,患者要到正规的医院心内科来进行降压药物的调整,主要是在使用降压药物的基础上积极地改善不良的生活习惯,寻找病因。特别是一些年轻人可能是由于继发性高血压而导致的,这种情况下很多降压药物效果不好,患者一定要排除肾功能不全、肾动脉狭窄等原因导致的继发性高血压,要规范进行治疗。

82.高血压患者更换降压药的原则是什么？

当所服用的降压药效果不是很好,或出现了严重的不良反应,或有更好的新降压药上市时,就会出现更换降压药的问题。更换降压药需要遵守下列原则:平缓换药,要将强效降压药换成其他药物时,应先将前者的用量减半并加上换用药物观察一个星期,如无不良反应则停用原来药物,并要随时观察血压变化。否则,降压效果衔接不上,容易使病情加重,甚至发生意外。将利尿降压药换成血管紧张素转换酶抑制剂时,需要先停用利尿降压药 3 天。如停用利尿降压药后马上使用血管紧张素转换酶抑制剂,有可能发生低血压反应。在医生指导下更换降压药时,既要考虑降压效果的衔接,又要预防心脑血管疾病,不能自作主张。不能频繁换药,有些降压药服用 1 周左右才有效果,还有些降压药服用 1 个月后才可获得最大降压效果。但有些患者对这些了解得不够,误以为是药物降压效果不佳而频繁更换药物,这样不利于治疗。

83.打鼾为什么会引起高血压？

打鼾是日常生活中的一种常见症状,引起打鼾的原因多与慢性鼻炎、过敏性鼻炎、扁桃体肥大,以及舌根后坠、肥胖等因素有关。长期不加治疗的患者,可能会出现夜间睡眠呼吸暂停以及缺氧的表现,从而造成睡眠呼吸暂停低通气综合征,引起一系列疾病发生,常见的有白天嗜睡、乏力、高血压、糖尿病等。对于打鼾患者,首先应该控制体重,夜间避免熬夜和过度疲劳。肥胖患者减肥后如仍出现打鼾,可以考虑佩戴呼吸机或通过腭-咽成形手术改善咽腔通气。

　　打鼾是引起高血压的独立因素：患者反复发作呼吸暂停，血氧饱和度下降，外周化学感受器敏感性增强，交感神经处于兴奋状态，导致血浆儿茶酚胺、肾素-血管紧张素水平增高，血管收缩，血压升高。这种高血压多表现为早晨醒来时血压高，而且以低压高为主，不宜用药物控制，积极而有效的治疗后多可恢复正常。

（李岱旭　卢琳　王斌　倪敬琴）

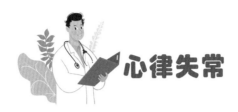

心律失常

除了冠心病,我们平常还可能较多听到"房颤""病窦综合征""窦性心动过缓"等术语。其实,它们都属于心脏病中另一个很常见的种类,就是各种"心律失常"。

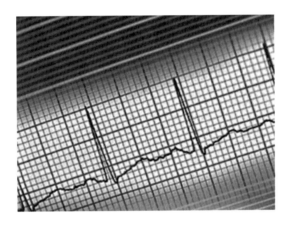

1.心脏的电生理系统是怎样组成的?

正常心脏的电生理系统负责把心脏的电活动(脉冲)传到整个心脏,心脏保持节律性收缩而达到有效泵血的功能。心脏的电生理系统是由窦房结、节间束、房室结、希氏束、左右束支及浦肯野纤维网组成的。窦房结由一组特殊细胞组成,是正常心电活动"发源地",负责调节心跳节奏。脉冲从窦房结发出后沿节间束传导到心房,引起心房收缩,将心房血挤送到心室。然后心房的脉冲传导到心房和心室之间的房室结。房室结如同"接力站",在允许脉冲传导至心室前,减慢每次脉冲。脉冲通过房室结后,经左右束支传导至一个特殊的肌纤维系统(浦肯野纤维网),将脉冲传到双侧心室,脉冲传到心室后,刺激心室肌细胞,使心室肌细胞收缩和泵血。

2.什么是正常心律?

心律就是指心脏跳动的节律。

正常的心律包括:

(1)窦性心律,静息时清醒状态下,正常成人窦性心率一般在 60～100 次/分。

(2)良好的变时功能,在运动或应激状态下,心律随着机体耗氧量增加或应激的需要发生相适应的变化。

(3)正常的窦房、房内和房间传导。

(4)正常的房室传导。

(5)室内传导顺序正常。

应该说明的是,这里的"正常"心律指的是严格医学意义上的"正常",并不是说某次的心律不是"正常"心律就是不健康的。健康正常人也是可以出现一些非"正常"心律的,如窦性心律不齐等。

3.什么是心律失常?

正常心脏的激动起源于窦房结(为正常起搏点),经结间束、房室交界组织、房室束、左右束支及浦肯野纤维和心室肌,使全部心肌激动。窦房结的激动,不仅能以一定的频率规则按上述顺序传导,而且在各个部位传导的时间都有一定的限度。若窦房结的激动不能按正常频率规律发生,或激动的起源不在窦房结,而是在窦房结以外的其他传导组织所形成的"异位起搏点",或是激动的频率、节律不正常,或其传导不依正常顺序进行,使心脏活动的频率和节律发生紊乱,称为心律失常。

心律失常有 3 种表现形式:①窦性心率失常;②冲动起源异常(异位性心律失常);③冲动传导异常。

4.引起心律失常的原因有哪些?

(1)正常心脏:疲劳、喝浓茶、烟酒刺激、情绪激动等。

(2)器质性心脏病:如患有风湿性心脏病、冠心病、肺心病、高血压性心脏病、先天性心脏病等。

(3)药物和化学物质作用:如洋地黄类药物、尼古丁、安眠药、锑剂、麻醉剂等。

（4）严重的电解质紊乱及酸碱平衡失调：如高血钾、低血钙可引起心室收缩力减弱，产生室内传导阻滞引起心搏骤停。

（5）代谢性疾病：如甲状腺功能亢进可引起心动过速或房颤。

（6）急性感染：各个系统的急性感染均可引起。

（7）其他：QT间期延长、缺氧、心导管术及心脏手术等。

5.什么是早搏？

早搏又叫期前收缩，是异位心律中最常见的一种，它是自窦房结以外的部位发生的异位激动。有时经久不发，有时则频繁地一再出现。

简单地说，就是心脏跳动的指挥者本来是窦房结，但是出现了一个新的指挥者，指导着心脏额外的跳动，这个跳动就是早搏。

6.早搏有哪些分类？

（1）根据早搏在心肌中起源部位不同分为：窦性早搏、房性早搏、房室交界性早搏和室性早搏。

（2）根据早搏发生的频率分为：偶发早搏、频发早搏。

（3）根据早搏形态分为：单形性早搏和多形性早搏。

（4）根据发生部位的多少分为：单源性早搏和多源性早搏。

7.什么是心动过速？

正常成人在安静、清醒的情况下心率范围为60~100次/分，老年人偏慢，女性稍快，儿童较快，＜3岁的儿童多在100次/分以上。凡成人心率超过100次/分，婴幼儿心率超过150次/分称为心动过速。

8.心动过速的分类有哪些？

心动过速可分生理性、病理性两种。由跑步、劳动及情绪激动等生理活动引起的心率加快为生理性心动过速；若由发热、贫血、甲状腺功能亢进、出血、疼痛、缺氧、心力衰竭等疾病引起的心动过速则称病理性心动过速。

若按冲动异常的形成部位不同，心动过速可分为窦性、房性、室上性以及室性心动过速。其中，以室性心动过速最为危险和紧急，需要紧急处理。

9.心动过速的临床意义是什么？

窦性心动过速可见于健康人吸烟、饮茶或咖啡、饮酒、体力活动及情绪激动时。某些病理状态,如发热、甲状腺功能亢进、贫血、休克、心肌缺血、充血性心力衰竭以及应用肾上腺素、阿托品等药物亦可引起窦性心动过速。

房性心动过速多见于由洋地黄类药物引起的中毒反应,此外,多见于慢性阻塞性肺疾病及心力衰竭患者。

阵发性室上性心动过速的病因在国人中最常见的为预激综合征,房室结双径路占 30％,其他包括冠心病、原发性心肌病、甲状腺功能亢进、洋地黄类药物中毒等。

室性心动过速常发生于各种器质性心脏病患者。最常见为冠心病,特别是曾有心肌梗死的患者。其次是心肌病、心力衰竭、二尖瓣脱垂、心瓣膜病等,其他病因包括代谢障碍、电解质紊乱、长 QT 综合征等。室速偶可发生在无器质性心脏病者中。

10.什么是缓慢性心律失常,有哪些种类？

缓慢性心律失常指窦性缓慢性心律失常、房室交界性心律、心室自主心律、传导阻滞(包括窦房传导阻滞、心房内传导阻滞、房室传导阻滞)等以心率减慢为特征的疾病。缓慢性心律失常临床常见的有窦性心动过缓、窦性停搏、病态窦房结综合征、房室传导阻滞。

11.缓慢性心律失常的意义是什么？

窦性心动过缓常见于健康的成人,尤其是运动员、老年人和处于睡眠时的人,其他原因为颅内压增高、血钾过高、甲状腺功能减退、低温以及应用洋地黄类药物、β-受体阻滞剂、利血平、呱乙啶、甲基多巴等药物。在器质性心脏病中,窦性心动过缓可见于冠心病、急性心肌梗死(尤其是下壁心肌梗死的早期)、心肌炎、心肌病和病态窦房结综合征。

窦性停搏可发生于迷走神经张力增高或颈动脉窦过敏时。此外,急性下壁心肌梗死、窦房结变性与纤维化、脑血管意外等病变以及应用洋地黄类药物、乙酰胆碱等药物亦可引起窦性停搏。

病态窦房结综合征主要发生于由如淀粉样变性、甲状腺功能减退、某些感染(布鲁氏菌病、伤寒)、纤维化与脂肪浸润、硬化与退行性病变等损害窦房结的病变过程,导致窦房结起搏与窦房传导功能障碍;窦房结周围神经和心房肌的病变、窦房结动脉供血减少亦是其病因。

轻度的心脏传导阻滞可见于健康人及药物影响,而中重度的心脏传导阻滞则多由器质性心脏病引起,需要特别注意。

12.什么是心脏传导阻滞,其分类和分型有哪些?

在心脏传导系统的任何部位,冲动传导均可发生减慢或阻滞,称为心脏传导阻滞。

按冲动传导发生减慢或阻滞的部位,如发生在窦房结与心房之间,称窦房传导阻滞;在心房与心室之间,称房室传导阻滞;位于心房内,称房内阻滞;位于心室内,称为室内阻滞。

按照传导阻滞的严重程度,通常可将其分为三度。第一度传导阻滞的传导时间延长,全部冲动仍能传导。第二度传导阻滞,分为两型:Ⅰ型阻滞表现为传导时间进行性延长,直至一次冲动不能传导;Ⅱ型阻滞表现为间歇出现的传导阻滞。第三度又称完全性传导阻滞,此时全部冲动不能被传导。

13.各型传导阻滞有何意义?

窦房传导阻滞:多与迷走神经张力增高及颈动脉窦过敏相关。此外,急性下壁心肌梗死、窦房结变性与纤维化、脑血管意外等病变,应用洋地黄类药物、乙酰胆碱等药物亦可引起窦房传导阻滞。

房室传导阻滞:正常人或运动员可发生Ⅰ型房室传导阻滞,与迷走神经张力增高有关,常发生于夜间。其他导致房室传导阻滞的病变有:急性心肌梗死、冠状动脉痉挛、病毒性心肌炎、心内膜炎、心肌病、急性风湿热、钙化性主动脉瓣狭窄、心脏肿瘤(特别是心包间皮瘤)、先天性心血管病、原发性高血压、心脏手术、电解质紊乱、药物中毒、莱姆病(螺旋体感染可致心肌炎)、杜氏利什曼原虫病(原虫感染可致心肌炎)、黏液性水肿等。

右束支传导阻滞较为常见,常发生于风湿性心脏病、高血压性心脏病、冠心病、心肌病与先天性心血管病,亦可见于大面积肺梗死、急性心肌梗死后。此外,正常人亦可发生右束支传导阻滞。

左束支传导阻滞常发生于充血性心力衰竭、急性心肌梗死、急性感染、奎尼丁与普鲁卡因胺中毒、高血压性心脏病、风湿性心脏病、冠心病与梅毒性心脏病。

14.什么是食管心房调搏?

解剖上左心房后壁毗邻食管,因此,插入食管电极导管并置于心房水平时,能记录到清晰的心房电位,并能进行心房快速起搏或程序电刺激。

食管心电图结合电刺激技术对常见室上性心动过速发生机制的判断可提供帮助。房室结折返性心动过速能被心房电刺激诱发和中止。食管心电图能清晰地识别心房与心室电活动,便于确定房室分离,有助于鉴别室上性心动过速伴有室内差异性传导与室性心动过速。食管快速心房起搏能使预激图形明显化,有助于不典型的预激综合征患者确诊。应用电刺激诱发与终止心动过速,可协助评价抗心律失常药物疗效。食管心房刺激技术亦用于评价窦房结功能。此外,快速心房起搏可终止药物治疗无效的某些类型室上性折返性心动过速。

15.什么是心电生理检查?

心电生理检查是将几根多电极导管经静脉和(或)动脉插入,放置在心腔内的不同部位,辅以 8～12 通道以上多导生理仪同步记录各部位电活动,包括右心房、右心室、希氏束、冠状窦(反映左心房、左心室电活动)。与此同时,应用程序电刺激和快速心房或心室起搏,测定心脏不同组织的电生理功能;诱发临床出现过的心动过速;预测和评价不同的治疗措施(如服用药物、置入起搏器、置入式心脏复律除颤器、导管消融与手术治疗)的疗效。

16.哪些患者须做心电生理检查?

患者进行心电生理检查的主要适应证包括:

(1)窦房结功能测定:当患者出现发作性晕厥症状,临床怀疑病态窦房结综合征,但缺乏典型心电图表现,可进行心电生理检查测定窦房结功能。

(2)房室与室内传导阻滞:当需要了解阻滞的确切部位时,体表心电图往往不能准确判断房室及室内传导阻滞的部位,可做心电生理检查。

(3)心动过速:①室上性或室性心动过速反复发作伴有明显症状,药物治疗效果欠佳者;②发作不频繁,难以作明确的诊断;③鉴别室上性心动过速伴有室内差异性传导抑或室性心动过速有困难者;④进行系列的心电生理-药理学试验以确定抗心律失常药物疗效,评价各种非药物治疗方法的效果;⑤心内膜标测确定心动过速的起源部位,并同时进行导管消融治疗。

（4）不明原因晕厥：引起晕厥的三种常见的心律失常是病态窦房结综合征、房室传导阻滞及心动过速。晕厥患者应首先接受详细的病史询问、体格检查、神经系统检查。无创伤性心脏检查包括体表心电图、动态心电图、运动试验与倾斜试验。如上述检查仍未明确晕厥的病因，患者又患有器质性心脏病时，应接受心电生理检查。

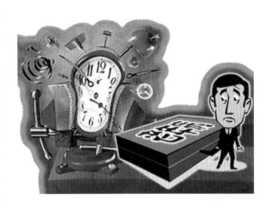

17.心电生理检查前须做哪些准备工作？

（1）局麻药（普鲁卡因）和碘过敏试验。

（2）穿刺插管部位备皮。

（3）术前常规检查：血常规、血电解质、出凝血时间、肝肾功能。

18.心电生理检查中有哪些不适，会有哪些并发症？

心电生理检查术中的不适感主要来自于穿刺术及检查过程中的轻微电击感，无其他明显不适感。

心电生理检查是一相对安全的检查，可能发生的主要并发症有：穿刺部位出血、血栓栓塞、静脉炎、气胸、心律失常等。

19.心电生理检查后应注意哪些事项？

检查术后需要注意的主要是预防穿刺部位的出血及血肿形成，应保持穿刺处肢体一段时间内的制动。

20.什么是电复律术和除颤术？

心脏电复律术是指应用高能脉冲电流使心肌在瞬间同时除极，从而使多种快速性心律失常如房扑、房颤、室扑、室颤、室速、室上速等转复为窦性心律的一种方法。

除颤术是用心脏除颤仪以一定量的电流冲击心脏从而使室颤终止的方法。除颤仪有两个电极板，分别放置在患者的前上胸和右胸的胸前，通过释放直流电的形式,给患者直接的电量电击,使得患者的恶性心律失常得以纠正。

21.哪些患者适合做电复律术和除颤术?

电复律术和除颤术的适应证主要包括两大类:各种严重的,甚至危及生命的恶性心律失常以及各种持续时间较长的快速型心律失常。总的原则是,对于任何快速型心律失常,如导致血流动力学障碍或心绞痛发作加重,药物治疗无效者,均应考虑电复律术和除颤术。目前临床上按需要复律的紧急程度分为:

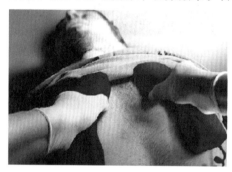

(1)择期复律:适宜于有症状且药物无效的房颤患者。

(2)急诊复律:室上速伴心绞痛或血流动力学异常,房颤伴预激(旁路前传)以及药物无效的室速。

(3)即刻复律:应用于任何引起意识丧失或重度低血压者。

22.电复律术和除颤术有哪些并发症?

虽然电复律术和除颤术对快速型心律失常是一种快速、安全和有效的治疗措施,但仍可伴发许多并发症,发生率约为14.5%。主要包括:

(1)诱发各种心律失常:心律失常是电复律术和除颤术中最常见的并发症,在电复律术过程中,可能是一过性出现,严重时可危及生命。以室性早搏、室上性早搏、室速、室颤、心动过缓和室性停搏多见。

(2)栓塞:慢性房颤电复律术成功后心房恢复有节律收缩,可使心房内的附壁血栓脱落,引起动脉栓塞,发生率为1%~5%。一旦发生,应积极采取抗凝或溶栓治疗。

(3)低血压:发生率为1%~3%,尤其多见于高能电击后,数小时后可自动恢复。如严重可用升压药物。

(4)急性肺水肿:常在电击后1~3小时内发生,发生率为0.3%~3%。当转复为窦律后,右心房的收缩比左心房有力,以致右心室到肺循环的血流超过左心室的搏出量而发生。

(5)心肌损伤:多因使用过大电击能量或反复多次电击所致,发生率为3%,表现为心电图 ST-T 改变。

(6)皮肤灼伤:系电极板按压不紧或导电糊涂抹不均匀所致,也与多次重复高能量电击有关,表现为局部红肿。

23.电复律术和除颤术前须做哪些准备工作?

(1)向患者及家属做好解释工作,征得同意配合。

(2)对患者进行全面的体格检查及有关实验室检查;复查心电图并利用心电图示波器检测电复律机的同步性能。

(3)术前 1～2 天应停用洋地黄类药物和利尿剂,如果有电解质紊乱,要在术前给予纠正。

(4)术前 4～8 小时应禁食,同时避免精神紧张。

(5)准备好心肺复苏的各种抢救药品。

24.电复律术和除颤术后应注意哪些事项?

主要应注意术后的心律及血压等生命体征情况,必要时给予吸氧,以及应用胺碘酮等药物维持,并注意电击部位的局部皮肤护理,防止该区域皮肤发生灼伤后感染。

25.电复律术和除颤术后复发怎么办?

电复律术和除颤术后复发,应再次进行电复律术和除颤术,或者应用肾上腺素或胺碘酮等药物后再复律,另外要注意纠正电解质紊乱、酸碱平衡紊乱等问题。

26.什么是射频消融术?

射频消融术是通过心电生理检查在心脏内标侧定位后,将导管电极置于引起心律失常的病灶处或异常传导径路区域,应用高能电流、激光、射频电流、细胞毒性物质、冷冻等方法,使该区域心肌坏死或损坏,达到治疗顽固性心律失常的目的。

27.哪些患者适合做射频消融术?

射频消融术的适应证为:

(1)预激综合征合并阵发性心房颤动和快速心室率。

(2)房室折返性心动过速、房速和无器质性心脏病证据的室性心动过速(特发性室速)呈反复发作性,或合并有心动过速性心肌病,或者血流动力学不稳定者。

（3）发作频繁、心室率不易控制的典型房扑。

（4）发作频繁、心室率不易控制的非典型房扑。

（5）发作频繁、症状明显的心房颤动。

（6）不适当窦速合并心动过速性心肌病。

（7）发作频繁和（或）症状重、药物预防发作效果差的心肌梗死后室速。

28.射频消融术中会有哪些不适感觉,会引起哪些并发症?

一般情况下,射频消融术是在患者清醒状态下进行的,因而患者可以感到治疗过程中的电击烧灼疼痛,可应用镇静止痛剂缓解。

导管射频消融并发症较少,可能出现的并发症为误伤希氏束,造成二度或三度房室传导阻滞、血栓形成、心脏穿孔致心脏压塞等,但发生率极低。

29.射频消融术前须做哪些准备工作?

（1）首先必须明确心律失常的诊断。

（2）经心电生理检查,在进一步明确心律失常的基础上确定准确的消融靶点。

（3）术前应常规行食道超声检查,检查是否有血栓形成,并排除其他心脏疾病如先天性心脏疾病。

30.射频消融术后应注意哪些事项?

术后患者需卧床,并注意穿刺血管肢体的制动,避免出血及血肿形成等穿刺并发症。

术后应注意口服阿司匹林以预防血栓形成,并行心脏超声以观察有无心内血栓形成以及瓣膜损伤。

31.射频消融术后复发怎么办?

术后复发,应进一步评价患者的症状、心功能等情况,如果患者症状明显,心功能较好,患者和家属同意,可以再次进行射频消融术。

32.什么是起搏器?

心脏起搏器采用电子技术,模拟心脏冲动发生和传导等心电生理功能,用低能量脉冲暂时或长期地刺激心脏跳动,治疗某些心律失常。它是心脏介入治疗技术起步最早且发展迅速、最为成熟的技术。迄今全世界已有 200 多万患者安装了心脏起搏器,其临床价值已被充分肯定,是近代心脏病学的重大进展之一。

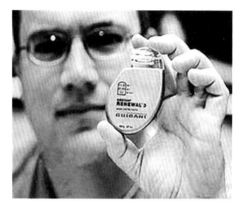

心脏起搏器实际上是由两部分组成的,通过一个很小的手术被置入人体。这两个部分是:脉冲发生器,也就是所说的起搏器部分;起搏器导线(有些系统用一根导线而有些用两根导线)。脉冲发生器控制起搏节律,它由电池及制造脉冲的电路组成,把电池和线路板完全密封地组装于钛制的机壳内,犹如整个系统的"大脑"。现在的脉冲发生器体积非常小,宽不超过 5 厘米,厚度小于 6 毫米,重量在 30 克左右,有的甚至只有 12.8 克,而且寿命非常长,可达 7～8 年,如果充分利用其程控功能,可使其寿命超过 10 年。

通常起搏器是置入一侧锁骨下的上半胸皮下。起搏器导线是绝缘的并且很细,它从静脉进入心脏,将起搏器和心脏联系起来,将脉冲传到心脏,并从心脏收集信息反馈给脉冲发生器。

33.各种起搏器的功能异同和适应证是什么?

各种起搏器有不同的特点,也有不同的适应证:

(1)非同步型起搏器:无论心脏自身的节律和频率如何,它只按预定的频率起搏心房或心室,当存在自身心搏时,它便与自身心搏产生竞争,可能导致快速性心律失常甚至危及生命,现已基本不用。

(2)同步型起搏器:由于触发型起搏器耗电过多,现已很少应用。心室抑制型起搏器价廉且安装简单,是目前最常用的起搏器,但属于非生理性起搏,可引起患者头晕、心悸,甚至晕厥、心衰,称为起搏器综合征。其适用于任何有症状的心动过缓,尤其是持续或阵发房扑或房颤、巨大心房伴心动过缓或Ⅲ度房室传导阻滞。心房抑制型起搏器保存了正常房室收缩顺序,是一种简单而理想的生理性起搏,适用于房室传导正常和心房功能正常的病态窦房结综合征患者。

(3)双腔生理性起搏器:该类型中,心房同步心室起搏器、心房同步心室按需型起搏器和房室顺序心室按需型起搏器由于可能发生起搏器介导的心动过速,现在已很少应用。而房室全能型起搏器是具有双腔起搏、双腔感知以及触发和抑制双重反应方式的起搏器,它克服了心室按需型起搏器无心房起搏和心房同步心室起搏器可产生心房竞争心律的缺点,并能根据自身心脏工作状况自动选择和更换起搏方式,因此又称为全自动型心脏起搏器。房室全能型起搏器是一种较为理想的双腔生理性起搏器,适用于永久性或间歇性房室传导阻滞、病态窦房结综合征或伴有房室传导阻滞的患者,对心率反应和血流动力学要求较高或曾有起搏器综合征的患者使用该种起搏器更为理想。

(4)频率适应起搏器:其通过感知器感知不同的生理、生化参数,自动调节起搏频率。现在应用最多的是体动感知器,它安装在起搏器外壳上,感知人体活动时产生的震动并转化为电信号,调节起搏频率。

(5)抗心动过速起搏器:其主要应用于折返性室上性心动过速的治疗。近年来,由于射频消融术的发展,绝大多数折返性室上性心动过速可以得到根治,置入性抗心动过速起搏器应用已明显减少。

(6)埋藏式自动心脏起搏电复律器:其可有效地检出恶性室性心律失常并减少心源性猝死的发生率,适用于有室性心动过速和室颤发作史、药物治疗无效或不能耐受的患者。另外,对药物效果难以肯定或药物治疗有效,但心电生理检查仍能诱发室性心动过速的患者也可选用。

34.什么是起搏器置入术?

永久性起搏器需要手术操作将其埋藏在体内。早年埋置起搏器电极需行开胸手术,手术创伤大,危险高。而现代经静脉置入技术的应用,使手术操作大大简化。整个操作过程一般分为如下步骤:

(1)麻醉:一般采用局部麻醉。

(2)静脉切开或穿刺:目前较为常用的有头静脉切开和锁骨下静脉穿刺两种技术。

(3)送入电极并固定。

(4)阈值测试。

(5)起搏器埋置。

35.哪些患者适合做起搏器置入术?

(1)治疗方面:有威胁生命的心律失常时维持适当的心率,如各种原因引起的心源性脑缺氧发作是紧急临时起搏的绝对指征;急性心肌梗死、急性心肌炎、药物中毒、电解质紊乱时出现的缓慢性心律失常;心脏直视手术引起的房室传导阻滞。

（2）预防方面:心脏起搏传导系统功能不全的患者拟行大手术、心血管造影或心律转复治疗时安置临时起搏器保护;心律不稳定的患者安置或更换永久起搏器时的过渡。

永久起搏器安装指征:

（1）完全性房室传导阻滞伴严重心动过缓症状。

（2）二度Ⅱ型房室传导阻滞伴严重心动过缓症状。

（3）二度Ⅰ型房室传导阻滞伴有症状、QRS 波增宽、房室束或以下处阻滞。

（4）三度房室传导阻滞伴有晕厥发作或房室束心电图示 HV 间期>70～75 毫秒。

（5）束支阻滞,PR 间期延长为 HV 间期延长所致,应预防性起搏。有晕厥或头晕,如证实高度房室传导阻滞或 HV 间期延长应进行起搏治疗。

（6）病窦综合征伴长间歇>3 秒或有晕厥、意识模糊、心力衰竭等症状。

（7）慢快综合征。

（8）颈动脉窦过敏晕厥或心动过缓。

（9）其他:心动过缓伴心衰、室性心律失常、房颤等,需服用洋地黄类药物或抗心律失常药且有加重心动过缓可能者。

（10）对有室性心动过速和室颤发作史、药物治疗无效或不能耐受的患者可以安装埋藏式自动心脏起搏电复律器。

另外,对药物效果难以肯定或药物治疗有效,但心电生理检查仍能诱发室性心动过速的,也可选用。

36.起搏器置入术有哪些并发症?

起搏器系统的设计和制造工艺已经相当成熟可靠,临床置入技术也非常成熟,并发症发生率较低,严重并发症更是少见。主要有:

（1）与置入手术有关的并发症:①气胸和血气胸,常发生于锁骨下静脉穿刺放置电极导线时,误穿肺部和（或）锁骨下动脉,主要表现为胸痛、呼吸困难和不能解释的低血压。轻者可以自行吸收,重者需行胸腔引流。②囊袋血肿,主要为术中止血不彻底所致,轻者可经压迫后止血吸收,严重者需切开囊袋或者穿刺引流。③皮下气肿,锁骨下静脉穿刺引起气胸,可伴有皮下气肿。可以在无菌条件下穿刺囊袋,排出气体。④心律失常,多因电极导线机械刺激引起,表现为频发房性或室性早搏,及时调整和撤出电极导线可以终止。

(2)与组织损伤和炎症反应有关的并发症:①囊袋伤口破裂,多发生在术后一周,常因囊袋血肿或炎症反应引起,也可见于糖尿病患者。需打开囊袋,取出血肿,重新缝合。②囊袋皮肤坏死,见于起搏器植入术后一个月。应及时进行清创手术,修复囊袋。③囊袋感染,为较严重并发症,原则上应尽早采取外科清创手术,摘除被感染的整个起搏系统,在远离原感染病灶的部位或对侧胸壁重新埋置新的起搏器。

(3)与电极导线有关的并发症:①心肌穿孔,术中发生的心肌穿孔系由操作粗暴所致,而术后发生者则由电极过硬或张力过大所致。原则上一旦确定心肌穿孔,应将电极撤出并重新放置。②电极导线损坏,造成不能起搏,应重新更换。③静脉血栓栓塞和闭塞,多由电极导线刺激静脉壁引起,多不需要特殊处理。④心外肌肉收缩,多为起搏系统损坏后漏电所致,需重新更换起搏器。⑤输出阻滞,原因不明,术后服用激素有效。⑥电极移位,导致不能起搏,应尽早手术,重新调整电极位置。⑦电极导线感染,原因为皮下电极磨破皮肤或囊袋感染累及电极导线。治疗方法是采用各种方法将电极导线完全拔出体外,然后重新安装起搏器。

(4)与起搏器有关的并发症:①起搏器移位,由皮下组织松弛所致。②电池提前耗竭,可能与漏电或输出电量过高有关,需更换起搏器。③起搏器感知障碍。④起搏器奔放。⑤旋弄综合征,患者有意无意捻弄起搏器所致。⑥起搏器介导性心动过速。⑦起搏综合征。

37.起搏器置入术前须做哪些准备工作?

首先应明确患者的诊断,明确是否需要安装起搏器,并决定选择何种起搏器。起搏器的选择不但要考虑患者的病情,还要考虑患者的经济承受能力。

其次需完善各项检查,包括出凝血时间、肝炎六项等,必要时应查超声心动图和 X 线胸片。对于基础心脏病患者,应积极治疗,争取使之处于较稳定状态。

同时,对于一般情况较差的患者,还应积极给予支持治疗,改善患者的一般情况和营养状态。尤其需要注意的是,糖尿病患者必须给予胰岛素治疗,将血糖控制在一定范围之内,以防止术后感染和刀口不愈合。患者和家属应积极与医生交流,做到对手术过程、术中和术后可能出现的问题以及术后注意事项心中有数,消除患者的紧张心理,做好配合工作。

术前应禁食 3～4 小时,用肥皂水清洗患者胸壁皮肤(切口区域),同时剃去上半胸和肩部的体毛,以防止切口感染。术前做抗生素皮试。手术前一天晚上,如患者情绪紧张,可给地西泮,以利睡眠。手术时,戴助听器的患者可以继续应用,但应摘除眼镜和假牙等。进入手术室后,要在患者手臂上建立静脉通道,可以随时通过静脉给予药物;同时在患者的四肢连接心电图导联,手臂绑上血压计的袖带,以利医护人员监测患者的心跳情况和血压。

38.起搏器置入术后应注意哪些事项?

首先,置入起搏器一侧的肢体应尽量避免举重物或剧烈的活动。

另外,现代的起搏器都有一定的抗干扰能力,因此对日常接触的家用电器不必过多担心,可以正常使用以下电器:电视机、收音机、洗衣机、微波炉、电动剃须刀、电热毯、电熨斗、电热锅、吸尘器等。操作电焊和发动汽车等一般也不会影响起搏器的功能。

但应注意,这些并非绝对,如果使用这些电器的时候感到头晕、心悸等,应立即关闭并远离这些电器,这样起搏器一般会恢复原来的工作状态。在机场通过安检门时,不会影响起搏器工作,但起搏器为金属材料,会引起报警,可将安装起搏器的证明出示给安检人员。所以乘坐飞机等,务必随身携带安装起搏器的有效证明。

大多数种类的移动电话(手机)会对起搏器有干扰作用,因此平时不要将手机放在离起搏器较近的口袋。同时,在使用手机时,应在安装起搏器的对侧,手机应离起搏器 25 厘米以上。

在日常生活中,比较大的变压器会产生较大磁场,会对起搏器有干扰作用。因此,应远离大的变压器、变电所等场所。现在应用很普遍的磁共振检查也会产生强磁场,因而安装起搏器的患者不能接受此项检查,可以 CT 等其他检查方法替代。

患者在各种医疗过程中,应在第一时间使医生、按摩师、理疗师和其他医务工作者知道自己安装了心脏起搏器,以帮助他们进行诊断和治疗。

安装起搏器后,患者应定期复查。复查内容包括体格检查、心电图检查、体外程控起搏器参数等,必要时还要做动态心电图、超声心动图和胸片等。出院后

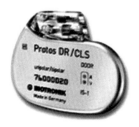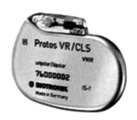

第一个月随访一次;第二个月至半年,每 2～3 个月随访一次。半年后至起搏器预期寿命终止前半年可每半年至一年随访一次,其后缩短为 2～3 个月,甚至每个月随访一次。发现起搏器电池接近耗竭时应及时住院更换。

39.起搏器的寿命有多长?

起搏器的使用寿命取决于起搏器电池的寿命和起搏器实际工作情况。一般来说,单腔起搏器的寿命为 9～11 年,双心腔起搏器的寿命稍短,为 6～9 年。具体寿命与不同厂家、不同型号以及起搏器实际工作时间有关。

简单说,有的患者完全靠起搏器起搏心脏,其起搏器的使用寿命就会明显缩短,一般只能达到厂家规定的保证年限;而有的患者很多情况下自身心率较快,不是完全靠起搏器起搏心脏,那么其起搏器的工作寿命就要大大超过厂家规定的保证年限。

起搏器的电池一般不会突然耗尽,都有一个过程。随访和复查的目的之一就是请医生检查起搏器的电池情况,尤其是在接近其设计寿命时,更要缩短复查的间期。当电池接近耗竭时,起搏器会发出警告标志,医生根据心电图等表现可以识别。这时,就要尽快安排手术更换起搏器。起搏器电池和电路一起被密封于脉冲发生器中,是一个整体,电池要取出更换。必须进行手术,取出起搏器,更换新的起搏器。而电极导线则在更换过程中进行测试,如果其工作仍然良好,可以继续使用;如果其电阻等不理想,就要考虑重新插入新的电极。

40.什么是埋藏式自动除颤器?

埋藏式自动除颤器是具有自动抗心动过速和自动除颤作用的置入型器械。置入了埋藏式自动除颤器的患者,一旦发生危及生命的室速/室颤,能被埋藏式自动除颤器立即发觉,并能在几秒内启动前述的分层次治疗手段,终止室速/室颤,挽救生命,而不需医疗人员或其他设备的参与。

41.什么是埋藏式自动除颤器置入术?

心脏性猝死一直是心血管内科临床的重要课题,也是医疗保健方面的一个大问题。冠心病(尤其心肌梗死后)的死亡患者中,三分之二死于心脏性猝死。其他器质性心脏病如心肌病和心脏瓣膜疾病患者,心脏性猝死的发生率也颇高。近年还发现一些无器质性病变基础,所谓正常心脏出现的心脏性猝死。

心脏性猝死有两种类型,即心律失常性和循环衰竭性(心肌泵衰竭或外周循环衰竭)。在医院外发生心脏性猝死的,绝大多数表现为前者。心律失常性猝死是心脏电活动异常最终发展至持续性室速(指时间持续 30 秒以上,或尽管少于 30 秒但出现血流动力学障碍者)或心室颤动的结果。在医院外发生这种恶性心律失常的患者,很少有机会得到及时和有效的医疗干预而于几分钟内死亡。对于那些有幸存活的心脏性猝死患者及有心脏性猝死高危险的患者,有几种治疗或预防性治疗选择:抗心律失常药物治疗,对心律失常的起源处做外科手术切除或导管消融,以及采用埋藏式自动除颤器治疗等。

对于室速,除特发性室速(无器质性心脏病者)和束支折返性室速(扩张性心肌病多见)射频消融术效果肯定外,而其他器质性心脏病(如心肌梗死)基础上发生的室速,由于其起源点可能有几个,或起源点较深,目前的射频消融术还难以达到理想结果。埋藏式自动除颤器比药物能显著提高严重室性心律失常患者的生存率。所以对于有适应证也有经济承受能力的患者,应让他们及时得到埋藏式自动除颤器治疗。

42.哪些患者适合做埋藏式自动除颤器置入术?

美国心脏协会和美国心脏学会将埋藏式自动除颤器的适应证分为三类:Ⅰ类、Ⅱ类、Ⅲ类。Ⅰ类是意见一致,应该置入埋藏式自动除颤器,即大家熟知的绝对适应证;Ⅱ类有不同意见,即相对适应证,又分ⅡA 和ⅡB,前者倾向于置入埋藏式自动除颤器,后者不倾向于置入埋藏式自动除颤器;Ⅲ类是不同意置入埋藏式自动除颤器,即绝对禁忌证。而这些适应证的具体疾病,是由循证医学,即大规模临床试验的结果确定的。由于科学的发展及时代的进步,尤其大规模临床试验结果的不断公布,适应证是不断变化的,过去是绝对适应证者,现在可能只是相对适应证者。具体如下:

(1)Ⅰ类适应证

①非一过性或可逆性原因引起的室颤或室速所致的心搏骤停。

②伴有器质性心脏病的自发性持续性室速。

③原因不明的晕厥,在心电生理检查时能诱发有血流动力学显著临床表现的持续性室速或室颤,药物治疗无效,不能耐受或不可取。

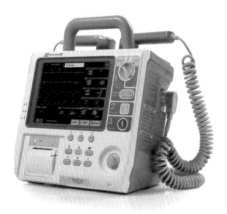

④伴发于冠心病、陈旧性心肌梗死和左心室功能障碍的非持续性室速,在心电生理检查时可诱发持续性室速或室颤,不能被Ⅰ类抗心律失常药物所抑制。

⑤无器质性心脏病的自发性持续性室速,对其他治疗无效。

(2)ⅡA类适应证

心肌梗死后1个月和冠脉血运重建术后3个月,左室射血分数≤30%的患者。

(3)ⅡB类适应证

①推测心搏骤停是由室颤所致,而因身体其他原因不能进行心电生理检查。

②在等待心脏移植时,有归咎于持续性室性快速心律失常的严重症状(即晕厥)。

③有致命性室性快速心律失常高危的家族性或遗传性疾病,如长QT综合征或肥厚性心肌病等。

④伴发于冠心病、陈旧性心肌梗死和左心室功能障碍的非持续性室速,在心电生理检查时可诱发持续性室速或室颤。

⑤病因未明确的晕厥反复发作,伴有心室功能障碍和心电生理检查诱发出室性心律失常,而排除了其他可引起晕厥的原因。

⑥不明原因的晕厥或有家族史的不明原因的晕厥,伴有典型或不典型的右束支阻滞和ST段抬高的。

(4)Ⅲ类适应证

①原因不明的晕厥,没有可诱发的室性快速心律失常。

②无休止的室速或室颤。

③室速或室颤起源处可被外科手术或导管消融术所消除,例如伴随预激综合征的房性心律失常、右心室流出道室速、特发性左心室室速或分支性室速。

④因一过性或可逆性损伤(如急性心肌梗死、电解质紊乱、药物、创伤)所致的室性快速心律失常。

⑤明显的精神性疾患,可能被器械置入所加重或不能进行系统的随访。

⑥预期生存时间≤6个月的终末期疾病。

⑦有左心室功能不良和QRS时限延长而无自发的或可诱发的持续性或非持续性室速的,准备进行紧急冠状动脉旁路移植手术的冠心病患者。

⑧心力衰竭分级为Ⅳ级的,非等候心脏移植术的药物难治性充血性心力衰竭。

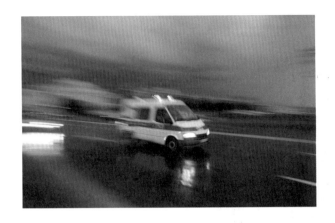

43.埋藏式自动除颤器置入术有哪些并发症？

埋藏式自动除颤器治疗有一定的并发症。早期的开胸放置,围手术期的死亡率为 2％～8％。自经皮置入以来,围手术期死亡率一般<1％,但随访期内与导线有关的并发症增多。具体并发症如下：

(1)围手术期死亡。

(2)感染脉冲发生器囊袋和(或)导线感染。

(3)与导线有关的问题：①感知/起搏导线电极脱位；②经静脉除颤导线迁移；③皮下电极断裂；④感知/起搏电极导线绝缘层破坏；⑤转接器的问题；⑥连接器的问题；⑦上腔静脉综合征。

(4)脉冲发生器有关的问题：①脉冲发生器迁移；②电池提前耗竭；③囊袋皮肤坏死,脉冲发生器外露,继发感染；④起搏器旋弄综合征。

(5)心律失常有关的问题：①非室速误识别为室速而误放电；②频率慢的室速未被识别。

(6)感知有关的问题：①感知过度；②感知低下。

(7)除颤有关的问题：①除颤阈值升高而不能成功除颤；②反复除颤导致心肌梗死。

(8)抗心动过速起搏导致室速。

(9)其他并发症,如肺炎、肺不张等。

应当指出,随着医生置入经验的积累、起搏器工程技术的发展及细致有效的随访,上述并发症的发生率实际上是很低的。

44.埋藏式自动除颤器置入术前须做哪些准备工作?

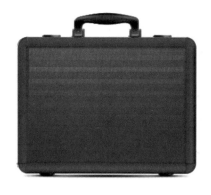

（1）患者准备

①详细了解病史。

②协助做好术前检查,包括血常规、肝肾功能、电解质、出凝血时间、凝血酶原时间、血型、X线胸片、心电图、动态心电图、超声心动图等检查。

③尽可能停用胺碘酮等抗心律失常药物。

④纠正心功能不全。

⑤做碘过敏试验。

⑥术前1日双侧颈部、胸前、两腋窝备皮。

⑦术前1日静脉给予广谱抗生素。

⑧患者术前4小时禁食,停用阿司匹林。

（2）设备和药品准备:检查、准备心电监护仪、体外起搏器、除颤仪和生理记录仪等设备,保证其良好备用状态,准备各类急救药品。

（3）操作人员准备:由于术中需诱发室颤或室速,为保证安全,参加人员应密切配合,并有较好的临床心电生理基础知识和埋藏式自动除颤器使用相关知识。

45.埋藏式自动除颤器置入术后应注意哪些事项?

（1）**严密监护**:术后送入监护病房,严密监测心率、血压、血流动力学、出凝血时间及血氧饱和度,随时准备体外复律或除颤。

（2）**防止并发症**:顽固性室速或室颤、急性左心衰和埋藏式自动除颤器系统感染所致脓毒血症是安置埋藏式自动除颤器的三大死亡原因。因此,术后应严密、仔细观察,防止并发症的发生。术后卧床72小时;囊袋局部沙袋压迫止血24小时,应注意观察有无出血和感染,术后可继续静脉给予广谱抗生素,预防感染;术中诱发室颤及术后室性和室上性心律失常可能频繁发作而反复体外复律和除颤也会造成心功能损害,故术后给予胺碘酮等抗心律失常药物及心肌保护剂,并给予多巴酚丁胺等正性肌力药物,也可酌情给予利尿剂和血管扩张剂药物。

（3）出院随访：术后最关键的是随访，随访比置入过程更重要。为保证埋藏式自动除颤器正常、安全、有效工作，必须进行细致、有效的随访。埋藏式自动除颤器安置术后第 1 年应每 2～3 个月随访 1 次，此后每半年随访 1 次，以发现埋藏式自动除颤器早期故障和（或）电池耗竭。放电不适、放电无效或反复放电者应及时来医院检查。在电池能量接近耗竭时，埋藏式自动除颤器的随访应更频繁一些。随访内容：①注意局部囊袋变化。②询问有关病史，患者症状有无改善，有无埋藏式自动除颤器的治疗及治疗时的感受。③通过程控仪查询埋藏式自动除颤器存储资料，了解埋藏式自动除颤器的工作状况（工作是否正常）及电池是否耗竭、患者心律失常的发生及干预情况，并及时调整参数。④了解患者对埋藏式自动除颤器治疗是否适应及患者和家属的健康教育。最后一点非常重要。有研究显示，几乎 100％的接受埋藏式自动除颤器置入患者，会存在或多或少的心理障碍，如恐惧、焦虑、抑郁甚至导致性功能减退，有时清醒状态下电击的感觉让人刻骨铭心。这些心理障碍会使患者情绪紧张，对电极恐惧，反而使心律失常更易发生，出现所谓的心律失常"风暴"现象。所以临床医生在随访时应对埋藏式自动除颤器置入者予以精神卫生教育及心理治疗。

46.何时需要更换埋藏式自动除颤器？

是否需要更换埋藏式自动除颤器有几个因素，如是否出现难以纠正的并发症（如囊袋感染、电极脱位等），此时可能需要重新置入埋藏式自动除颤器，但不是真正意义上的更换。

更换埋藏式自动除颤器主要是因为电池耗竭。绝大多数置入埋藏式自动除颤器系统的患者，当有证据表明电池耗竭时，如充电时间延长，应考虑更换脉冲发生器。有一个起搏器的专业概念称为择期更换指征，当埋藏式自动除颤器到达其择期更换指征后，应考虑更换。不同厂家型号的埋藏式自动除颤器的择期更换指征不同，需参阅相关产品的使用者手册或医生用系统手册。

除颤电极通常不需要更换，除非发生问题。在进行更换手术时，应重新测试整个电极系统是否能有效感知心律失常以及有效除颤，另外测试新的脉冲发生器的工作情况。临床经验表明，大多数患者置入的电极系统，更换脉冲发生器时反复测试，工作良好，仅有极少数患者在更换脉冲发生器时，测试除颤阈值较前升高。

47.早搏的感觉是什么?

早搏是一种常见的心律失常,是心脏跳动的提早搏动,通常在劳累、紧张、熬夜或者喝咖啡、浓茶后出现。其主要表现为心悸,有些患者感觉胸闷、乏力、气短,自觉心脏有"偷停",类似电梯快速升降的失重感或代偿间歇后有力的心脏搏动。有的患者有咽部紧缩感、咳嗽、气短。频发的过早搏动可因心排血量减少而引起患者出现乏力、头晕、胸痛、出汗等症状,原有心脏病患者可因此而诱发或加重心绞痛或心力衰竭。但是也有些人可能没有任何症状,在体检中才被发现有早搏。健康人随着年龄的增长也会出现早搏,症状明显时需要及时就诊。心脏早搏的感觉由于每个患者个体差异性不同,合并的疾病不同,感觉也不同,主要有以下几种:

第一,没有任何不舒服的感觉,一般是早搏数量比较少,也没有合并基础疾病。患者对早搏的耐受性很好,所以没有任何的感觉。大多是在查体、心电图体检时发现,不需要处理。

第二,心慌的感觉,这是患者感觉最多的,有的患者对早搏比较敏感,平时睡眠也不好,容易有心慌、心脏突跳感,这种患者要注意改善睡眠,不要喝浓茶、咖啡,多吃富含维生素的蔬菜、水果等。

第三,如果合并冠心病,诱发心肌缺血的症状,特别是严重的冠心病患者如果长时间频发早搏,除了有心慌的感觉还可能会诱发心绞痛,引起胸痛、胸闷或者心前区的不舒服,严重的患者会有低血压、晕厥甚至引起心力衰竭。

48.心动过速有什么危害吗?

心动过速对人的危害有轻有重,如果是轻度的心动过速,比如窦性的心动过速,对人的危害比较小,可能只会引起心慌的症状。如果是严重的心动过速,比如阵发性室性心动过速、阵发性室上性心动过速、预激综合征伴有房颤,会引起血液动力学的改变,可能导致血压下降,出现严重的心肌缺血。这些严重的心动过速可以危及生命,尤其是有心脏病的患者,出现心动过速,会导致原有病情出现加重。因此,评价心动过速要看有没有心脏基础病。

49.心动过缓有什么危害吗?

(1)如果是正常人,出现生理性窦性心动过缓,并没有患相关的器质性心脏疾病,对人体并没有危害,不需要特殊处理,常见于运动员以及部分老年人。

（2）如果是因为疾病导致心动过缓，当心跳明显减慢时，可以引起外周器官的供血不足，导致器官功能受到损害。严重的心动过缓有时还会引起黑矇、晕厥、阿-斯综合征的发作，甚至导致心脏性猝死的发生。对于疾病所引起的心动过缓，需要针对相关的疾病，进行相应的处理，必要时还要给予起搏治疗。

50.什么是房颤？

房颤就是心房颤动，是心脏的心房部分出现了颤动，心脏不是按照正常的节律跳动而是颤动，就是说心房没有按固定节律去收缩，而是一种抖动性的活动。如果发生心房颤动应该及时到医院就诊，看是初发性的房颤还是永久性的房颤。如果可以转复让心脏恢复窦性是最好的，如果不能转复要避免引起其他心脏病并发症的可能。引起房颤的危险因素包括高血压、慢性支气管炎，以及抽烟、一些外伤手术等。

51.房颤有什么危害？

房颤的危害性是比较大的，如果房颤没有得到有效的控制，很容易引起并发症。比如会导致患者出现血栓栓塞，特别容易导致脑血栓的形成，而且还容易导致患者出现恶性的心律失常，或者是引起心力衰竭等。所以对房颤一定要重视，尽早接受治疗，可以应用改变心率的药物、抗凝的药物、抗血小板凝集的药物、降脂类的药物来联合治疗，也可以选择射频消融术的方法来进行治疗，能够有效地控制住症状，防止疾病进一步发展。而且房颤的患者在日常的生活中还应该注意避免诱发的因素，特别是应该避免喝浓茶、浓咖啡，避免不良的精神刺激。

52.房颤分几种类型？

房颤分为以下几种类型：

第一，阵发性房颤。阵发性房颤患者是突发突止的，一般是在48小时以内症状就可以完全消失，恢复为窦性心律。

第二，持续性房颤。持续性房颤持续时间较长，一般是在1年以内。

第三，永久性房颤。房颤持续时间较久，超过了1年时间。

对于阵发性房颤患者来说，不用口服华法林或新型抗凝药。然而，对于持续性房颤或者永久性房颤患者来说，需要长期口服华法林或新型抗凝药。口服华法林或新型抗凝药的目的是预防心房内血栓的形成，如果心房内血栓形成，脱落以后就可以导致脑梗死或肺栓塞等。

53.突发房颤该怎么处理?

需要紧急前往医院处理,因为在家里的时候突发房颤是没有手段进行干预处理的。

前往医院以后进行心电图检查,来明确是不是房颤发作,这个是非常重要的,因为诊断清楚,接下来处理会更有针对性,更有方向性。在医院通过心电图检查明确房颤之后,如果发作时间在 72 小时以内,可以紧急静脉使用恢复窦性心律的药,比如胺碘酮,帮助患者把房颤纠正为正常节律的窦性心跳;如果发作时间超过 72 个小时,这个时候就不能考虑纠正房颤了,否则可能会导致血栓的脱落,引起急性脑梗死。

54.房颤患者应注意什么?

(1)饮食:不吃高脂肪、高胆固醇食物,如动物内脏、动物油脂、肥肉、蛋黄、螃蟹、鱼子等。戒食刺激心脏及血管的物质,如烟酒、浓茶、咖啡及辛辣调味品。过饥或过饱会加重心脏负担,加重原有的心律失常。少吃盐,尤其对有水肿的患者。

(2)摄入富含维生素 B 族、维生素 C 及钙、磷的食物,以维持心肌的营养和脂类代谢。应多食用新鲜蔬菜及水果,以供给维生素及无机盐,同时还可防止大便干燥(用力排大便可增加血栓脱落机会)。

(3)情绪:心胸开阔,精神放松,平和稳定,过度紧张尤其容易诱发心律失常。不宜晚睡,睡前不宜过度兴奋,生活节奏放慢。

(4)健身:可进行一些轻松愉快又不至于增加心脏负担的全身性活动,如跳交谊舞、做广播操、打太极拳、散步、做保健操等。随季节、气候变化调节生活起居,预防感冒,以免加重病情。有血栓的患者要注意防止突然用力地剧烈咳嗽,减少血栓脱落的机会。

55.室上速是什么?

室上速是一种心律失常,表现为突发突止,在发病时可以使患者的心室率达到每分钟150~250 次。室上速发作时,患者可以出现心慌、头晕、黑矇、晕厥等症状,也可以出现胸闷、胸痛等症状。室上速通常是指阵发性室上性心动过速,其发生机制与折返有关,做心电图可以明确,可以给予射频消融术治疗。

56.室上速发生时自己可以进行哪些应急处理?

室上速发作时,自救的方法主要是刺激迷走神经兴奋,抑制交感神经。其主要分为四种:第一,可以用冷水反复洗脸。第二,按摩一侧的颈动脉窦,不能按两侧颈动脉窦,反复按摩。第三,可以采用瓦尔萨尔瓦动作呼吸刺激迷走神经兴奋。第四,可以进行抠嗓子,引起恶心、呕吐等反应,然后刺激迷走神经兴奋。通过以上的四种操作,或者其中一种,可终止室上速的发作。不过如果有就医条件,首选去医院就诊,以免造成不良后果。

57.室性早搏有哪些危害?

室性早搏是临床上非常常见的一种心律失常,很多人在体检的时候,发现有这种早搏的出现。健康人出现室性早搏一般都是偶尔发作一次,多数跟吸烟、饮酒有关,对人体没有危害,改变不良生活习惯后多数会自行消失。如果出现频发的室性早搏,而且是多源性的室性早搏,就会加重心肌缺血,引发心力衰竭,会有生命危险。所以一定要明确室性早搏的病因,及时治疗病因才能根治早搏的发生。

58.室上速消融后会反复发作吗?

针对室上速的射频消融治疗,目前是一项很成熟的技术。统计学表明,室上速射频消融的复发概率是非常低的,所以针对反复发作的室上速,建议进行射频消融治疗,以免后期影响心功能。

59.哪些属于恶性心律失常?

恶性心律失常是指在很短的时间内,可以引起严重的血流动力学障碍,导致患者出现意识丧失、晕厥,或者是心源性猝死的心律失常。在临床上,恶性心律失常分成两大类,一类是恶性的快速性心律失常,另一类是严重的缓慢性心律失常,主要分析如下:

(1)快速性心律失常:室性心动过速、心室扑动、心室颤动。

(2)缓慢性心律失常:严重的病态窦房结综合征、三度房室传导阻滞。

这些疾病都可以引起血流动力学的障碍,导致低血压或者心搏骤停的发生,最终会引起病患的猝死。因此,在出现恶性心律失常时,要及时发现、尽早处理、妥善干预,要进行心电监测,同时也要明确是否存在其他器质性心脏病的可能,快速性心律失常是导致心脏性猝死的主要原因。

60.恶性心律失常的诱因有哪些?

第一类,有基础心肌病的患者,比如扩张型心肌病、肥厚型心肌病、限制型心肌病等,这些心肌病由于心脏结构的异常、心肌纤维化疤痕等的存在,都容易引起恶性心律失常、心脏性猝死,这也是心脏性猝死常见的病因。

第二类,心肌严重缺血,心肌缺血特别是在急性心肌梗死的急性期,心脏有一个交感风暴,电生理活动紊乱,心脏容易出现室速、室颤的发作,也是急性心肌梗死急性期死亡的最大原因,也就是心脏性猝死。还有遗传的心肌病,比如先天性的 Brugada 综合征,长 QT、短 QT 综合征等疾病,主要的致死原因就是表现有恶性心律失常,还有相对少见的,比如过度疲劳、剧烈运动、剧烈的交感神经兴奋、交感风暴,还有特殊的疾病,都可能引起恶性心律失常发作,引起猝死。

61.心悸不能吃的食物有哪些?

(1)牛肉、羊肉、海鲜、韭菜、茴香。

(2)咖啡、茶、含有咖啡因成分的饮料。

注意,心悸的患者不能吃辛辣刺激的食物,油腻的食物也要少吃,不要做剧烈的运动,要合理规范每一餐,不要吃太多的食物,热量高和脂肪高的食物也要少吃一些,多吃一些清淡有营养的食物。

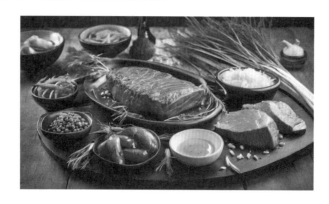

(李岱旭　姜建邦　刘云霞　任景艳)

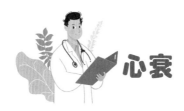

很多人都知道,到了心脏病的晚期,患者会出现种种症状,诸如严重的憋喘、痰多、睡觉不能平卧、全身水肿、有大量胸腹水等,生活质量严重下降,苦不堪言。那么,到此时还有什么治疗措施吗?以下将简要介绍。

1.什么是心衰?

心衰是心力衰竭的简称,是各种原因导致的心脏泵血功能受损,心排血量不能满足全身组织基本代谢需要的综合征,主要表现为呼吸困难(胸闷憋气)、活动受限(乏力,腿沉)、体液潴留(水肿)。

平时,我们还常常听到"心功能不全"或"心功能障碍"的概念,这又是什么呢?心功能不全或心功能障碍理论上是一个更广泛的概念,伴有临床症状的心功能不全称之为心力衰竭,而有心功能不全者,不一定全是心力衰竭。目前临床上,"心功能不全"一词常用以表明经器械检查(如超声心动图等)提示心脏收缩或舒张功能已不正常,而尚未出现临床症状的状态。

2.心衰有哪些分类及分型?

(1)根据发展的速度:可分为急性心衰和慢性心衰,急性起病、突发、病情较重的心力衰竭为急性心衰;如果进入慢性以及相对稳定阶段,为慢性心衰。急性心衰和慢性心衰可以相互转变。

(2)根据发生的部位:可分为左心衰竭、右心衰竭和全心衰竭。左心衰竭的发展可出现右心衰竭,即全心衰竭。

(3)根据发病机制:分为收缩性心力衰竭、舒张性心力衰竭。因心脏收缩功能障碍致收缩期排空能力减弱而引起的心力衰竭为收缩性心力衰竭。舒张性心力衰竭是心脏的舒张功能不全。

(4)根据症状的有无:可分为无症状性心力衰竭和慢性心力衰竭。无症状性心力衰竭是指左心室已有功能不全,射血分数降至正常以下(<50%)而尚无心力衰竭症状的这一阶段,可历时数月到数年。研究证实,这一阶段已有神经内分泌的激活和心肌肥厚,心功能得以代偿。

(5)低排血量型心衰和高排血量型心衰:心排血量下降者称为低排血量型心衰,临床上多见,如风湿性心脏病、冠心病、心肌病、高血压性心脏病及先天性心脏病。心排血量增高者称为高排血量型心衰,见于甲状腺功能亢进、动静脉瘘、脚气病、贫血和妊娠等。

3.引起心衰的诱因有哪些?

(1)感染:为常见诱因,呼吸道感染占首位,特别是肺部感染,可能与肺淤血后清除呼吸道分泌物的能力下降有关。

(2)心律失常:快速性心律失常如最常见的心房颤动,使心排血量降低。严重心动过缓使心排血量下降。

(3)肺栓塞:心衰患者长期卧床,易产生血栓而发生肺栓塞,因右心室的血流动力学负荷增加而加重右心衰竭。

(4)妊娠和分娩:可加重心脏负荷和增加心肌耗氧量而诱发心衰,尤其孕产妇伴有出血或感染时更易诱发心衰。

(5)贫血与出血:慢性病贫血患者心排血量增加,心脏负荷增加,血红蛋白的摄氧量减少,使心肌缺氧甚至坏死,引起贫血性心脏病。大量出血使血容量减少,回心血量和心排血量降低,并使心肌供血量减少和反射性心率增快,心肌耗氧量增加,从而导致心肌缺血缺氧。

(6)其他:主要包括输血输液过多或过快。电解质紊乱和酸碱平衡失调,洋地黄类药物过量、利尿过度、心脏抑制药物和抗心律失常药物及糖皮质激素类药物引起水钠潴留等。

体力活动、情绪激动、气候变化、饮食过度或摄盐过多也会引起心衰。

4.左心衰竭会有哪些表现?

左心衰竭以肺淤血及心排血量降低表现为主。

(1)症状:①不同程度的呼吸困难。

a.劳力性呼吸困难:是左心衰竭最早出现的症状。

b.端坐呼吸:卧位时很快出现呼吸困难,常在卧位1~2分钟出现,需用枕头抬高头部。

c.夜间阵发性呼吸困难:常在夜间发作。患者突然醒来,感到严重的窒息感和恐怖感,并迅速坐起,需 30 分钟或更长时间后方能缓解。通常伴有两肺哮鸣音,称为心源性哮喘。

d.急性肺水肿:左心衰竭呼吸困难最严重的形式。

②咳嗽、咳痰、咯血:咳嗽、咳痰是肺泡和支气管黏膜淤血所致,开始常于夜间发生,坐位或立位时咳嗽可减轻。

③体力下降、乏力和虚弱:几乎都有的症状,这些是心排血量不足,器官、组织灌注不足及代偿性心率加快所致的主要症状。

④泌尿系统症状:早期可以出现夜尿增多。严重左心衰竭时心排血量重度下降,肾血流量减少而出现少尿或血尿素氮、肌酐升高并有肾功能不全的相应表现。

(2)体征:除原有心脏病体征外,还有以下几方面变化。

①一般体征:活动后呼吸困难,重症出现发绀、黄疸、颧部潮红、脉压减小、动脉收缩压下降、脉快。

②心脏体征:一般以左心室增大为主。在急性病变期,心脏未扩大已发生衰竭,可闻及舒张早期奔马律,P2 亢进,左心功能改善后 P2 变弱。心尖部可闻及收缩期杂音,心功能代偿恢复后杂音常减弱或消失。

③肺部体征:肺部湿啰音是左心衰竭时肺部的主要体征。

5.右心衰竭会有哪些表现?

右心衰竭以体静脉淤血表现为主。

(1)症状:①消化道症状,胃肠道及肝淤血引起腹胀、食欲不振、恶心、呕吐等是右心衰竭最常见的症状。

②肾脏症状,肾脏淤血引起肾功能减退,白天尿少,夜间尿多。

③呼吸困难,单纯右心衰竭时通常不存在肺淤血,气喘没有左心衰竭明显。

(2)体征:①水肿,是右心衰竭的典型体征,首先出现在足、踝、胫骨前且较明显,向上延及全身,发展缓慢。

②肝颈静脉反流征,轻度心衰患者休息时颈静脉可以正常,但按压右上腹时上升至异常水平,称肝颈静脉反流征。较肝大或皮下水肿出现早。

③肝大压痛,肝因淤血肿大常伴压痛,持续慢性右心衰竭可致心源性肝硬

化,晚期可出现黄疸及大量腹水。

④心脏体征,右心衰竭时可因右心室显著扩大而出现三尖瓣关闭不全的反流性杂音。

⑤胸水和腹水,主要与体静脉和肺静脉同时升高及胸膜毛细血管通透性增加有关。

6.心衰有哪些并发症?

①心跳不规律。②脑卒中发作。③心脏病发作。④腿部有栓子(深静脉血栓形成)。⑤肺部有栓子(肺动脉栓塞)。⑥贫血。⑦认知缺损。⑧二尖瓣回流。

7.发生心衰后应注意哪些事项?

(1)轻度心力衰竭患者,限制体力活动。较重心力衰竭患者以卧床休息为主;心功能改善后,应适当下床活动,以免下肢血栓形成和肺部感染。

(2)减轻胃肠道负担,宜少量多餐,适当控制每日进食总量。宜用低盐饮食,每日食盐不宜超过 5 克;忌食盐腌制食品及含盐炒货。

(3)严禁烟、酒,不喝浓茶或咖啡。

(4)严格按医嘱服药,不得随便改变药物的用法和用量,特别在服用利尿剂和地高辛时更应如此,以免发生不良后果。

(5)感冒、腹泻、发热或病情变化时要及早就诊。

(6)育龄妇女要做好避孕工作。

8.治疗心衰有哪些方法?

(1)病因治疗

①基本病因的治疗:针对大多数心力衰竭的病因都有治疗的方法,如控制高血压,药物、介入及手术治疗可以改善冠心病等。病因治疗的最大障碍是发现和治疗过晚,很多患者常满足于短期治疗缓解症状,拖延时日终至发展为严重的心衰,不能耐受手术,而错过了治疗的时机。

②消除诱因:控制感染、纠正心律失常,发现潜在的甲状腺功能亢进、贫血等,应注意检查并予以治疗。

(2)一般治疗

①注意休息,控制体力活动,避免精神刺激,降低心脏负荷,有利于心功能

的恢复。

②控制钠盐摄入，心衰患者血容量增加，且体内水钠潴留，因此减少钠盐的摄入有利于减轻水肿等症状，但应注意在应用强效排钠利尿剂时，过分严格限盐可导致低钠血症。

（3）药物治疗：当代心衰的治疗已从过去短期应用改善血流动力学药物（如利尿剂、正性肌力药和血管扩张剂）的治疗策略转为长期应用神经内分泌拮抗剂修复性的治疗策略，以改善衰竭心脏的生物学功能。

（4）介入治疗：心脏再同步化治疗是通过双心室起搏的方式治疗心室收缩不同步的心力衰竭患者。对于心衰伴心室失同步的患者，这种治疗可以改善患者的心脏功能，提高运动耐量以及生活质量，同时显示出逆转左室重构的作用。

（5）外科手术治疗：不可逆心衰患者的病因大多是无法纠正的，如扩张型心肌病、晚期缺血性心肌病患者，心肌衰竭情况已至终末状态不可逆转，其唯一的出路是心脏移植。

9.治疗心衰的药物有哪些？

（1）改善血流动力学：洋地黄类药物、利尿剂、β-受体阻滞剂、磷酸二酯酶抑制剂、血管扩张剂。

①利尿剂：髓袢利尿剂如呋塞米，噻嗪类利尿剂如双氢克尿噻，保钾利尿剂如螺内酯。目前认为利尿剂是有效和几乎无毒性的药物，但不应单独应用，应和转化酶抑制剂或 β-受体阻滞剂合用。

②洋地黄类药物：可使心衰症状改善，心衰患者住院率降低，但对总病死率的影响为中性。

③β-受体阻滞剂和磷酸二酯酶抑制剂：短时应用可改善临床症状，长期治疗时病死率增高。

（2）改善神经体液调节：血管紧张素转化酶抑制剂、β-受体阻滞剂、醛固酮拮抗剂。

①血管紧张素转化酶抑制剂：血管紧张素转化酶抑制剂是心衰药物治疗中仅有的少数既能改善临床症状又能

延长生存的药物。与β-受体阻滞剂相同,以调节神经体液机制为主,临床症状改善常需数周(数月)。大剂量作用优于小剂量,且耐受性良好。例如,卡托普利从 6.25 毫克,一天两次,逐渐递增,最大剂量可达 150～300 毫克/天。

②β-受体阻滞剂:长期应用可降低死亡危险率 35％～65％。开始作用时可引起体液潴留,宜与利尿剂合用。必须从小剂量开始,逐渐递增。

③醛固酮拮抗剂:螺内酯,用于治疗心衰可延长患者的寿命。研究发现,醛固酮在心衰的病理机制中起着重要作用,如保钾利尿,抑制心室重构。

10.心衰好转后复发怎么办?

慢性心力衰竭复发应按照急性心力衰竭进行处理,缺氧和高度呼吸困难是致命的威胁,必须尽快使之缓解。使患者取坐位,双腿下垂,减少静脉回流,吸氧,应用吗啡,快速利尿,应用血管扩张剂、氨茶碱等。待急性症状缓解后,应着手对诱因及基本病因进行治疗。

11.什么是体外球囊反搏术?

体外球囊反搏术是一种辅助循环疗法,对人体下肢和臀部裹以特制的气囊套,以心电图 R 波为触发信号,在心脏舒张早期,气囊由远及近序贯加压,驱动下肢血液向主动脉返流,提高主动脉舒张压,从而改善心脏、大脑等重要器官的血液供应;在心脏收缩期前,气囊迅速排气,受压的肢体血管开放,使主动脉收缩压下降,从而减少外周循环阻力,减轻心脏负荷。

12.体外球囊反搏术有哪些种类?

其一是非序贯式加压转变为序贯式加压。非序贯式加压只能使舒张压提高到接近原来收缩压的水平,序贯式加压加上臀部加压的反搏波比非序贯式加压高 46.2％。

其二是由液压式加压变为气动加压,简化了设备与操作,患者更易于接受。

13.体外球囊反搏术临床价值有哪些?

体外球囊反搏术的临床价值包括治疗、康复、保健和消除疲劳。

(1)治疗

①心血管疾病:稳定型心绞痛、不稳定型心绞痛、无症状性心肌缺血、急性

心肌梗死或伴有心源性休克、陈旧性心肌梗死伴有心肌缺血、心肌缺血而致心律失常(房性早搏和室性早搏)、缺血性病态窦房结综合征、病毒性心肌炎及其后遗症、心内直视手术后引起低血容量性休克、冠状动脉搭桥术后、经皮冠状动脉成形术后。

②脑血管病:脑动脉硬化、短暂性脑缺血发作、脑血栓形成、脑梗死、椎-基底动脉供血不足、眩晕综合征、小儿脑瘫、阿尔茨海默病、血管性痴呆、帕金森综合征(供血不足所致)。

③眼底病:视网膜中央动脉栓塞、中心性浆液性视网膜脉络膜病变、缺血性视神经病变、缺血性视神经萎缩。

④耳疾病:突发性耳聋。

⑤肢体疾病:动脉硬化性血管闭塞、血栓闭塞性脉管炎、末梢循环障碍。

⑥消化性疾病:消化性溃疡、病毒性肝炎。

⑦其他因供血不足而引起的缺血性疾病。

(2)康复

①心脏手术后恢复期;②病毒性心肌炎恢复期;③颅脑外伤和手术后恢复期;④肝炎后恢复期;⑤老年性记忆减退、失眠、嗜睡;⑥其他因供血不足而引起的缺血性疾病的恢复期。

(3)保健

①50岁以上尚无缺血性疾病者;②脑力劳动者;③不能进行室外活动或不愿运动者。

(4)消除疲劳

①运动性疲劳;②脑力性疲劳。

14.体外球囊反搏术中会有哪些不适感觉,会有哪些并发症?

大部分进行体外球囊反搏术的患者都没有严重的不适。最常见的不适感觉为轻微头痛、头晕,身体乏力或肌肉酸痛。一小部分的患者有可能在气囊充气的位置感到不适,包括疼痛、皮肤痕迹、瘀伤或水疱。治疗中配合适当的软垫能减轻这些不适。

体外球囊反搏术是一种安全、无创的治疗方法,较少出现一些并发症,如充血性心力衰竭、栓塞等。

15.体外球囊反搏术前须做哪些准备工作?

①术前小便,少饮水,以防治疗中尿急。②术中宜穿毛衫(长袖长裤),冬天加穿毛衣以防皮肤磨损。③术中部分患者可能出现皮肤起疱或破损,请及时告诉医护人员。④反搏术可与其他方法及药物同时治疗。⑤凡患传染病者均不接受治疗。⑥凡患先天性心脏病及出血性疾病者不宜做反搏治疗。⑦术中不宜吃东西,防止窒息。

16.体外球囊反搏术后应注意哪些事项?

(1)观察心电信号在治疗过程中是否正常,如果出现心电干扰信号而产生误触发,即要检查电极是否贴好或重新清洗皮肤。

(2)观察患者在反搏过程是否有不良反应,如脚麻、气促、胸闷。脚麻可能是因为保压时间过长引起的,保压时间适当缩短,脚麻便会消失;气促、胸闷要确定是否由患者紧张引起的,如果不是,则要立刻停机,请医师及时处理。

(3)观察反搏波形是否理想,如反搏波不佳,即要检查包扎是否符合"宁紧勿松,宁上勿下"的原则;如包扎正常,即要检查气道或气囊是否有漏气及气囊放置是否正常(歪、聚团)。查出原因,及时处理。

17.什么是主动脉内球囊反搏术?

主动脉内球囊反搏术即是将带有圆柱状球囊的心导管经外周动脉置入降主脉与左锁骨下动脉和远端进行循环辅助的技术。导管近端位于左锁骨下动脉末梢,远端位于肾动脉。当心脏舒张时气囊充气,心脏收缩时气囊放气。由此产生双重血流动力学效应:心脏舒张气囊充气使血流向前,提高舒张压和冠脉的灌注;气囊在心脏收缩之前放气降低收缩压(心脏后负荷)从而改善心脏后负荷,提高了左心室射血。其是目前临床上应用最广泛、最有效的一种暂时性、机械性地改善冠状动脉血流灌注和支持血流动力学的治疗方法。

18.主动脉内球囊反搏术有哪些种类?

数十年来,主动脉内球囊反搏术虽然在精密程度和工艺上不断进展,但是基本原理和工作模式没有根本性地变化。根据主动脉内球囊反搏术主动脉压力波形变化异常的反搏时相可以粗略分为以下四种:气囊延迟充气、气囊提前充气、气囊延迟排气和气囊提前排气。

19.主动脉内球囊反搏术适应证有哪些？

主动脉内球囊反搏术治疗非常明确地改善了患者的血流动力学状态以及心肌氧供应与氧需求之间的平衡，并且使得因为循环衰竭导致的全身代谢性紊乱得以纠正。在最初应用阶段，主动脉内球囊反搏术治疗仅用于急性冠状动脉缺血伴有血流动力学不稳定。而现在随着技术的进步，其适应证不断扩展：

①药物治疗效果差的顽固性不稳定型心绞痛患者；②严重缺血的左主干病变患者，即使症状较轻亦应考虑应用；③急性心肌梗死伴有或不伴有心源性休克的患者；④急性心肌梗死合并症急性二尖瓣反流、急性室间隔穿孔；⑤经皮冠状动脉成形术手术中或手术后；⑥非体外循环重症冠状动脉搭桥中；⑦心脏手术后低心排血量状态不能脱离体外循环机；⑧心脏移植前的过渡治疗；⑨冠心病患者进行非心脏类手术；⑩顽固性室性心律失常；⑪心脏挫伤；⑫右心室衰竭；⑬感染性休克。

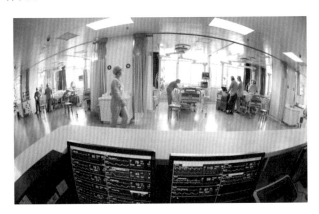

20.主动脉内球囊反搏术有哪些并发症？

在主动脉内球囊反搏术治疗过程中所发生的并发症可以分为两类：一类是比较轻微的、暂时的；另一类如果发生则是相当严重和致命的。

据文献报道，在并发症中比较常见的是出血、感染和动脉血管损伤。由主动脉内球囊反搏术治疗引起的死亡率为0～4%。

（1）重大并发症：死亡；大出血伴有血流动力学不稳定需要输血；败血症；肢体缺血需要截肢；脊髓坏死；肠系膜/肾缺血或梗死；主动脉内膜剥脱；气栓；球

囊导管嵌入动脉壁。

（2）一般并发症：局部血肿；少量出血；谵妄；动脉栓塞；发热；穿刺部位感染；菌血症；缺血性足部溃疡；缺血性神经系统病变；假性动脉瘤；跛行。

21.主动脉内球囊反搏术前须做哪些准备工作？

主动脉内球囊反搏术治疗应用于临床的初始阶段，导管插入采用经股动脉切开的外科手术方法，因此术前准备较复杂。随着经皮穿刺插管技术的开展，床边应用主动脉内球囊反搏术逐渐增多，术前准备已趋向简单化和程序化。

（1）首先向患者及家属做好解释工作，以取得配合。

（2）检查主动脉内球囊反搏术系统工作状态，调节报警装置，复习各键的功能、操作程序及数值设置等。

（3）检查患者腹股沟部有无瘢痕，穿刺部位清洁备皮，留置导尿管，协助患者更衣。

（4）检查红细胞计数、出血时间、凝血时间及血小板计数，做碘和青霉素过敏试验，根据患者身高选择合适的导管，同时准备急救药物及心肺复苏器，开放深静脉通路，预留注射给药通路，以备在进行主动脉内球囊反搏术导管插管过程中出现紧急情况时快速给药。

22.主动脉内球囊反搏术后应注意哪些事项？

（1）心理护理：由于患者入住重症监护病房，肢体制动，加之对主动脉内球囊反搏术知识缺乏，担心预后，常表现为忧虑、烦躁。因此护理时要语言亲切，给患者以安慰和鼓励，向之详细讲解疾病知识和主动脉内球囊反搏术治疗相关知识，使其增强战胜疾病的信心，保持情绪稳定。

（2）病情观察：血压、心率每 15 分钟测量 1 次，平稳后每 0.5～2.0 小时测量 1 次。观察患者心电图的变化，注意有无心律失常。体温 2 小时测量 1 次，观察患者皮肤颜色、体温变化情况，注意保暖。准确进行压力监测，包括动脉收缩压、舒张压、平均压、反搏压及波形。

（3）导管的护理：将导管置于不易脱落部位，妥善固定，防止患者变换体位时打折、移位和脱落。

（4）并发症的发现和处理：如前所述，主动脉内球囊反搏术后会出现一些并发症，有些可能威胁生命，因此，及时发现并正确处理并发症尤为重要。

23.什么是左心室辅助装置?

左心室辅助装置是一种将血液由肺静脉及左心室引出,直接泵入主动脉,部分或全部替代左心室做功的人工机械装置。

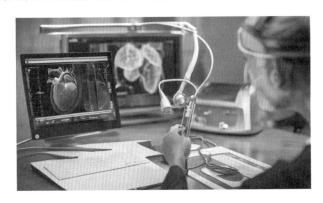

24.哪些患者适合左心室辅助装置?

目前左心室辅助装置主要适用于以下三类人群:

(1)心功能恢复前的辅助治疗。适用人群为急性心源性休克、心脏直视手术后不能脱离体外循环辅助或者术后发生低心排血量综合征的患者。

(2)心脏移植前的过渡治疗。该类人群首先要适合接受心脏移植,且血流动力学参数满足如下要求:心指数小于 2.0 升/(米^2·分),动脉收缩压小于 80 毫米汞柱,肺毛细血管楔压大于 20 毫米汞柱。

(3)心衰终末替代治疗。适用于心功能 Ⅲ~Ⅳ 级慢性心衰患者:严重依赖血管活性药物,并出现明确低血压;其他脏器功能不全;心衰症状反复且加重。

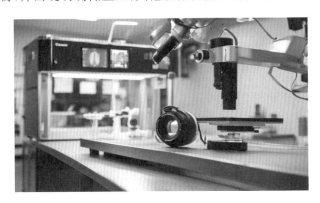

25.左心室辅助装置术有哪些并发症?

(1)出血:发生率可达50%,目前已降至15%～35%。主要是心衰患者多合并自身凝血功能障碍,且机械因素激活了凝血及纤溶系统和炎症反应系统,使血小板减少,从而增加了出血倾向。出血一旦发生,应及早止血,一般可输注新鲜全血、血小板浓缩液或冻干血浆。必要时需开胸止血或解除心包填塞。

(2)右心衰竭:发生率为20%～30%,原因除了左心辅助前即已存在的右心功能不全外,另一个重要原因是左心辅助,尤其是在高流量左心辅助时,右心室收缩力降低而致右心室功能损害。一般认为轻度至中度右心衰竭用药物治疗即可,严重时,则需要同时行右心辅助循环。

(3)心律失常:为致死常见原因,多表现为室速、室颤、心搏骤停。

(4)血管扩张性低血压:发生率约为40%,是指全身血管张力下降所造成的低血压和器官低灌注状态,与患者体内血管加压素明显减低有关。

(5)感染:可能与辅助装置有关,也可能与手术操作及术后护理有关。感染易发生于长期应用辅助装置的患者,多发生于置管部位,同时发生全身感染。

(6)栓塞:发生率为0～8%。原因主要与血泵的设计、接触血液的材料、抗凝不合理、败血症等有关。

26.左心室辅助装置术前须做哪些准备工作?

准备工作主要包括以下三个方面:

(1)必要的化验检查以评价患者的各脏器功能,对患者进行术前评估。如血常规、凝血指标、肝肾功能、血脂、尿常规及血流动力学指标。

(2)告知患者及其家属左心室辅助装置术的必要性及风险,并告知术后需注意的相关事项。

(3)评估患者的心理状态,必要时进行心理辅导,增强患者信心。

27.左心室辅助装置术后应注意哪些事项?

施行左心室辅助装置术患者在术后应住院观察,以改善心功能至撤除辅助装置或等待心脏移植或单纯延长生命,其间的护理工作多由医务人员完成。在术后应给予严格的心电监测、血液动力学监测、凝血机制监测及防止手术和院内感染,减少和及时治疗手术相关的并发症,排查机械故障,使患者从手术中获益。

28.左心室辅助装置的寿命有多长?

相关报告指出,使用左心室辅助装置可维持患者生存数周或数月;也有报告指出,许多扩张型心脏病患者在使用左心室辅助装置数周或数月后心功能得到恢复。从临床使用情况来看,存在慢性心力衰竭的患者使用左心室辅助装置的效果难以预见,并且成功率低;而患者因急性突发性心肌炎使用左心室辅助装置时取得了很好的效果,许多患者的心脏功能得到恢复。

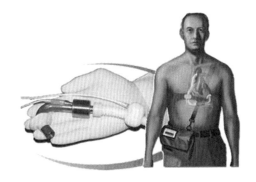

29.什么是人工心脏,有哪些种类和功能?

人工心脏是在心脏原位置入以替代衰竭的心脏,并执行其原有的维持人体血液不断流动的功能,以延长人体寿命的人造装置。

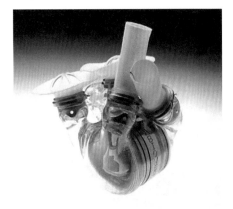

人工心脏按照应用目的可分为短期泵、间断性泵、长期泵和永久性泵。短期泵、间断性泵主要为左心室、右心室辅助循环,用以短期辅助自身心脏恢复供血功能;长期泵和永久性泵主要指双室辅助循环、全人工心脏,用以终末期心脏疾病等待心脏移植或永久性全人工心脏移植。

目前应用于临床的全人工心脏主要有美国的 CardioWest 和 Abiocor 两种。

30.哪些患者适合人工心脏替换术?

处于终末期不可逆心力衰竭,对多种大剂量强心药物治疗无反应,等待心脏移植,但由于心功能极差,可能无法等到合适供体的患者,可选择 CardioWest 人工心脏替换术,以延长生命,过渡到心脏移植。对于无法进行心脏移植的终末期不可逆心力衰竭,预期存活率低于 30 天的患者可选择 Abiocor 人工心脏替换术以延长生命。

31.人工心脏替换术有哪些并发症?

(1)感染。多为纵隔及肺部感染。前者与人工心脏驱动泵的气体驱动管道的摩擦有关,后者多与手术后卧床及院内感染有关。

(2)出血。由于行全人工心脏替换术时在术前、术中及术后均须抗凝,故出血风险极高,许多患者因为出血需要再次开胸止血。

(3)脑血管意外。可表现为短暂性脑缺血发作、缺氧性脑病、代谢性脑病、抽搐或晕厥,可能与人工心脏驱动不足及血栓形成有关。

32.人工心脏替换术前须做哪些准备工作?

对于适合进行人工心脏替换术的患者,应在术前做详细的检查以作出准确的术前评估,并进行包括医院、律师、患者及家属三方公证程序,以避免术中及术后的医疗及非医疗事件发生。

准备工作主要包括以下三个方面:

(1)必要的化验检查以评价患者的各脏器功能,尤其是患者的凝血机制,并在术前使其达到肝素化要求。

(2)详尽地讲解以使患者及其家属了解人工心脏替换术的必要性及风险,并告知术后需注意的相关事项。

(3)心理评估以了解患者的精神状态,必要时进行心理辅导,以增强患者信心,可提高手术成功率及患者的存活率。

33.人工心脏替换术后应注意哪些事项?

由于绝大多数行心脏替换术的患者需住院监护治疗,故术后相关工作基本上均由医疗机构完成。其中最重要的事情是应用多种药物和多系统监测处理抗凝问题,同时避免感染及因为充分抗凝而出现的出血,从而为心脏移植争取时间。部分行 Abiocor 人工心脏替换术的患者可借轮椅在院内活动,且随着患者状态逐步恢复,可下地行走并在医生指导下进行一定程度的物理治疗,如轻量的重量训练、平衡训练、站立/坐下训练等。

34.人工心脏替换会出现什么故障?

人工心脏由于价格昂贵,数量有限,故生产厂家对每个人工心脏装置均会进行最严格的检查以保证其在运行过程中不出现意外。临床应用过程中也极少出现故障,既往曾报道过 1 例人工左心系统的四层隔膜中的一层发生穿孔而导致的人工心脏功能失常,该患者于置入后第 124 天死亡。

35.人工心脏的寿命有多长?

CardioWest 人工心脏以延长患者生命至心脏移植为目的,故其使用时间与何时能够进行心脏移植有关。美国食品药品监督管理局一项报告指出,1993 年至 2002 年的 5 个心脏中心,95 位使用 CardioWest 人工心脏的患者中,有 79% 的患者能够存活到心脏移植;早年的研究表明,平均置入时间为 24 天(1~603),超过 60% 的患者其置入时间小于两周。

Abiocor 人工心脏以替代心脏功能延长患者生命为目的,其使用时间与患者存活的时间有关。选择 Abiocor 人工心脏的患者预期寿命低于 30 天,替换后最长的患者存活 17 个月。

36.什么是心脏移植术?

心脏移植术是选择健康的心脏,通过手术,替换掉已经衰竭的心脏与相应血管相吻合,并给予抗排斥反应、抗感染等治疗以保证移植的心脏正常工作,延长患者生命的一种治疗心力衰竭的方法。

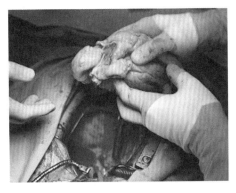

37.哪些患者适合心脏移植术?

由于心脏移植手术重大,风险高,如果失败可能无法挽救,因此应严格筛选适合该手术的患者，一般有如下要求：

（1）终末期心力衰竭伴或不伴有室性心律失常，经系统完善的内科治疗或常规外科手术均无法使其治愈，预测寿命<1年。

（2）其他脏器（肝、肾、肺等）无不可逆性损伤。

（3）患者及其家属能理解与积极配合移植手术治疗。

（4）适合心脏移植的常见病症：①晚期原发性心肌病，包括扩张型、肥厚型与限制型心肌病，以及慢性克山病等；②无法用搭桥手术或激光心肌打孔治疗的严重冠心病；③无法用纠治手术根治的复杂先天性心脏病，如左心室发育不良等；④无法用换瓣手术治疗的终末期多瓣膜病者；⑤其他难以手术治疗的心脏外伤、心脏肿瘤等；⑥心脏移植后移植心脏广泛性冠状动脉硬化、心肌纤维化等。

患者如果有以下情况，应禁止手术：

（1）全身有活动性感染病灶。

（2）近期患心脏外恶性肿瘤。

（3）肺、肝、肾有不可逆性功能衰竭。

（4）严重全身性疾患（如全身结缔组织病等），生存时间有限。

（5）供受者之间 ABO 血型不一致。

（6）经完善的内科治疗后，测肺动脉平均压>60 毫米汞柱，肺血管阻力>8wood 单位。

（7）血清获得性免疫缺陷病毒阳性者。

（8）不服从治疗或滥用毒品、酒精中毒者。

（9）精神病及心理不健康者。

（10）近期有严重肺梗死史。

38.心脏移植术会有哪些并发症？

（1）供心衰竭：主要是指供体在置入体内后无法正常发挥心脏功能作用。当然这里的衰竭是指早期的，即置入体内后三十天内。其原因可以是供体本身引起的，也可以是受受体因素的影响，还包括心肌保护方法和供心在运送过程中的保护措施、手术技巧问题。

（2）移植心脏的右心衰竭：单纯右心衰竭是心脏移植后早期的并发症之一。表现为在停止体外循环后肉眼观察右心膨胀，收缩无力，在使用心肌收缩药物后,尽管左心房压力正常或偏低,但中心静脉压高于正常水平,心率很快,每分钟超过 120 次。

(3)出血:移植后胸腔内出血风险与一般心脏手术相同。

(4)感染:心脏移植后大量免疫抑制剂的应用使机体对病原微生物的抵抗能力明显下降,感染并发症是接受心脏移植患者死亡的最主要原因之一。如全身严重感染,一旦发生,死亡率高达 50％。

(5)排斥反应:术后排斥反应是受心者对移植心脏的特异性免疫反应,是严重的并发症,并且是造成心脏移植失败的主要原因之一,一般分为超急性、急性和慢性三种类型。

(6)移植心脏的冠状动脉粥样硬化是心脏移植后的一个晚期并发症。

(7)三尖瓣关闭不全。

(8)肿瘤的发生:心脏移植后的免疫抑制剂治疗是造成肿瘤容易发生的主要原因。

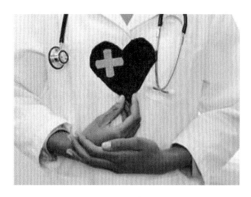

(9)慢性肾衰竭:除原有慢性肾衰竭病史外,多由免疫抑制剂和利尿剂的不良反应所致。

(10)假性动脉瘤形成:比较少见,一旦确诊,应立即手术。

39.心脏移植术前须做哪些准备工作?

由于心脏移植是一种新型、重大手术,手术风险大,一旦确定为心脏移植受者,应做详细的相关检查,作出准确术前评估,并进行包括医院、律师、患者及家属三方公证程序,以避免术中及术后的医疗及非医疗事件发生。术前评估主要包括以下几个方面:

(1)必要的化验检查以评价患者的各脏器功能,确定是否适合接受手术,如血常规及细胞分类、肝肾功、血脂、糖耐量、大便常规、动脉血气及肺功能检查。

(2)进一步化验检查以评价患者能否完成手术及找到合适的供体,如凝血机制、群体反应性抗体及淋巴细胞毒交叉配型试验、HLA 分型、病毒学检查、细菌/寄生虫检查等。

(3)左右心导管检查,确定最终心功能损害程度、心功能分级。

（4）进行心理评估，必要时进行心理辅导。由于心脏移植手术重大，患者精神紧张，心理压力大，术前应进行心理评估，以便了解患者是否能够接受心脏移植；医护人员及家属应做好患者思想工作，可请手术后恢复良好的心脏移植患者进行宣传，讲述术前术后的感受，增强患者信心，必要时请心理医生进行心理辅导。

40.心脏移植术后应注意哪些事项?

（1）监护室的准备：心脏移植后的监护一般和普通心脏外科手术后的监护类同，因此监护病房大都设在监护病区内，病室单独隔离并设单间。每次接收新的心脏移植患者以前，单独的监护室的门窗地板均必须彻底清洗，监护室内的监护仪、呼吸器以及储存医疗用品的柜子、吊钩也要用消毒药水擦洗。病床除用消毒清洁水清洗外，被褥需全部更换。

（2）卫生隔离：一旦患者住入监护室即单独隔离，由于术后早期加强的免疫抑制治疗，患者极易感染，所有进入病室的人员均须戴帽子、口罩，穿无菌隔离衣，同时使用无菌手套。

对于患者的亲属和外来拜访人员更不能例外。所有掉在地板上的用品一般不再拾起重用。患者的护理和医疗的操作遵循从最干净的区域着手，最后再在最不干净处完成。对于口腔护理、全身护理、药物准备、静脉用药、抽血，必须戴上无菌手套。胃管仅作投入环孢霉素A的通道，每日更换一次，直至患者胃肠道通畅可口服为止。手术后的引流血不可再回输入体内，伤口的敷料必须无菌。

（3）一般护理：术后 24 小时内连续监护。①心电图、呼吸、脉搏、体温。②动脉压、中心静脉压、左房压、肺动脉压。③胸腔及心包引流量。④尿量及液体输入量。⑤血常规包括血红蛋白、红细胞计数、白细胞计数和分类、血钾，每小时一次。⑥术后立即床上拍 X 线胸片一张，如病情稳定可 12 小时以后重复。⑦血气分析每 1~2 小时一次。⑧术后全套心电图检查一次。⑨实验室检查包括肝功能、肾功能、血糖。

（4）术后住院期间的护理：心脏移植后血流动力学平衡，呼吸功能正常，一般在 12 小时后拔除气管内插管，术后第二日可由监护病房转入正常病房。

（5）出院后居家的注意事项：心脏移植后患者恢复顺利可两周至四周后出院，出院后可继续在康复医院恢复体力，具体住院时间和康复时间必须视患者术前的一般状况和术后的恢复程度而定。一旦患者回家恢复日常生活或工作，仍须注意：

①家中严禁饲养宠物或家禽。

②不要在室内种植植物,如要在花园内工作须戴干净手套。

③尽量少去人群聚集处或使用公共交通工具,如不可避免必须戴口罩和手套。

④手术后一个月可允许去游泳池游泳,但不宜去人多的游泳池。

⑤由于小儿尚未有成熟的免疫系统,心脏移植后的学龄儿童和青少年允许继续上学。

⑥少食家禽的内脏。

⑦心脏移植半年后,已有稳定可靠的免疫抑制治疗方案,患者一般情况良好,允许外出旅游,但必须始终和心脏移植医疗单位保持密切的电话联系。

⑧心脏移植9个月后,可开始恢复工作,最初半年每日四小时工作,半年后视情况恢复全日八小时工作,必须避免过度劳累。

41.心脏移植术后失效怎么办?

当患者接受心脏移植术后,由于急性或慢性排斥反应不能控制,移植的心脏功能下降而威胁患者生命时,可认为该移植心脏失效。这时,再次心脏移植,或者另外增加一个辅助移植心脏,是挽救患者的唯一方法。

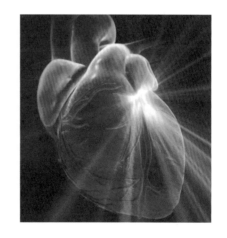

但是,再次心脏移植的风险明显增大,除首次移植的风险外,还增加了第一次手术时引起的粘连,特别是当心脏功能差时,搬动心脏和分离粘连引起出血可导致心搏骤停,使得再次心脏移植术后的生存率低。而且心脏供体来源不足,重新选择心脏并立即移植难度极大,因而在现实中,可以认为心脏移植是患者的最后选择,失效之后基本无法挽救。

42.心力衰竭患者为什么要做心脏超声?

心脏超声作为非侵入型、安全可靠的检查方法,在心力衰竭的诊断和治疗中发挥着重要的作用。心脏超声可以检测心腔直径、室壁厚度和几何形状,评价局部或整体的收缩或舒张的心室功能不全。在心脏收缩功能不全的患者,

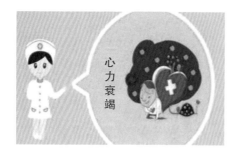

评价心室功能的最重要参数是左室射血分数。超声心动图还可以检测瓣膜功能并进行半定量分析，特别是二尖瓣、三尖瓣和主动脉狭窄及关闭不全，以及二尖瓣反流程度、继发性三尖瓣反流程度可估计肺动脉压力，为评价治疗效果提供客观指标。

43.心衰患者需要做哪些特殊检查?

（1）心脏磁共振：心脏磁共振是测量左心室和右心室容量和射血分数的"金标准"，当超声心动图未能作出诊断时，心脏磁共振是最好的替代影像检查。

（2）冠状动脉造影：适用于经药物治疗后仍有心绞痛的患者，合并有症状的室性心律失常或有心脏停搏史患者，有冠心病危险因素、无创检查提示存在心肌缺血的心衰患者。

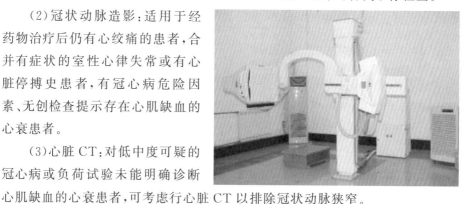

（3）心脏CT：对低中度可疑的冠心病或负荷试验未能明确诊断心肌缺血的心衰患者，可考虑行心脏CT以排除冠状动脉狭窄。

（4）负荷超声心动图：运动或药物负荷超声心动图可用于心肌缺血和（或）存活心肌、部分瓣膜性心脏病患者的评估。对存在劳力性呼吸困难，左心射血分数正常但静息舒张功能参数未能作出诊断的患者，负荷超声心动图有一定辅助作用。

（5）核素心室造影及核素心肌灌注和（或）代谢显像：当超声心动图未能作出诊断时，可使用核素心室造影评估左心室容量和左室射血分数。代谢显像可判断心肌存活情况。对心衰合并冠心病的患者，在决定行血运重建前，可考虑用心脏影像学检查（心脏磁共振、负荷超声心动图、单光子发射CT、正电子发射体层成像）评估心肌缺血和心肌存活情况。

（6）心肺运动试验：心肺运动试验能量化运动能力，可用于心脏移植和（或）机械循环支持的临床评估，指导运动处方的优化，原因不明呼吸困难的鉴别诊断。心肺运动试验适用于临床症状稳定2周以上的慢性心衰患者。

(7)6分钟步行试验:用于评估患者的运动耐力。6分钟步行距离450米为轻度心衰。

(8)有创血流动力学检查:在慢性心衰患者中右心导管和肺动脉导管检查适用于①考虑心脏移植或机械循环支持的重症心衰患者的术前评估;②超声心动图提示肺动脉高压的患者,在瓣膜性或结构性心脏病干预治疗前评估肺动脉高压及其可逆性;③对经规范治疗后仍存在严重症状或血流动力学状态不清楚的患者,为调整治疗方案可考虑行此检查。

(9)心肌活检:仅推荐用于经规范治疗病情仍快速进展,临床怀疑心衰是由可治疗的特殊病因所致且只能通过心肌活检明确诊断的患者。不推荐用于心衰患者的常规评价。

(10)基因检测:对肥厚型心肌病、特发性扩张型心肌病、致心律失常性右心室心肌病患者,推荐基因检测和遗传咨询。限制型心肌病和孤立的致密化不全心肌病亦可能具有遗传起源,也可考虑基因检测。

(11)生活质量评估:生活质量评估运用生活质量量表,对心理健康、躯体健康和社会功能等进行多维度量化评估。

44.慢性心衰的发展经过哪几个阶段?

目前认为心衰是慢性、自发进展性疾病,神经内分泌系统激活导致心肌重构是引起心衰发生和发展的关键因素。心肌重构最初可以对心功能产生部分代偿,但随着心肌重构的加剧,心功能逐渐由代偿向失代偿转变,出现明显的症状和体征。故根据心衰发生发展过程,分为4个阶段,旨在强调心衰重在预防。

阶段A(前心力衰竭阶段):患者为心力衰竭的高危人群,无心脏结构或功能异常,无心力衰竭症状和(或)体征。

阶段B(前临床心力衰竭阶段):患者已发展成器质性心脏病,但无心力衰竭症状和(或)体征。

阶段C(临床心力衰竭阶段):患者有器质性心脏病,既往或目前有心力衰竭症状和(或)体征。

阶段D(难治性终末期心力衰竭阶段):患者器质性心脏病不断进展,虽经积极内科治疗,休息时仍有症状,且需要特殊干预。

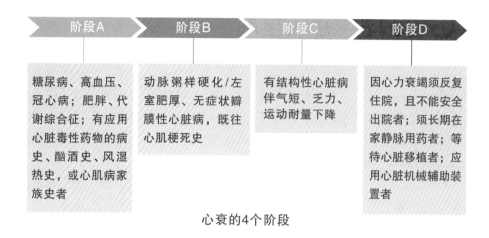

| 阶段A | 阶段B | 阶段C | 阶段D |

糖尿病、高血压、冠心病；肥胖、代谢综合征；有应用心脏毒性药物的病史、酗酒史、风湿热史，或心肌病家族史者

动脉粥样硬化/左室肥厚、无症状瓣膜性心脏病，既往心肌梗死史

有结构性心脏病伴气短、乏力、运动耐量下降

因心力衰竭须反复住院，且不能安全出院者；须长期在家静脉用药者；等待心脏移植者；应用心脏机械辅助装置者

心衰的4个阶段

45.心衰患者的心功能如何分级?

纽约心脏协会(NYHA)心功能分级是临床常用的心功能评估方法,常用于评价患者的症状随病程或治疗而发生的变化。

Ⅰ级:日常活动不受限。日常体力活动不引起明显的气促、疲乏或心悸。

Ⅱ级:活动轻度受限。休息时可无症状,轻于日常活动即引起显著的气促、疲乏、心悸,休息时也有症状。

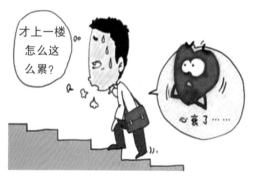

Ⅲ级:活动明显受限。休息时无症状,轻于日常活动可引起明显的气促、疲乏或心悸。

Ⅳ级:任何体力活动均会引起不适。如无需静脉给药,可在室内或床边活动者为Ⅳa级;不能下床并需静脉给药支持者为Ⅳb级。

46.6分钟步行试验在心衰诊断中有什么实用价值?

老年人心肺功能不全、衰弱综合征和肌少症等问题日益突出,临床运动耐量或功能状态评估对老年患者综合评估具有重要价值和意义。6分钟步行试验是最常见的亚极量运动试验之一,能较好地复制老年患者日常生理状态,评价老年患者的整体活动能力和功能储备,是一种无创安全、简单易行、耐受性好、可靠有效、更能反映日常生活时心肺耐力的临床试验。

心衰患者的心功能分级

Ⅳ级
不能从事任何体力活动，休息状态下也存在心衰症状，活动后加重

Ⅲ级
体力活动明显受限，轻于日常活动即引起心衰症状

Ⅱ级
体力活动轻度受限，休息时无自觉症状，一般活动下可出现心衰症状

Ⅰ级
日常活动不受限制，一般活动不引起乏力、呼吸困难或心悸

NYHA心功能分级

目的：通过评定慢性心力衰竭患者的运动耐力评价心功能不全严重程度和疗效。

适用人群：老年人。

方法：在地面（平直的走廊）划出一段 30 米的距离，在此之间往返步行 6 分钟（尽快行走），步履缓急由患者根据自己的体能决定，最后计算出步行距离。

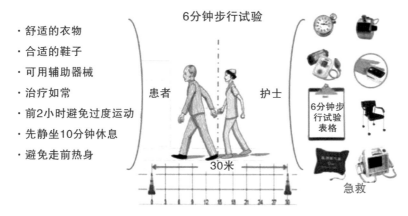

6分钟步行试验

·舒适的衣物
·合适的鞋子
·可用辅助器械
·治疗如常
·前2小时避免过度运动
·先静坐10分钟休息
·避免走前热身

患者　护士

6分钟步行试验表格

30米

急救

结果：根据研究设定的标准，6 分钟步行距离小于 150 米为重度心功能不全，步行距离在 150～450 米为中度心功能不全，步行距离大于 450 米为轻度心功能不全。

需要注意的是：对于心功能欠佳者，特别是老年患者，初次测试时最好在医护人员的指导下进行。如果出现胸痛、气促等不适，则不宜勉强坚持，以免导致心功能不全加重或其他并发症。

适应证：适用于心衰、慢性阻塞性肺疾病，老年体弱患者的预后判断和康复治疗。心血管疾病，如冠心病、心肌病、肺动脉高压、起搏器术后、心力衰竭。慢

性肺部疾病,如慢性阻塞性肺疾病、支气管哮喘、肺间质纤维化等。

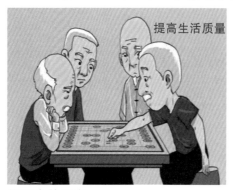

提高生活质量

绝对禁忌证:急性心肌梗死 2~3 天的患者;不稳定型心绞痛,稳定未达到 48 小时的患者;恶性心律失常,晕厥,急性心肌炎,心包炎,重度主动脉狭窄(有症状),未控制的心衰,急性肺栓塞,下肢血栓形成,可疑主动脉夹层,未控制的哮喘,肺水肿,急性呼吸衰竭,重度感染,肾衰,甲状腺毒症,精神疾病不能配合等患者。

相对禁忌证:左主干狭窄,中度瓣膜狭窄性心脏病,房颤伴快速心室率,高度房室传导阻滞,肥厚梗阻型心肌病,中重度肺动脉高压,电解质紊乱,骨关节损伤的患者。

47.心力衰竭治疗的目的是什么?

近几十年来心力衰竭的治疗方法有了很大的变化,目前的治疗不仅针对改善患者的症状,而且越来越关注预防由无症状心功能不全向有症状心力衰竭的发展,以及心力衰竭心肌重塑的发展并降低死亡率。这是一个漫长的过程,与改善症状急性期治疗不同,需要很长的时间。因此,对于心力衰竭的治疗应当个体化,区分治疗的目的是短期目的还是长期目的。比较重要的治疗方法包括针对心肌重塑、神经内分泌和细胞因子活性、体液潴留和肾功能不全采取措施。由于心力衰竭是一个复杂的综合征,应当针对不同作用机制采取不同策略。

因此,心力衰竭的治疗目的有三个:

(1)预防心力衰竭:预防和(或)控制导致心功能不全和心力衰竭的疾病;一旦出现心功能不全要预防进展为心力衰竭。

(2)减少病残率,保持或改善生活质量。

(3)降低死亡率,延长寿命。

48.如何评估心力衰竭的治疗?

心力衰竭治疗的评估包括以下内容:

(1)临床状况的评估:数十年来,临床一直普遍沿用心力衰竭分级来评价心衰治疗后症状的变化。6 分钟步行试验作为心力衰竭患者运动耐力的客观指标,可用来评价药物治疗效果。

（2）疾病进展的评估

①死亡率：死亡率是临床预后的主要指标，为此，大系列临床试验设计以存活率来评价治疗效果已对临床实践产生重要影响。但是，死亡率并不能完全评价疾病的进展，不少心力衰竭患者虽然存活但症状恶化，需多次反复住院，并且需要强化和昂贵的治疗。因此，需要结合疾病进展情况来综合评定。

②综合评价疾病进展包括以下方面：a.死亡；b.猝死；c.症状恶化（心力衰竭加重）；d.因心衰加重需要增加药物剂量或增加新药治疗；e.因心力衰竭或其他原因需住院治疗。其中，住院事件在临床和经济效益方面最有意义。

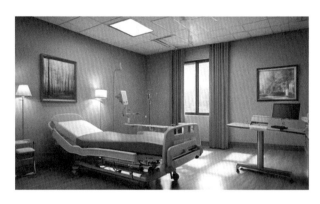

49.营养品和激素是否可用于心力衰竭治疗？

几种营养品（例如辅酶 Q10、肉碱、牛磺酸和抗氧化剂）或激素（例如生长激素和甲状腺激素）曾建议用于心力衰竭的治疗。但这些药物的短期和长期安全性未经证实，而且应当考虑到某些药物可能给心脏带来不良作用，或与其他治疗心力衰竭药物产生不良药物相互作用。因此，在得到更多资料前，营养品或激素不推荐用于心力衰竭的治疗。由于患者可能不通过医生就已经开始使用这些药物，医生应当仔细询问患者的使用情况，并告诉患者使用这些药物是没有根据的。

50.如何预防心力衰竭的发生？

预防心力衰竭的发生始终要以治疗心力衰竭为主要目的。许多引起心肌损害的因素是可以治疗的或通过控制危险因素，可以降低心肌损害的程度。例如，治疗冠心病的危险因素、治疗心肌缺血的危险因素、急性心肌梗死的早期干预、预防再梗死、高血压和心肌疾病的早期干预、瓣膜病和先天性心脏病的及时治疗。然而,心功能不全和心力衰竭的预防是很复杂的问题,对于已经存在心肌功能不全的患者来说,首要的问题是去除心功能不全的诱因(例如缺血、有毒物质、酒精、药品、甲状腺疾病),其次的目的是预防无症状心功能不全向心力衰竭发展。

对于很有可能发展为心力衰竭患者的治疗建议:

(1)根据治疗指南控制收缩性和舒张性高血压。

(2)根据治疗指南治疗血脂异常。

(3)避免增加心力衰竭危险的行为(例如吸烟、酗酒和使用非法药物)。

(4)有动脉硬化性血管疾病史、糖尿病、高血压和其他相关心血疾管病危险因素的患者使用血管紧张素转换酶抑制剂。

(5)控制室上性心动过速患者心室率。

(6)治疗甲状腺疾病。

(7)定期评价心力衰竭的症状和体征。

(8)有心肌病家族史或接受心脏毒性药物治疗的患者采用无创检查评价左室功能。

(9)通过运动预防心力衰竭的发展。

(10)减少高血压或体液潴留患者饮食中盐含量。

(11)没有心力衰竭体征、症状或结构性心脏病的患者常规检查左室功能。

(12)常规使用营养品预防结构性心脏病的发展。

51.如何预防急性心肌梗死患者发生心力衰竭?

刚发生急性心肌梗死的患者,输注溶栓药物或使用经皮冠状动脉介入治疗可以降低心力衰竭发展的危险。这些治疗可以减少患者的死亡,特别是有陈旧

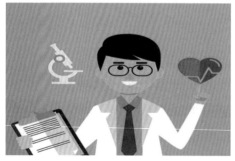

性心肌梗死的患者。急性心肌梗死的患者使用血管紧张素转换酶抑制剂或β-受体阻滞剂(或两种药物合用)也可受益,如果在缺血事件发生不久开始治疗,可以降低再梗死或死亡的发生率,特别是伴有心力衰竭的患者。联合使用神经体液阻滞剂(血管紧张素转换酶抑制剂和β-受体阻滞剂)可以产生更好的作用。血管紧张素转换酶抑制

剂和β-受体阻滞剂合并应用可有互补效益。

若已有左心室功能不全,不论是否伴有症状,应用血管紧张素转换酶抑制剂均可降低发展成严重心力衰竭的危险性。急性心肌梗死期间,溶栓治疗或冠脉血管成形术可使有效再灌注的心肌节段得到恢复,以防止缺血性损伤。临床试验已证明其可降低死亡率和发生心力衰竭的危险性。急性心肌梗死无心衰的患者,应用阿司匹林可降低再梗死的危险性而有利于防止心衰。

有心肌梗死病史的患者应当积极治疗高血压和高脂血症,近期有心肌梗死的患者还应当使用血管紧张素转换酶抑制剂和β-受体阻滞剂,在心脏缺血事件发生数天内或数周内开始这些治疗可以降低死亡率。研究显示,长期使用血管紧张素转换酶抑制剂可以减少主要心血管病事件的发生,即使是在心肌梗死后数月或数年才开始治疗。

52.慢性心力衰竭患者如何进行出院后护理?

由于慢性心力衰竭是各种心脏疾病的一种慢性临床表现,具有反复发作的特点,因而出院后的自我护理就显得尤为重要,它有助于减少慢性心力衰竭发作及其住院次数。慢性心力衰竭患者出院后的自我护理内容如下:①每日醒后,早餐前的同一时间,同样衣着条件下自测体重;②报告1周内在无饮食变更

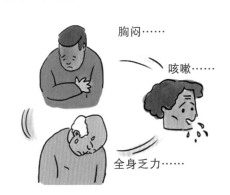

时,体重增加超过3千克的情况;③保持低盐饮食,包括低钠食物,忌用含钠量高的食物;④严格按处方服用所有药物,了解其名称、剂量、不良反应和每一种药物作用;⑤报告用药过程中的任何不良反应与问题;⑥了解慢性心力衰竭的症状,及时报告气急、疲乏、踝部水肿(或脱水)、多汗或常发生上呼吸道感染的情况;⑦按康复计划参加经常性的运动训练和压力松弛技术训练;⑧为保存能量,应预先计划好一天的活动量。

53.慢性心力衰竭如何制订运动计划?

运动训练对慢性心力衰竭患者的益处已得到肯定。所有病情稳定的慢性心力衰竭门诊患者可以采用运动训练。当然,需要结合药物治疗。但因为患者的病因、心功能损害程度不一及体质上的差异,为了安全起见,运动训练之前应

行极量或亚极量运动试验以了解患者的心功能状态与运动耐受力,判断运动训练可能带来的危险性,以便为患者制订更为切实可靠的运动处方。除了恶化心力衰竭与利用利尿剂也难以控制的严重下肢水肿者不宜行运动疗法外,只要病情趋于稳定,即使心力衰竭分级为Ⅳ级也非禁忌。

重度心力衰竭的康复运动:恶化心力衰竭与利用利尿剂难以控制的严重下肢水肿者可采用被动运动,即别人帮助其进行肢体运动,以避免长期卧床引起静脉血栓、压疮等疾病。对于重度慢性心力衰竭患者,可先采用床边坐立法,坐立于床边的椅子上,每日 2 次,每次 10～30 分钟,依病情改善程度逐渐增加,直至进行步行、爬楼梯等肢体活动。重度慢性心力衰竭患者运动的开始阶段可能出现暂时性体液潴留,这主要是运动使循环血容量增加的缘故,可使用利尿剂或增加利尿剂的用量来处理,而不必停止运动训练。若心力衰竭症状持续恶化,则应减轻运动量或暂停运动训练,直至症状消失为止。

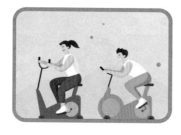

♥ 踏车

轻中度心力衰竭的康复运动:轻中度慢性心力衰竭患者开始常采用步行运动法,逐渐过渡到其他量较大的运动。其他运动疗法还有主要适用于轻度慢性心力衰竭患者(心力衰竭分级Ⅰ～Ⅱ级)的医疗体操、骑自行车、登山、老年门球、太极拳、舞蹈等。对于存在心肌缺血的慢性心力衰竭患者,最好先行血管造影术了解血管病变情况,根据需要行外科手术或血管成形术,然后进行康复训练。若不适宜行外科手术或血管成形术,则采用包括轻度有氧运动训练、低脂饮食、降低血脂及减轻焦虑与紧张在内的综合性康复疗法。

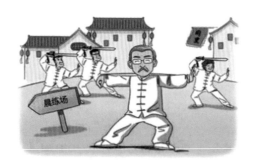

54.洋地黄类药物适用于哪些心力衰竭?

洋地黄类药物(如地高辛)可以用于改善心力衰竭患者的症状和临床状况,并应当与利尿剂、血管紧张素转换酶抑制剂和β-受体阻滞剂联合应用。在开始使用血管紧张素转换酶抑制剂或β-受体阻滞剂治疗心力衰竭而尚未能改善症状时,尽早使用洋地黄类药物可以减轻患者症状。相反,对于使用血管紧张素转换酶抑制剂和β-受体阻滞剂有疗效的患者,不急于使用洋地黄类药物并仅用于使用了神经体液拮抗剂仍有症状的患者。如果患者使用了洋地黄类药物,而没有使用血管紧张素转换酶抑制剂或β-受体阻滞剂,则不能停止使用洋地黄类药物,但应当使用适当的神经体液拮抗剂。长期伴有房颤的心力衰竭患者常规使用洋地黄类药物,在控制心率方面比β-受体阻滞剂更有效,特别是控制运动时的心率。在急性失代偿心力衰竭的治疗中,洋地黄类药物不是用于稳定病情的主要药物。这些患者应当首先使用适当的治疗心力衰竭的药物(通常是静脉给药),可以同时开始使用洋地黄类药物,并进行长期治疗。因此,洋地黄类药物可用于房颤和任何级别的有症状的心力衰竭,无论是否由左室功能不全所致。目的是降低心率,改善心室功能和症状。

联合使用地高辛和β-受体阻滞剂优于两种药物的单独使用。

在窦性心律患者中,地高辛可以改善左室收缩功能不良而持续存在的心力衰竭症状,尽管这些患者已经使用了血管紧张素转换酶抑制剂和利尿剂。目前尚无足够的证据表明因左室收缩功能不良导致的心力衰竭及窦性心律患者联合使用血管紧张素转换酶抑制剂、β-受体阻滞剂、利尿剂以及在严重心力衰竭患者中加用螺内酯是否有益。地高辛和洋地黄毒苷是最常用的强心苷,其药效学相似,而药代动力学不同。地高辛通过肾脏排泄而洋地黄毒苷通过肝脏代谢,对肾功能的依赖较少,可用于肾功能不全和老年患者。

55.洋地黄类药物使用的绝对禁忌有哪些?

(1)洋地黄类药物中毒所致的心力衰竭者禁用。

(2)洋地黄类药物过敏者禁用。

(3)以下各种心律失常禁用:

①显性预激综合征伴心房扑动、心房颤动。

②室性心动过速。

③病态窦房结综合征及二度或高度房室传导阻滞。

④低钾血症所致的心律失常。

56.洋地黄类药物使用的相对禁忌有哪些?

以下几种心脏疾病,应根据是否合并心力衰竭或心律失常判断是否使用或慎用洋地黄类药物:

(1)肥厚型心肌病:肥厚型心肌病主要是舒张期功能不全,而不是收缩期功能不全,更重要的是洋地黄类制剂能加重肥厚的左心室流出道肌肉的收缩性,导致左心室流出道梗阻加重,所以洋地黄类药物治疗不但没价值,相反却加重了血液动力学障碍。

(2)具有窦性心律的单纯二尖瓣狭窄的风湿性心脏病:单纯二尖瓣狭窄发生肺淤血、肺水肿,系由于左心房压力升高,肺静脉压上升所致。此时左心室功能尚属正常,因此应用洋地黄类药物不能缓解病情,应使用减轻心脏前负荷的血管扩张剂(如硝酸甘油、吗啡等)。

(3)心包缩窄:机械性异常造成心脏舒张受限,静脉回流受阻,结果导致心室充盈不良,心搏出量降低。此时心率增快为代偿机制,目的是增加心排血量,心肌收缩力未降低,所以应用洋地黄类药物减慢心率只会加剧病情。

(4)急性心肌梗死:急性心肌梗死 24 小时内尽量不用洋地黄类药物。超过 24 小时后,由于急性心肌梗死时,缺血的心肌对洋地黄类药物敏感性增高,易发生洋地黄类药物中毒,故应酌情减量。

(5)高动力循环性心力衰竭:多由甲状腺功能亢进、严重贫血、维生素 B_1 缺乏及动静脉瘘等引起,其原发病导致心肌能量储备减少或能量合成障碍,洋地黄类药物控制这类心力衰竭疗效较差,治疗应以根除病因为主。

(6)肺心病:因存在肺动脉高压,致使右室射血阻抗过高,同时存在心肌缺氧和能量代谢障碍,缺氧使心肌细胞失钾,心肌对洋地黄类药物敏感,易发生毒性反应,应酌情减量。

(7)左心室舒张功能障碍并发心房纤颤时,洋地黄类药物应与改善左心室舒张早期充盈作用的钙离子拮抗剂等药合用。

(8)重症心肌炎时,洋地黄类药物既引起心律失常又无明显效果,必要时应慎用。

57.洋地黄类药物的不良反应有哪些?

洋地黄类药物如地高辛的不良反应主要出现在大剂量用药时,而治疗心力衰竭一般不需要大剂量。地高辛的主要不良反应包括：心律失常（期前收缩、折返性心律失常和传导阻滞）；胃肠道症状（厌食、恶心和呕吐）；神经精神症状（视觉异常、定向力障碍、昏睡及精神错乱）。

地高辛中毒时，其血清浓度水平常常大于 2 克/毫升，但也可较低，特别是在低钾、低镁或甲状腺功能低下时。同时使用奎尼丁、维拉帕米、螺内酯、氟卡尼、普罗帕酮或胺碘酮可以增加血清地高辛水平而增加洋地黄类药物的毒性。当使用这些药物时应当降低洋地黄类药物的剂量。另外，体型瘦小、肾功能受损也可增加血清地高辛水平，增加洋地黄类药物中毒的危险。除了这些不良反应以外（在治疗范围的洋地黄浓度为 0.7～2 克/毫升），长期使用也可发生心血管系统的不良反应。

58.导致洋地黄类药物易中毒的因素有哪些?

多数洋地黄类药物中毒不是由于药物过量，而主要是因为患者存在许多易患因素，使心肌对洋地黄类药物敏感性增加，机体耐受性降低所致。

(1)基础心脏病的类型和严重程度：此为影响个体洋地黄类药物过量的主要因素。在重度心力衰竭、严重局灶性缺血、晚期心肌病及弥漫性心肌炎患者，治疗量与中毒量的差值极小，因而这些患者用 1/2 的适当治疗量，其血清浓度亦低于正常的 1/2 时，即会面对潜在的威胁生命的中毒。

(2)电解质紊乱：低钾包括低血钾和心肌细胞内失钾，特别是后者，可使心肌对洋地黄类药物的敏感性增高。低钾是洋地黄类药物中毒最常见的诱因，常见于利尿剂治疗和继发于醛固酮增多症。镁是 Na^+/K^+-ATP 酶的激活剂，洋地黄类药物和低镁使该酶明显抑制，易致洋地黄类药物中毒；Ca^{2+} 有抑制 Na^+/K^--ATP 酶的作用，高钙可增加洋地黄类药物的毒性作用。

(3)酸中毒与缺氧：各种不同原因导致的酸中毒以及慢性肺部疾病患者，特别是有急性呼吸衰竭时，洋地黄类药物中毒发生率较高。这可能与基础肺部疾病和缺氧以及患者常用的拟交感神经药物有关。常规剂量和正常血清值的洋地黄类药物即对该类患者有致心律失常作用。

(4)甲状腺功能：甲状腺功能亢进者对洋地黄类药物的敏感性减弱，甲状腺功能低下者对洋地黄类药物的敏感性增高。

(5)肾功能减退：地高辛主要由肾脏排泄，肾功能减退时，肾脏清除率低，其血清浓度增加，易致洋地黄类药物中毒。

(6)年龄：伴随高龄出现的肾、肝、肺功能减退是诱发洋地黄类药物中毒的因素。自主神经系统张力状态如迷走神经张力较高时,易致洋地黄类药物中毒。

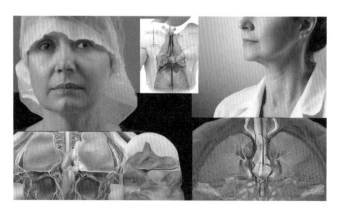

59.洋地黄类药物中毒的临床表现有哪些?

洋地黄类药物中毒的全身表现有:

(1)胃肠道症状最常见,表现为厌食、恶心、呕吐、腹痛、腹泻,其中厌食是洋地黄类药物中毒的最早表现。心力衰竭好转时或增加洋地黄类药物剂量的过程中出现胃肠道症状,排除其他因素后,应考虑为洋地黄类药物中毒。

(2)神经精神症状:较常见的有疲乏、烦躁、易激动、昏睡及精神错乱。有时出现头痛、失眠、眩晕、抑郁、全身不适。此类症状一般出现在胃肠道症状及心律失常后。

(3)视觉异常:视力模糊、周围视野闪光。色视障碍以黄视症、绿视症为特异性症状。洋地黄类药物中毒的心脏表现包括心肌收缩力改变和心律失常,二者可同时出现。

(4)各种心律失常可能不仅是洋地黄类药物中毒的最早表现,还可能是唯一表现。洋地黄类药物中毒患者几乎可引起各种类型的心律失常,包括期前收缩、折返性心律失常和传导阻滞,并且具有多样性和易变性的特点。

60.如何预防洋地黄类药物中毒?

预防洋地黄类药物中毒首先应严格掌握洋地黄类药物的适应证、禁忌证,及时发现和纠正中毒的易患因素。对洋地黄类药物的用法、剂量,必须强调个体化。有条件的医院可用放射免疫法监测血药浓度及时调整剂量或暂时停药。下列措施有助于预防洋地黄类药物中毒:

（1）参照临床表现，给予最小有效维持量。

（2）每天给药前仔细观察有无洋地黄类药物中毒的早期症状。

（3）除非静脉给药指征明确，否则选用口服剂而不用静脉制剂。

（4）除紧急情况外，应避免短时间内多次或大剂量使用洋地黄类药物和进行快速大量利尿。

61.洋地黄类药物的停药指征是什么？

洋地黄类药物维持量的应用期限应根据病情而定，一般的停药指征为：

（1）洋地黄类药物过量或中毒。

（2）急性心力衰竭的诱发因素，如感染、手术、分娩、药物中毒或过量输液等去除后，心力衰竭症状和体征得到控制可停药。

（3）导致心力衰竭的病因解除后，如风心病二尖瓣狭窄患者行瓣膜置换术后，心功能恢复正常或接近正常可停药。

（4）经治疗病情稳定，心功能长时间处于稳定状态，可暂时停药观察，若无特殊变化即可停用。

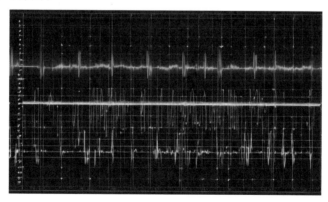

62.利尿剂在心衰治疗中的地位如何？

利尿剂在心衰治疗中起关键作用，这是因为：

（1）与任何其他治疗心衰的药物相比，利尿剂能更快地缓解心衰症状，使肺水肿和外周水肿在数小时或数天内消退；相反，洋地黄类药物、血管紧张素转换酶抑制剂或 β-受体阻滞剂可能需要数周或数月方显效。

（2）在治疗心衰的药物中，利尿剂是唯一能够最充分控制心衰体液潴留的药物。

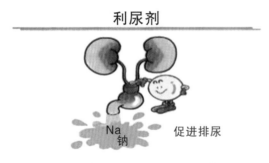

利尿剂

Na
钠   促进排尿

（3）合理使用利尿剂是采用其他药物治疗心衰的基础。利尿剂剂量太小可能引起体液潴留，这将削弱对血管紧张素转换酶抑制剂的反应并增加使用β-受体阻滞剂的危险性。另外，过量使用利尿剂将导致血容量不足，增加使用血管紧张素转换酶抑制剂和血管扩张剂时有发生低血压的危险，使用血管紧张素转换酶抑制剂和血管紧张素Ⅱ受体拮抗剂时也有发生肾功能不全的危险。所有这些充分说明，恰当使用利尿剂应看作是任一有效治疗心衰措施的基石。但是，利尿剂不能单独用于心衰的治疗。即使利尿剂可以有效地控制症状和体液潴留，单独使用利尿剂也不可能保持心衰患者的长期稳定；而联合使用利尿剂和地高辛、血管紧张素转换酶抑制剂和β-受体阻滞剂可减少临床失代偿的危险。

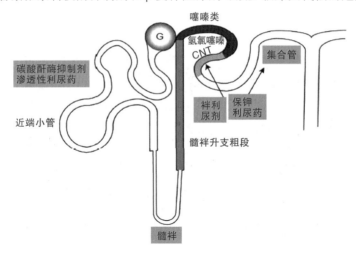

63.利尿剂有哪些不良作用？

（1）电解质丢失：利尿剂导致的低钾、低镁血症是心衰患者发生严重心律失常的常见原因。血钾为3.0～3.5毫摩尔/升时可给予口服补钾治疗，而对于血钾<3.0毫摩尔/升，应考虑静脉补钾。低镁时使用硫酸镁补充镁离子。

（2）低血压：首先应区分容量不足和心衰恶化，纠正低钠及低血容量水平，若无淤血的症状及体征，应先将利尿剂减量；若仍伴有低血压症状，还应调整其他扩血管药物（如硝酸酯）的剂量。

（3）肾功能恶化：利尿剂治疗中可出现肾功能损伤（血肌酐、尿素氮升高），应分析可能的原因并进行处理。①利尿剂不良反应，如果联合使用袢利尿剂和噻嗪类利尿剂者应停用噻嗪类利尿剂；②心衰恶化，肾脏低灌注和肾静脉淤血都会导致肾功能损害；③容量不足；④某些肾毒性的药物，如非甾体抗炎药，会影响利尿剂的药效并且导致肾功能损害和肾灌注下降，增加血管紧张素转换酶Ⅰ/血管紧张素Ⅱ受体阻滞剂或醛固酮受体拮抗剂引起肾功能恶化的风险。

（4）高尿酸血症：对高尿酸血症患者可考虑生活方式干预和加用降尿酸药，痛风发作时可用秋水仙碱，避免用非甾体抗炎药。

（5）托伐普坦的不良反应：主要是口渴和高钠血症。慢性低钠血症的纠正不宜过快，避免血浆渗透压迅速升高造成脑组织脱水而继发渗透性脱髓鞘综合征。偶有肝损伤，应监测肝功能。

64.体外球囊反搏的禁忌证与注意事项有哪些？

禁忌证：①中至重度的主动脉瓣关闭不全；②夹层动脉瘤；③显著的肺动脉高压（目前还没有体外球囊反搏对肺动脉高压影响的研究报告）；④各种出血性疾病或出血倾向，或用抗凝剂，国际标准化比值＞2.0；⑤瓣膜病、先天性心脏病、心肌病；⑥活动性静脉炎、静脉血栓形成；⑦反搏肢体有感染灶；⑧未控制的高血压（＞170/110毫米汞柱）；⑨未控制的心律失常，包括频发过早搏动，但房颤患者仍可获益；⑩严重的左心衰竭（尚在采用经静脉血管活性药物或正性肌力药物，心力衰竭分级在Ⅲ～Ⅳ级者）；⑪妊娠。

注意事项：①血压170/110毫米汞柱者，应预先将其控制在140/90毫米汞柱以下；②伴充血性心力衰竭者行反搏治疗前，病情应得到基本控制，体重稳定，下肢无明显水肿，反搏治疗期间应密切监护心率、心律和血氧饱和度等生理指标；③心率120次/分者，应控制其在理想范围内（100次/分）。

65.终末期心衰患者如何进行姑息治疗和临终关怀？

终末期心衰患者的治疗涉及姑息治疗和临终关怀。姑息治疗适用于经积极的药物和非药物治疗后仍有严重的心衰症状导致生活质量长期低下和反复住院治疗的患者，失去了机械循环辅助支

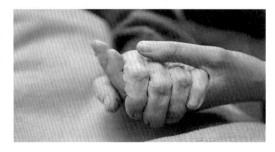

持和心脏移植机会的患者,心源性恶病质的患者,临床判断已接近生命终点的患者。终末期心衰管理的重点是最大限度地减轻患者痛苦和呼吸困难,利尿剂对缓解症状十分重要,应持续至生命末期。应加强人文关怀,关注患者需求。还应考虑适时停用部分药物或关闭除颤器功能,考虑恰当的复苏处理。

66.心力衰竭需要注意什么?

(1)保暖:心力衰竭患者应注意气候变冷时保暖,预防上呼吸道感染,减少发病诱因。

(2)不进行重体力劳动:心力衰竭患者不应做繁重的体力劳动,还要避免强烈的精神刺激,应听取医生的建议。

(3)皮肤防感染:心力衰竭患者首先表现为双下肢或骶尾部水肿,因此要注意皮肤护理,避免长期压迫体位。

(4)坚持每天测量体重:患者应在家中准备一台电子秤,每天早上量体重,如体重迅速增加1～2天,应考虑是否有钠潴留,在医生指导下可以增加利尿剂的用量。

(5)记录每日摄入量:患者准备好记事本,养成每天记录进出水量的习惯,不仅可以控制自己每天的用水量,还可以为医生提供一个参考。应该提醒的是,"摄入"不仅包括饮用水,汤、水果、输液也应该包括在内。"输出"是指每天排尿的数量。

(6)家里准备一个氧气袋:心脏功能特别差的患者在一天的大部分时间里应该待在床上,并且应该处于半俯卧的位置。如果患有严重的哮喘,应该在家里放一个氧气袋。

(7)少量多餐低盐饮食:患者应少量多餐,这样可以减轻胃部负担,稳定病情。

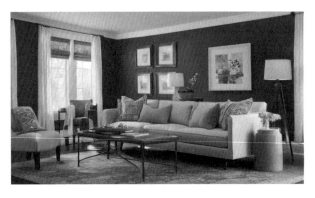

67.慢性心力衰竭运动处方的要素有哪些?

运动处方的要素包括运动方式、运动强度、运动时间、运动频次、注意事项等,其中运动强度是核心内容。运动量过大,容易发生心脏破裂、室壁瘤、心律失常甚至死亡等并发症,运动量过小又导致治疗不足、肌力下降。因此,既要达到治疗目的,又要控制运动风险,科学评估和个体化的运动方案是最有效的解决办法。此外,其还能作为临床康复疗效评价、预后判断、生活及职业指导以及临床用药指导,是心力衰竭患者康复的基础。

68.慢性心力衰竭患者运动前评估的内容有哪些?

心血管综合评估,中医辨证评估,生活质量、营养、睡眠、心理、戒烟的评估,体适能评估,心肺功能评估。

(1)心血管综合评估:包括常规医学评估,如现病史、既往史,特别是手术史,手术愈合情况;个人史生活方式如是否吸烟喝酒、运动习惯;心力衰竭的基础病因伴随危险因素,如高血压、高血脂、糖尿病合并症及并发症;临床完整诊断及心脏的病理生理改变;检验检查结果如生化指标、肝肾功能、B型钠尿肽、胸片、心电图、心脏彩超;临床治疗效果;临床用药情况,特别是对运动监测有影响的药物,如β-受体阻滞剂、二氢吡啶类钙拮抗剂及其他抗心律失常药物。

(2)中医辨证评估:中医辨证评估能帮助患者选择适合的中药及中成药制剂,如对心血瘀阻者,可使用活血化瘀、通脉止痛类药物;气虚血瘀者,可选用益气通脉、活血止痛药;气滞血瘀、寒凝心脉者可用温通心阳、散寒止痛药;痰瘀互结者则用化痰活血、宽胸温阳药等。同时,中医辨证评估对运动处方也有指导作用,如心血瘀阻患者要尽量避免过大的上肢运动,特别是阻抗运动;气虚血瘀者制订运动处方时要考虑运动强度和运动量不宜过大,严重者可以使用一些中医治疗进行被动运动;气滞血瘀型的热身运动时间建议可适当延长;痰瘀互结者运动过程中一定要适时补充水分。心力衰竭患者特别适合将有氧、阻抗、平衡和柔韧性聚一体的祖国医学运动疗法,如八段锦、太极拳、五禽戏、导引等。

(3)生活质量、营养、睡眠、心理、戒烟的评估:建议应用生活质量量表、营养及日常活动评估表、睡眠质量指数量表、心理精神状态评估表、尼古丁依赖量表进行评估。对于一些结果不满意的患者,还应该对家庭成员进行评估和宣教,以期能达到最大配合康复的效果。

(4)体适能评估:根据患者平素的运动习惯了解患者运动能力,并进行危险分层和运动能力分级。体适能评估包括肌力和肌耐力评估、柔韧性评估、平衡能力评估。

（5）心肺功能评估：心肺功能评估是运动康复前评估最为重要、最核心的内容，其主要目的是评估患者的无氧阈水平和最大运动耐量，心衰患者的运动强度一般建议为最大运动水平的40%～70%，也就是患者无氧阈水平，以保证有氧运动强度。常用的运动评估方法有：徒手类有2分钟步行试验、2分钟踏步试验、6分钟步行试验、200米快速步行试验、400米步行试验、递增负荷往返步行试验；仪器设备类有运动平板、运动踏车、心肺运动试验。

69.慢性心力衰竭营养处方有哪些?

（1）适当的能量：心衰患者的能量需求取决于目前的体重（全身无任何水肿的情况）、活动受限程度以及心衰的程度。活动受限的超重和肥胖患者，低能量平衡饮食（4185～5023千焦/天）可以减少心脏负荷，有利于体重减轻，并确保患者没有营养不良。严重的心衰患者，应按照临床实际情况进行相应的营养治疗。

（2）注意电解质平衡：心衰患者应规律监测血清钠、钾、镁、钙水平，及时对症处理。避免相应食物的摄入。

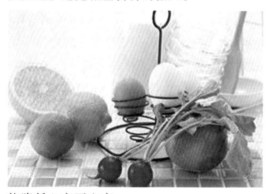

（3）注意水平衡：心力衰竭时水潴留继发于钠潴留，主张成人液体量为1000～1500毫升/天，包括饮食和药物的容量。

（4）低脂饮食：富含n-3不饱和脂肪酸的鱼类和鱼油具有保护心血管的作用，可以降低甘油三酯水平，预防房颤，甚至有可能降低心衰死亡率。

（5）充足的优质蛋白质：应占总蛋白质的2/3以上。在减少超重/肥胖患者的能量时必须严密监控优质蛋白质摄入量，以避免过度和过快的人体蛋白质分解，严密注意是否存在负能量平衡和负氮平衡。

（6）维生素的补充：对于使用髓袢利尿剂的心衰患者应评估维生素特别是维生素C和B族维生素含量，以进行适当补充。

（7）少食多餐：每天进餐5次为宜，食物应以软、烂、细为主，易于消化。

（8）控制体重增长：严重心衰患者体重测量应该在每天早上空腹、排泄后同一时间进行。如一天的体重增加超过 0.5 千克,需及时告知医务人员。

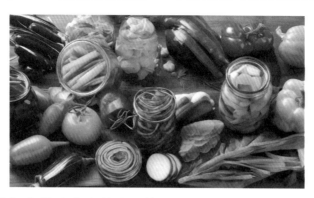

70.如何初步筛查心衰伴心理障碍?

采用简短的三问法初步筛出可能有问题的患者。三个问题是:①是否有睡眠不好,已经明显影响白天的精神状态或需要用药? ②是否有心烦不安,对以前感兴趣的事情失去兴趣? ③是否有明显身体不适,但多次检查都没有发现能够解释的原因? 三个问题中如果有两个回答"是",符合精神障碍的可能性为80%左右。

71.如何识别慢性心力衰竭伴发焦虑抑郁?

从以下四个层面来考虑患者症状是否由心理障碍造成:

(1)患者心衰体征经充分治疗得到改善,没有肺部啰音及下肢水肿,但患者胸闷气短等症状虽经进一步抗心衰治疗仍然得不到很好的缓解。

(2)患者的心衰症状与实际检查、实验室指标不相吻合,或者患者心衰症状反复发作和患者的情绪波动有关。

(3)患者在患病过程中有睡眠问题,常表现出对疾病的紧张担忧甚至害怕,或者有其他生活负性事件。

(4)经抗焦虑抑郁治疗后,原来经心衰治疗仍然得不到改善的胸闷、气短乏力得到很好的缓解。

72.慢性心力衰竭伴发心理障碍如何处理?

(1)心理干预,良好的医患关系是心理干预的前提和保证。对待患者,医生需要"心理治疗性基础态度",这就是耐心、理解、肯定及信心,即使患者的症状与心衰程度不符,也需要被接纳和理解,而不是采取轻视和无动于衷的态度。

（2）药物治疗注意事项：

①治疗目标要确切，如针对明显焦虑症状或抑郁症状。

②全面考虑患者的症状特点（如是否伴有失眠）、年龄、躯体疾病状况、有无并发症、药物的耐受性等，尽量做到个体化用药。

（3）剂量逐步递增，采用最低有效量，使出现不良反应的可能性降到最低。与患者有效地沟通治疗的方法以及药物的性质、作用、可能的不良反应及对策，增加患者治疗的依从性。

（4）新型抗抑郁药物一般在治疗 2 周左右开始起效，治疗的有效率与用药持续时间存在函数关系，如果足量治疗 6～8 周无效，应重新评估病情（咨询精神科），若考虑换药，首先考虑选择作用机制不同的药物。

（5）治疗持续时间一般在 3 个月以上，具体疗程目前缺乏研究证据，需根据具体病情决定后续康复和药物治疗措施。

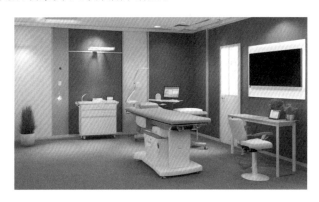

73.提高慢性心衰患者心脏康复依从性和自我管理的方法有哪些？

（1）确定随访时间：出院 3 个月内建议患者每个月随访 1 次，以后可延长为每 3 个月随访 1 次。

（2）体重管理：应指导患者学会通过自测体重和记录尿量调整利尿剂用量。体重增加通常是在肺淤血或体循环淤血症状之前出现体液潴留。建议每天液体入量不超过 1.5 升，每 2 周检测 1 次电解质。24 小时体重增加＞1.5 千克或者 3 天体重增加＞2.0 千克，表明体液潴留正在加重，需增加利尿剂使用剂量，患者可根据液体出入量，调整利尿剂用量。

（3）健康教育：通过健康教育以加强慢性心衰患者自我管理能力的培养。第一次与患者接触时，明确告诉患者复诊的时间，应该服用的药物和剂量，血压、心率的监测方法和次数,记录液体出入量以及监测体重的方法,对教育效果进行评价和反馈,了解患者认知和执行的薄弱环节,并在后续接触中持续调整和改进。健康教育课程包括:心衰的概念,引起心衰发生和加重的病因以及诱发因素,心衰应该服用的药物,心衰的非药物治疗,心衰的运动治疗,心衰的营养支持,心衰的心理恢复。

(卢琳　倪敬琴　王斌　姜建邦)

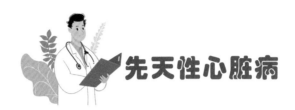

先天性心脏病

1.什么是先天性心脏病?

先天性心脏病简称先心病,是胎儿期心脏发育过程中出现缺陷而形成的一种先天性心脏畸形。心血管系统是在孕期第 2 周开始由原始心管经历生长、分隔、扭转等多个过程发育而来的,在孕期第 8 周就已经基本发育完成了。与胎儿的其他脏器发育一样,心血管的发育是一个由基因调控的非常精密的过程,一个基因突变或调控异常,都可能会导致畸形的发生,进而发展成为先天性心脏病。先天性心脏病的种类很多,大多为简单先心病如动脉导管未闭、房间隔缺损、室间隔缺损等。复杂先心病中最常见的为法洛四联症。

2.先天性心脏病的病因有哪些?

先天性心脏病是胚胎发育水平异常导致的,其原因还不十分明确,目前认为可能与多种因素有关。比如孕妇在孕早期被某些病毒或细菌感染,尤其是风疹病毒、柯萨奇病毒等;孕早期服用某些具有致畸作用的药物或毒物,接触放射性物质,或孕妇患有糖尿病、苯丙酮尿症、高血压、营养不良等疾病,以及先兆早产、胎儿缺氧、孕妇高龄等多种因素,都可能增加先天性心脏病的患病风险。另外,先天性心脏病还可能受到遗传因素的影响,因此存在先心病在某些家族里的发生率明显高于其他家族的现象。

3.先天性心脏病有什么表现?

患有先天性心脏病的小孩可能发育较同龄儿迟缓,活动耐量差,容易出现反复的上呼吸道感染甚至肺炎,哭闹或活动后出现嘴唇及甲床青紫,法洛四联症患儿爱蹲在地上或双腿抱在胸前蜷成一团。新生儿则可能容易出现呛奶、吐奶等。但值得注意的是,有相当大一部分简单先天性心脏病患儿平时可能没有任何症状,但随年龄增长,病情持续进展,待有明显症状时病情已经非常严重了。

4.怀疑小孩有先天性心脏病应该怎么办,会影响孩子发育吗?

当怀疑孩子患有先天性心脏病时,应该尽早到医院就诊,最好选择设有心脏外科的二级甲等以上医院,接受心脏彩超检查,明确先天性心脏病的性质及轻重程度。向专业的心脏外科咨询,部分简单先天性心脏病可暂时观察,待患儿2岁以上再行手术治疗,但应该定期检查,包括复查X线胸片、心电图及心脏彩超等,了解患儿心脏杂音的变化及心肺负荷情况,选择合适的手术时机。对于发育明显迟缓、喂养困难、反复肺部感染的患儿,应当尽早行手术治疗。

此种疾病的患儿心脏畸形,导致心脏出现泵血量不足的情况,因此会使患儿的生长发育迟缓,但是患有此种疾病,对于患儿的智力一般不会造成影响,而且部分患儿也是非常机敏的。

5.先天性心脏病怎么预防?

虽然先天性心脏病的病因目前尚不十分明确,但对可疑病因的预防仍然十分重要,而且非常有效。首先,孕妇应加强孕期保健意识,在孕早期应当积极预防风疹、流行性感冒、腮腺炎等病毒感染性疾病,或在孕前期做好疫苗接种,尽量避免病毒感染;远离毒物,尽量避免服用有致畸作用的药物,如果确实需要用药,应该在专业医生指导下使用;避免接触放射线或强磁场;值得提醒的一点是,虽然小狗小猫非常可爱,有人也会非常喜欢宠物,但是,宠物常常携带寄生虫或细菌,对胎儿来说他们可能成为"温柔杀手",所以孕期,尤其孕早期应尽量远离宠物,或提前给宠物做体检、接种疫苗。其次,在整个孕期需要进行规律产检,及时发现问题,防患于未然。最后,还有不能忽视的一点,胎儿出生之后一定要进行定期的体检,因为很多简单先心病的患儿平时并无症状,在体检时医生听诊发现心脏杂音或行心脏彩超发现心脏畸形。总之,怀孕和养育小孩是一件需要非常用心的事情。

6.先心病会有什么样的危害?

①先心病为出生后即有心脏血管病变,患儿往往更容易感冒和患肺炎,平时活动耐力下降,有些还会影响生长发育。某些较严重的先心病患儿还会出现胸部发育畸形,心脏异常增大,严重者很小就出现心衰。②一些患者成年后才

出现不适症状,往往检查时发现心脏异常扩大,患者极易发生心功能障碍、心律失常以及"心脏感染"等。先心病患者一旦发生感染性心内膜炎、严重肺动脉高压等严重并发症,错过治疗机会,后果非常严重,甚至会危及生命。③先心病往往影响患儿入托、入学及以后的升学。④女性先心病患者成年婚后怀孕期间,心脏负担会进一步加重,甚至会影响到母婴的生命。

7.哪些先天性心脏病可以自然愈合?

下面三种先心病中的部分患者,在限定的时间内有自然闭合的可能:①继发孔型房间隔缺损:4岁以前自然闭合率约40%,小型房间隔缺损18个月内自然闭合率可高达80%。②室间隔缺损:多在1岁以内有自然闭合的可能性,四五岁以后自然闭合的机会大大减少。③动脉导管未闭:出生后3个月内有自然闭合可能,出生6个月后多数不能自然闭合。

8.先天性心脏病不及时治疗有哪些后果?

一般而言,先天性心脏病一经诊断应及时治疗。大多数患者经导管介入治疗或外科手术治疗后,发育、生活、学习不受影响。如未及时治疗,可能出现心脏扩大、心律失常、肺动脉高压、心力衰竭、心内膜炎等并发症。一旦出现右向左分流,治疗起来就非常困难。

9.先心病选用哪种治疗方法最佳?

任何一种药物均不能治愈先天性心脏病,目前根治的方法有两个:①心脏外科开胸手术校正治疗。②内科介入性封堵治疗。

选用哪种方法主要是根据患者年龄大小、是否由右向左分流及医疗水平来决定的:①介入治疗是目前最为简便、创伤最小、费用最低、恢复最快的方法,大多数患者均可通过这一方法得到有效的治疗。房间隔缺损、室间隔缺损、动脉导管未闭等类型,一般可以进行介入治疗。②外科手术治疗目前只针对巨大缺损、合并有严重的多种畸形者。③3岁以下、体重不超过15公斤的儿童,如症状不明显,以内科保守治疗为主。

10.先心病已出现肺动脉高压,还能手术吗?

肺动脉高压是指肺血管内压力升高的情况,在先天性心脏病中,肺动脉高压往往继发于疾病产生,极个别为原发性肺动脉高压。出现继发性的肺动脉高压,并非是手术的禁忌证。多数情况下,只要孩子的病发现及时,治疗也及时,哪怕有一定程度的肺动脉高压,也并非手术禁忌证。如果医生评估孩子的肺动脉压力较高,会通过右心导管等检查,进一步评估肺血管的阻力情况,尽可能为孩子争取手术的机会。

极端条件下,也许是家长根本不知道孩子患病,也许是因为家庭或经济原因,没有给孩子及时治疗,某些先天性心脏病病程拖的时间过长,肺血管已经发生了不可逆的改变,也就是患有了艾森门格综合征,可能已经错失手术良机。

11.手术住院要住多久,术后需要恢复多长时间,是否耽误上学?

一般的简单先心病,如果入院时孩子没有感染和其他手术禁忌证,会用 1～2 天的时间完成术前检查,术后住院 3～7 天即可出院。介入手术术后无不适即可上学。如果术前存在感染,则可能需要先治疗感染,待情况改善后再安排手术。同样的情况也适用于孩子营养不良、化验指标不合格等。

复杂先天性心脏病,术前检查较多,甚至需要安排一些特殊的有创检查或影像学检查,所以等待的时间可能会更长一些。

术后恢复因病情不同会有所差异,一般为 3 个月到半年。

孩子在手术 2 周后,就能回到学校上学。孩子返校上课时,家长应向老师和同学做一个简单的交代,避免在学校进行剧烈的活动,或受到严重的冲撞。婴幼儿可在手术 2 周后回到托儿所,如果托儿所或学校流行其他感染,应该推迟入托。

当孩子重返校园的时候,一定要叮嘱孩子养成良好的洗手习惯,避免接触生病的人,尽量避免发生感染,这对心脏手术后的孩子来说尤为重要。

12.为什么有的先心病要分期手术?

某些复杂先天性心脏病,因为畸形复杂,为了使机体适应不同的血流动力学状态,并降低手术的总体并发症发生率和死亡率,会考虑分期手术。还有些复杂先天性心脏病,无法行根治性手术,只能采用姑息治疗的方式,分期完成。

13.何为姑息手术?

在某些复杂先天性心脏病中,无法彻底矫治畸形,只能采用姑息手术的方式进行治疗。姑息手术不修复缺陷,但有助于改善症状,提高生活质量。根据孩子畸形的情况,有的姑息手术也需要做两次甚至更多次手术才能完成。

有些简单先心病,由于病情进展过快,错失了根治手术的良机,此时有选择地应用一些姑息治疗,有助于改善孩子的生活质量。

14.何为先天性心脏病的介入治疗?

先心病介入治疗是在 X 线、超声等引导下,将特制的导管通过股静脉或动脉插入人体,进行影像学诊断后,对病变部位做定量或定性处理,再选用特制的器材对病变实施封堵、扩张或栓塞的治疗。而后撤出所有的插入导管,体表仅留有 1~2 个比普通针眼略大的针眼。

15.哪些先天性心脏病可以应用介入方法治疗?

主要包括:①肺动脉瓣狭窄;②动脉导管未闭;③房间隔缺损;④室间隔缺损;⑤肺动静脉瘘;⑥冠状动脉瘘;⑦主动脉瓣狭窄;⑧二尖瓣狭窄。

16.先天性心脏病的介入治疗有何优点?

①免于开胸手术的痛苦,避免外科手术的并发症;②除非小儿和缺乏配合的年长儿,均不需全麻;③创伤小,手术时间短,恢复快,无疤痕,住院时间短(术后 2~3 天出院),迅速恢复学习或工作;④重要并发症少;⑤不受年龄限制,对合并肺动脉高压者进行介入治疗,有比外科手术更多的优点。

17.什么时候介入治疗先天性心脏病最为合适?

大部分先天性心脏病患者都可进行介入或手术治疗,而且大多数患者手术后多可达到正常人的心功能水平。一般来讲只要发现有先心病,3 岁以上患者越早治疗越好,实际上各年龄段均可进行介入治疗,在学龄前治疗可不影响儿童学习,且病变对心脏大小和心功能影响小,对患儿的心理成长带来的影响也较小。

18.先天性心脏病会遗传吗?

先天性心脏病是有一定的遗传倾向的,一部分先心病是由于单基因遗传倾向,或者染色体畸变导致的,比如肺动脉狭窄、一部分室间隔缺损等,患先心病父母其子女再次患先天性心脏病的比例要高于一般人群。但是不是所有的先天性心脏病都会遗传,还有很多先心病是遗传因素和环境因素共同导致的,这些先心病患者父母并不会遗传。

另外还有一些导致先心病的原因,如母亲怀孕期间受到农药、杀虫剂等影响,以及空气污染、放射因素,或者母亲患有甲亢等基础疾病,或者怀孕期间口服抗癫痫药物,或者其他导致胎儿畸形的药物,但这些因素导致的先天性心脏病并不会遗传给子女。

19.先天性心脏病的发病率是多少?

先天性心脏病是胚胎期心脏血管发育异常造成的结构畸形性疾病,根据国家有关卫生部门病情调查,先心病的发病率占活产婴儿的 7‰～8‰,占各类先天性疾病的 30%。我国每年新增先天性心脏病患者达 20 万左右,高海拔地区一般比平原地区发病率高,农村地区比城市发病率高。

从遗传学角度分析,并不是父母存在心脏病,后代 100%患有先心病,只是此类儿童比父母心血管先天结构正常的家庭发病率有所增高。先心病发生属于多因素作用的结果,孕期拥有良好的妊娠环境,杜绝酗酒、吸烟等不良习惯,怀孕期间避免有毒有害物质侵袭,均可以减少患病儿出生率。

20.先天性心脏病患者能不能生育?

并不是所有的先天性心脏病患者都不能生育,这取决于先天性心脏病的类型以及疾病的严重程度。对于一些动脉导管未闭,小房缺或小室缺患者,在充分评估心脏功能之后,可以在医生的指导下怀孕及生育。而对于比较严重的先天性心脏病的患者,比如法洛四联症、先天性的主动脉缩窄、肺动脉的狭窄、大的室间隔缺损等患者,心功能差,不建议生育。因为生育可以增加其心脏负担,导致不可逆的心脏损伤,危害母亲和胎儿。

21.宝宝有先天性心脏病应该注意什么?

对于先天性心脏病的孩子,最主要的就是避免发生呼吸道感染,特别是对于一些左向右分流型的先天性心脏病,发生呼吸道感染的概率是比较高的,反复的呼吸道感染有可能会使肺部小动脉痉挛,使自然闭合的概率大大减少。对于一些青紫型的先天性心脏病,最主要的就是避免剧烈的哭闹,因为有可能会出现左室流出道梗阻以及晕厥发作。保证孩子均衡的饮食、合理的营养,养成良好的生活习惯,如果有呼吸道感染的情况,应该及时到医院进行诊治。

22.得了先天性心脏病能活多久?

对于孩子得了先天性心脏病以后能够活多久的问题,我们主要是先看一下孩子到底是哪个类型的先天性心脏病,并且有没有伴随一些血流动力学的改变,或者对孩子有没有影响。比如孩子可能只是得了比较单纯、普通的先心病,像是单一的室缺或者房缺、卵圆孔未闭、动脉导管未闭等,这样的先心病,如果缺损比较小,往往没有血流动力学的改变,对孩子也没有太大影响,很多孩子可以在完全没有症状的情况下一直存活。有些人可能是在 20～30 岁正常体检的时候才发现有一个小的缺损,也就是存在先心病,然后才去治疗,经治疗后可以痊愈。但是有一些复杂的先心病,比如法洛四联症或者像肺静脉畸形引流等,这样的疾病相对来说对孩子影响比较大,出生之后可能就会有明显的氧合受影响,或者还有其他的伴随表现,长大以后可能会影响他的生长发育,如果不加处理,存活时间就相对比较短。对于先心病来说,我们先要确认它的类型,再看它有没有一些血流动力学的改变,以及对孩子有哪一个类型的影响,比如氧合影响还是生长发育的影响等,再去确认它对孩子最终生命的影响有多大。

23.先天性心脏病的预后怎么样?

关于先天性心脏病的预后,首先有 5%～10% 的先天性心脏病没有办法通过现在的技术手段治疗,但是剩下的 90% 以上的先天性心脏病患者都可以通过手术、介入或者其他方法治疗。在 90% 当中,又有 70%～80% 可以根治。很多家长问小孩手术后能不能上体育课、踢足球、游泳、长跑。大多数小孩手术之后能和正常人一样,只是胸前多了一道疤,他的"发动机"是好的。但是还有一小部分患儿需要 2 次、3 次,甚至更多次的相对复杂手术,其生存质量与正常人相比,要打 7 折或 8 折。但是 70%～80% 的先心病患者远期预后跟正常人没有很大的差别。

24.哪种先天性心脏病比较严重?

先天性心脏病分为很多种类,如房间隔缺损、室间隔缺损、动脉导管未闭、法洛三联症、法洛四联症、完全性大动脉转位、单心室、完全性肺静脉异位引流。一般法洛四联症、完全性大动脉转位、完全性肺静脉异位引流属于比较严重的。因为通过手术一期可能不能根治,需要分期进行。在判断先天性心脏病的种类方面,通过心脏的彩超可以明确类型以及下一步如何通过手术进行治愈。所以一旦先天性心脏病的症状出现以后,需要到医院里进行详细的检查和制订治疗的方案。

25.如何早发现先天性心脏病?

定期到医院为新生儿做健康检查,心脏有杂音多可明确,但因为一些婴儿在生下来时听不到其心脏有杂音,待到满月后查体或以后检查才被发现,所以父母应从以下几方面注意观察:

(1)观察婴儿出生后皮肤是否持续发绀。

(2)孩子是否有反复出现神志不清的情况。

(3)经常感冒,呼吸道、支气管、肺部有无反复感染。

(4)吃奶困难或拒食、呛咳,平时呼吸急促。

(5)发育迟缓、消瘦、多汗,儿童诉说易疲乏,体力差。

(6)口唇,指、趾末梢发青。

(7)查体可见身体其他部位存在先天畸形。

26.什么是法洛四联症,其病因有哪些?

法洛四联症是一种常见的先天性心脏病,包括四个问题,即室间隔缺损、肺动脉狭窄、主动脉骑跨和右心室肥厚。

主要病因包括:

(1)遗传因素:法洛四联症具有一定程度的家族聚集性,可能由父母生殖细胞、染色体畸变引起。遗传学研究认为,多数先天性心脏病是由多个基因与环境因素相互作用所形成的。

(2)环境因素:感染,母亲妊娠前三个月患病毒或细菌感染,尤其是风疹病毒、柯萨奇病毒等,胎儿先天性心脏病的发病率升高。

(3)其他因素:诸如羊膜病变、胎儿受压,母体患营养不良、糖尿病、苯丙酮尿症、高血钙,妊娠早期经先兆流产保胎治疗,妊娠早期接触放射线和细胞毒性药物,母亲年龄过大等均可能使胎儿患先天性心脏病的可能性增加。

27.法洛四联症的症状有哪些?

最突出的症状是发绀。孩子的一个特点就是嘴唇青紫,有杵状指。杵状指的指端末节粗大,而且发青。气喘和阵发性呼吸困难也常见,多于哭闹或劳累后出现,在两个月到两岁的婴幼儿中较多见。

儿童蹲踞现象:儿童常行走一段路程后下蹲,双下肢屈曲,双膝贴胸。

缺氧发作:重症患者可以有缺氧发作,表现为面色苍白、四肢无力、阵发性晕厥、抽搐。

28.什么是动脉导管未闭?

动脉导管未闭是常见的先天性心脏病。动脉导管是胎儿的主动脉与左肺动脉之间的生理性血流通道,为胎儿供血供氧,但出生之后就不需要了,85%婴儿的动脉导管在出生后2个月内闭合成为动脉韧带,逾期不闭合者则为动脉导管未闭。

29.动脉导管未闭的危害有哪些?

动脉导管没有闭合,会造成主动脉血流向肺动脉分流,增加了肺循环的血容量,随着疾病进展,患者会出现发绀、杵状指,即艾森门格氏综合征,可导致右心衰竭而死亡。动脉导管未闭发病率可以达到15%~20%,女性比男性发病率高2倍。动脉导管未闭不一定都有临床症状。导管直径细、分流量小者常常没有明显的症状。直径粗、分流量大者常并发充血性心衰,表现为易激惹、气促、乏力、多汗、喂养困难、发育不良等。病情发展为严重肺动脉高压出现右向左分流时,出现下半身发绀和杵状指(趾)。

30.什么是卵圆孔未闭?

卵圆孔是指心脏左右心房之间的一个小孔,它一般是在胚胎期发育过程中形成的,到出生以后一般在一岁之内就基本能够达到闭合,如果三岁以上还没有完全闭合,就叫作卵圆孔未闭。实际上不只是在婴儿期出现卵圆孔未闭,在成年人中也有20%和25%的人存在卵圆孔不完全闭合的情况。

31.卵圆孔未闭需要治疗吗?

绝大部分的患者是不需要治疗的,极少一部分患者需要治疗,当人体的卵圆孔出现矛盾性栓塞的时候,需要进行封堵治疗。血栓如果通过卵圆孔进入脑部以后,很轻微的症状就是偏头痛,如果是严重的较大血栓就会导致脑梗死的发生,血栓可能还会随着动脉系统到达全身各处。很多患者的血栓到达了冠状动脉,导致心梗的发生,还有一些会引起脾梗死、肾梗死的发生。所以如果发现此类卵圆孔未闭患者,需要及时进行卵圆孔封堵术治疗。

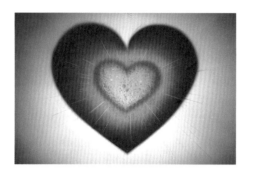

32.哪些先心病最常见?

在先心病的发病中,主动脉二瓣化畸形、室间隔缺损、房间隔缺损、动脉导管未闭和肺动脉瓣狭窄是临床最常见的几种先天性心脏畸形。

33.为什么有的先心病患儿发绀而有的不发绀?

先心病分为发绀型和非发绀型两种。发绀型先心病多数存在右向左分流,导致体循环中的血液混合了非氧合血;而非发绀型先心病则不存在分流或存在左向右分流,体循环血液为氧饱和状态;不能以是否发绀简单地评判先心病是否严重,以及预后。

34.先心病能在胎儿期诊断出来吗?

近10余年来国内少数一些医院也开始开展胎儿先心病的产前筛查和诊断,一定程度上减少了严重先心病胎儿的出生。但无论是在硬件设备方面,还是全国的技术水平,与发达国家相比还有较大差距。

35.先心病手术以后能和正常人一样吗?

先心病的手术效果主要与其畸形程度有关,一般来说,畸形越轻越容易矫治,且矫治效果越好,如房间隔缺损、室间隔缺损、动脉导管未闭等患者进行介入手术后,与正常人完全一样。相反,畸形越严重矫治越困难,结果也越差,有的甚至无法行根治性手术,只能行姑息性手术,或者减状性手术,且远期有可能需要接受二次甚至三次手术。

36.先心病术后要注意哪些事项?

(1)按医嘱服药,不可自行停药。

(2)经过体外循环的心脏手术,早期仍需限制液体入量。

(3)如有呼吸困难、痰多、发热、水肿、发绀,及时进行复诊。

(4)饮食上无特殊禁忌,但要营养均衡,以易消化吸收的高营养饮食为主。

(5)按医嘱返院复查。

37.先心病手术所引起的心肌瘢痕是否会带来远期的问题?

从理论上讲,心肌上的瘢痕可以引起心律失常的问题,并且也有相关的报道。但是多数都是良性心律失常,较少有恶性心律失常的病例,现有的数据提示心肌瘢痕不会明显影响远期的生存率和生活质量。

38.先心病术后需要吃抗凝药吗?

有的先心病术后需要吃抗血小板药物。人工瓣膜置换术后要进行较强的抗凝治疗,置入人工瓣环的患儿也需要 3 个月至半年的抗凝治疗。多数的先心病患者术后不需要抗凝治疗。

39.产前检查怎么没有查出我的宝宝有心脏病?

有"技术方面"和"胎儿生理方面"的限制。技术方面,胎儿的心脏非常小,超声波下犹如弹珠大小,对设备、超声医师的要求都非常高。如果心脏结构明显异常,如单心房、单心室、大动脉转位等严重的先天性心脏病,产前诊断出的概率有 5~6 成,如果只有轻微的心脏构造异常,比如房间隔缺损、室间隔缺损,则只有 3 成的可能被发现。至于生理层面的限制,则与血液循环方式有关,胎儿在妈妈的体内不需要用肺呼吸,出生后逐渐转变成体循环和肺循环并存,这时有些心脏异常才会被发现。此外,还有一种情况,"动脉导管未闭",在胎儿出生前,这是孩子体内的正常结构,只有出生后无法闭合,才能算是异常。所以,也就不属于产前能否查出的问题了。

40.先心病宝宝可以接种疫苗吗?

(1)先心病不是接种疫苗的禁忌证,孩子在出现发热、腹泻、肺炎等其他疾病时不能接种疫苗,可在这些疾病治好后补种。

（2）先心病的宝宝体质偏弱,应该接种流感疫苗。

（3）手术前3～4周内不建议接种疫苗,术后三个月心功能恢复良好以及无发热、腹泻、皮疹者均可同正常儿童一样接种疫苗。复杂先心病六个月后复查无问题可以接种疫苗。

（4）免疫缺陷和心脏移植的宝宝,不建议接种疫苗。

41.先心宝宝不能哭,只能哄着?

对于患有简单先心病的宝宝,哭闹对心脏的影响很小,爸爸妈妈们可以像对待健康孩子一样对待,不必迁就或特意去哄。部分宝宝患有较为复杂的先天性心脏病,严重哭闹会导致心脏缺血缺氧,加重心脏负担,但是宝宝的哭闹是无法避免的,所以遇到这种情况,爸爸妈妈们应该想办法尽量减少哭闹的时间。

42.医生说宝宝暂时不用手术,那有什么注意事项吗?

遵医嘱定时复查。当发现宝宝反复发生肺炎、心衰、体重不增甚至减轻,或者出现肺动脉高压(可以通过心脏超声和心导管检查评价),则应及时手术。

43.成人最常见的先天性心脏病有哪些?

一般来说,成人最常见的先天性心脏病是简单的先天性心脏病,比如动脉导管未闭、房间隔缺损、室间隔缺损、肺动脉瓣狭窄、主动脉缩窄、主动脉瓣狭窄等。如果是复杂的青紫型先天性心脏病,没有经过治疗,可能活不到成年。在这些简单先天性心脏病当中,排在前三位的是房间隔缺损、动脉导管未闭、室间隔缺损。

44.先天性心脏病患者,介入治疗放置封堵器后,还可以做磁共振检查吗?

这是没有问题的,现在很多的介入材料,一般不影响磁共振的检查结果,特别是1.5特斯拉以下的磁共振是安全的。但是有一个问题,就是放完封堵器之后,在查封堵器的那部分时会有伪影。但是如果不查那部分,做其他部位的磁共振,是没有影响的。

45.先天性心脏病手术后能运动吗?

大部分先天性心脏病及时通过手术治疗或者介入治疗,可以达到完全治愈的效果。因此,术后患者的心脏功能和正常人是一样的,各种运动和劳动基本上不受限制。当然需要注意的是,在刚刚手术以后,要经过一段时间的恢复,开始运动也要循序渐进,也就是先从小剂量的运动逐渐增加运动的强度。经过一段时间的适应就可以恢复正常的运动。

46.为什么先心病患儿易感冒,得肺炎?

先心病的患儿会存在大量的左向右分流的情况,易造成静脉回流,导致肺部充血,肺血增多,造成上呼吸道支气管感染,而婴儿的支气管较成人来说相对较短,故易得肺炎。

47.为什么有的缺口大,杂音却小;有的缺口小,杂音却大?

心脏杂音是最早期能够初步判断先心病的方法之一。杂音只是辅助判断的一个标准,不是判断病情的指标,不要认为杂音大,病情就严重;一些复杂的先心病可能没有杂音。

48.所有心脏手术都需要体外循环吗?

不是,需要心脏停跳的手术需要用体外循环,如房室间隔缺损、法洛四联症、大动脉转位等,不需心脏停跳的则不用体外循环,如动脉导管未闭、弓缩窄等。

49.术后回家能不能洗澡?

能!术后刀口未脱痂之前,可在不触碰刀口的情况下进行擦拭;待脱痂以后可进行正常洗浴,注意刀口不可长时间浸泡在水中,防止感染。

50.患先天性心脏病可以上体育课吗?

体育活动的危险性取决于先天性心脏的类型、心脏功能状态、体育活动的种类。

无症状的非青紫型先心病患儿可以照常上体育课,无需限制娱乐活动和竞赛性运动。过分限制该类患儿活动不仅影响小儿的体格发育,反而加重家长和儿童心理上的负担。他们较为适宜的运动项目有跑步、跳绳、跳橡皮筋、踢毽子、打乒乓球、练体操等,但仍不宜参加剧烈运动如篮球、足球、游泳等,避免过度疲劳。

　　青紫型先心病(如法洛四联症)和严重心脏病患儿平时应限制运动量,胜任日常生活就行,尽量避免加重心脏负担。

　　先心病患儿在运动过程中若出现明显胸闷、头晕、面色苍白、呼吸困难和血压下降等症状需要立即停止运动,尽快前往医院就诊。但由于儿童个体标准不一,所以家长最好请教心外科医生后,再决定孩子能否参加体育活动。

(李东胶　崔玉奇　马里君　崔玉淼)

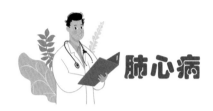

1.什么是肺心病?

肺心病的全称是肺源性心脏病,是指肺部疾病、胸廓或肺血管病变,引起肺血管的阻力增加产生肺动脉高压,引起心脏结构和功能异常改变,分为急性肺源性心脏病和慢性肺源性心脏病。

肺心病可由慢性支气管炎、肺气肿、支气管哮喘、支气管扩张、肺结核、先天性肺囊肿、肺纤维化、胸廓畸形等引起,以慢性支气管炎、阻塞性肺气肿最常见,原发性肺血管病变引起者少见。其发病率在我国约为0.46%,老年人常见。

2.肺心病晚期到底能活多久?

晚期随时都有猝死的可能性。在肺心病晚期,如果再发心力衰竭,患者的生存期不会很长。如果一年有一两次发作,患者可以存活10年以上。如果有反复发作,患者的生存期基本上是1~2年。

3.肺心病会累及哪些部位或器官?

主要累及肺、心脏,病情严重时可引起全身多个器官功能衰竭。

4.哪些人群易患肺心病?

①肥胖或超重。②吸烟。③年龄:随年龄增大患病率上升。④深静脉血栓:深静脉血栓脱落可引起急性的肺源性心脏病,或导致慢性肺源性心脏病急性加重。⑤感染:容易加重肺源性心脏病症状。⑥基础疾病:患有慢性支气管炎、慢性阻塞性肺部疾病等基础疾病的患者,若原发病控制不佳,容易发展成肺源性心脏病。某些原因不明的肺部疾病也可导致肺源性心脏病,如特发性肺高压、肺间质纤维。⑦基因突变:囊性纤维化(是一种遗传性外分泌腺疾病,主要

影响胃肠道和呼吸系统)、自身免疫病。⑧先天性发育问题:如先天性肺发育不良,先天性口咽畸形。

5.肺心病有哪些临床表现?

肺源性心脏病如果是急性发作,主要表现为呼吸困难、胸闷,严重的时候可以出现发绀、晕厥、神志障碍,甚至猝死等。慢性肺源性心脏病在早期心脏和肺脏的功能可以代偿,主要表现是活动时出现相关的症状,例如活动后出现咳嗽、气促、心悸、呼吸困难、运动耐力下降等。随着时间和疾病的进展,慢慢出现心肺功能的失代偿,这时候由于呼吸功能衰竭,就会出现二氧化碳潴留和缺氧的表现,休息的时候也会出现呼吸困难、胸闷、乏力、气短、脸色发绀等严重的情况,甚至出现昏迷、嗜睡。

6.肺心病做哪些检查能确诊?

①胸部CT:确诊患者有不同类型的慢性肺部疾病。②肺功能检测:只要提示有不同程度的呼吸功能障碍,结合慢性肺部疾病提示肺心病,就具备了导致慢性肺源性心脏病的基础疾病。③心脏彩超:可以发现患者有肺动脉高压的诊断依据。④心电图:可以发现肺型P波、右心室扩大、电轴右偏或各种不同类型的心律失常等,都是诊断肺心病所需要的主要和次要的心电图标准。⑤腹部超声:可以发现患者有不同程度的淤血性肝脏肿大,极少数患者还可能导致淤血性肝硬化,部分患者可能有不同程度的腹水和胸水。

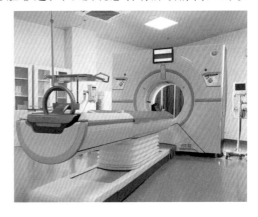

7.肺心病会传染或遗传吗,能治愈吗?

肺心病不会传染或遗传。

急性肺源性心脏病若能去除病因是可治愈的。慢性肺源性心脏病不能治愈,正规治疗可缓解症状。肺心病治疗一般采取积极措施控制感染,改善呼吸功能,纠正缺氧等。主要是通过控制症状,避免或减少发作,延缓病情的发展。

8.得了肺心病会有什么后果?

(1)如果没有及时接受治疗:患者逐渐发展至心力衰竭,严重影响生活质量,最终导致死亡。

(2)如果及时接受正规治疗:大部分患者经过正规治疗及控制原发病后,生活质量可得到一定恢复,可进行日常生活中的一般活动。但病情会反复,病情控制不佳者将影响寿命。

9.肺心病的治疗方案及常用的药物有哪些?

第一,控制心力衰竭。肺心病的患者是右心衰竭,可伴有体循环淤血、全身水肿,可以选择利尿剂,比如呋塞米、托拉塞米、螺内酯,应用正性肌力药物增加心肌收缩力,比如去乙酰毛花苷、地高辛。

第二,控制肺部感染。根据常见的病原菌可以选择使用抗生素,比如头孢拉定、头孢呋辛、左氧氟沙星、阿奇霉素、头孢地尼、头孢美唑等,控制感染是治疗心力衰竭的前提。

第三,使用扩张支气管、止咳化痰的药物。常用的药物有沙丁胺醇、茶碱缓释片、复方甲氧那明、氨溴索口服液等,通过止咳、化痰、平喘,改善通气功能,改善心肺功能。

10.患者该如何护理?

(1)饮食需要补充蛋白质和纤维素。选择容易消化的食物。

(2)要注意保持室内适当通风,注意保暖,防止感染。一旦感染加重,就可能导致肺心病加重。

(3)要多锻炼身体,多参加户外运动,如太极拳、腹式呼吸等运动。长期坚持力所能及的运动,能够提高患者的机体免疫功能,改善肺功能。但是同时也要注意度,避免给自身带来过大的危害。

11.在我国肺心病最常见的致病因素是什么?

吸烟者多数会有慢性支气管炎或者慢性阻塞性肺疾病。肺心病主要是因为人出现慢性支气管炎或者是出现阻塞性肺疾病导致的。

12.肺心病到底严不严重？

这种病症会使人的右心室变得肥大，以至最后发展成右心逐渐衰竭的变异心脏病。但是也不需要太害怕。因为这种病的发展速度相对来说是非常缓慢的，常常要经历大概数年或者是数十年的时间才有可能发展成为严重的肺心病，只要控制得当一般不会有太大的问题。

13.肺心病的并发症主要有哪些？

①肺性脑病；②酸碱失衡及电解质紊乱；③心律失常；④休克。这几个并发症中，肺性脑病是最常见的并发症，也是导致死亡最常见的原因。

14.肺心病怎么预防？

肺心病的预防分为尚未出现肺心病时和已经进展到肺心病阶段两个层次。

尚未出现肺心病时，应及时治疗支气管、肺和肺血管等基础疾病，避免疾病慢性进展；戒烟是预防慢性阻塞性肺疾病的最重要措施，也是预防出现肺心病的重要措施；控制职业环境污染，减少有害气体或有害颗粒的吸入；通过接种流感疫苗、肺炎疫苗，预防反复呼吸道感染等，减少呼吸道疾病的反复急性加重。

已经进展到肺心病时，在前述预防注意事项的基础上，还应注意防止发生心功能不全，避免过量饮水、过量输液，避免感染、过度劳累等诱发心衰的情况，坚持规律用药，积极康复。

15.尘肺导致的肺心病该怎么办？

及时调离粉尘作业场所并根据病情需要进行综合治疗。积极预防和治疗肺结核及其他并发症，减轻症状，延缓病情进展。

16.肺心病患者能不能户外活动？

肺心病患者可以适当参与户外活动，在天气比较好的时候，可以到公园或者是树林里散散步，做一些强度比较小的运动，比如打太极拳、瑜伽等。但是运动量不宜过大，避免过度劳累。

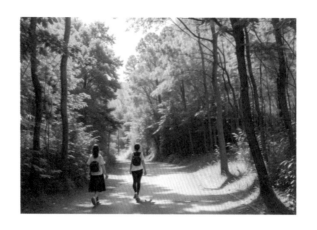

17.肺心病患者该怎样调节情绪?

由于肺心病是一种反复发作的疾病,所以对患者心理会造成一定的压力。尤其是对于自理能力较差的肺心病患者,容易产生自卑感,这个时候家属要主动和患者沟通,调解好患者的情绪。

18.肺心病患者可以吃些什么水果、蔬菜?

可以吃的水果有很多,比如火龙果、苹果、哈密瓜、西瓜等。可以吃的蔬菜也很多,尤其是膳食纤维含量比较高的蔬菜,如韭菜、芹菜,可以改善消化道功能,从而增强机体抵抗力。

19.肺心病的患者能不能用家庭氧疗?

肺心病的患者是可以在家进行氧疗的:合理选择吸氧时间,每天给予氧疗15小时以上,坚持吸氧至少6个月,才能获得较好的氧疗效果。

20.肺心病患者在家时该怎样治疗?

肺心病患者在家治疗时应坚持运动、增强免疫力,注重生活护理、心理护理。患者应根据自身情况进行适当活动,如早上散步、打太极拳,从而增强体质,锻炼心肺功能。但要注意量力而行,避免过度劳累。

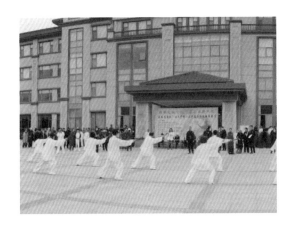

21.肺心病患者能不能吸烟？吸烟对肺心病患者有哪些危害呢？

答案是不能的。肺心病患者必须戒烟。吸烟会对患者的气道造成一定程度的损害，引起患者肺部疾病的加重，导致肺动脉高压的加重，从而引起肺心病的加重。

22.肺心病患者能喝酒吗？

肺心病患者是不能饮酒的，包括各种药酒，因为酒有一定的刺激性，对患者身体的恢复没有任何好处。

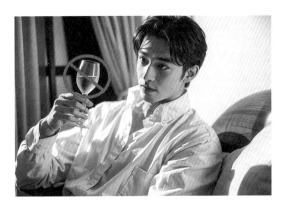

23.肺心病患者可以喝茶水吗？

肺心病患者是可以喝茶水的。因为茶水中含有丰富的茶多酚和少量的黄酮类物质，所以，喝茶水不会加重肺心病的病情，同时还可以软化血管、增加心肌供血量。

24.肺心病患者可以吃蜂蜜吗?

肺心病患者可以吃蜂蜜,蜂蜜中含有多种氨基酸及微量元素,可以满足肺心病患者日常微量元素的需要。但是如果是合并糖尿病的患者,不建议吃蜂蜜,因为进食蜂蜜会引起血糖上升。

25.肺心病患者可以接种流感疫苗、肺炎疫苗吗?

肺心病患者是可以接种流感、肺炎疫苗的,但是如果肺心病正处在急性发作期,是不可以接种疫苗的。要选择在身体状态最好的时候接种疫苗。

26.冠心病和肺心病有什么区别?

这是两种完全不同的疾病,冠心病以胸痛为主要表现,肺心病是由于肺部疾病而引起的心脏病。

27.肺心病和慢性阻塞性肺疾病有什么关系?

肺心病是多种慢性肺部疾病(如支气管、肺组织、胸、肺血管疾病)反复发作,导致血管阻力增加,引起肺动脉高压。长期肺动脉高压引起右心负荷增加,右心结构和功能改变,导致一系列病理生理改变。

28.肺心病患者做雾化起什么作用?

肺心病做雾化有减轻气道黏膜刺激的作用,可以加速痰液排出体外,防止出现气喘情况。做雾化可以有效减轻发病症状。

29.肺心病能通过置入心脏(冠脉)支架治疗吗?

置入心脏支架是治疗冠心病的一种方法,置入支架后冠脉血流通畅,症状缓解。肺心病非血管狭窄引起,不能通过支架解决。

30.肺心病能通过手术治疗吗?

肺心病一般情况是不进行手术治疗的,但是如果条件允许可以做心肺联合移植来治疗肺心病。

31.肺心病患者下肢水肿怎么办?

可酌情给予利尿、抗感染、祛痰、平喘等治疗。如果患者发生了急性感染,需要完善血常规、C-反应蛋白、降钙素原、病毒抗体、支原体抗体等相关检查评估致病菌,不同的致病菌采取不同的抗感染治疗措施。

32.肺心病患者肚子胀怎么办?

肺心病患者肚子胀,可能是由于右心功能不全,胃肠道淤血,影响胃肠功能而出现腹胀。可以适当地应用胃肠动力药物,促进胃肠动力治疗,也可以应用益生菌调节肠道菌群,选择促进消化的药物治疗。

33.肺心病患者有痰咳不出怎么办?

如果患者有痰咳不出,可使用祛痰药物。患者气喘症状较重时,可吸入支气管舒张剂以缓解临床症状。如果患者有低氧血症,可以给予吸氧。

34.肺心病患者在家中需要日常监测哪些指标?

遵医嘱,定期复诊,与医生保持沟通,在家中监测体重、液体出入量、血氧饱和度、体温等。

35.肺心病患者可以吃"速效救心丸"吗?

可以。有的肺心病患者吃"速效救心丸"可以缓解胸闷、憋喘的症状,是因为速效救心丸能增加肺泡通气量,改善微循环,降低肺动脉压,解除平滑肌痉挛。但"速效救心丸"非最佳药物,缓解气道效果不如扩张支气管药物明显,如急性加重合并咳嗽、咳痰等还需应用抗生素等,所以如症状突然加重应及时就医。平时遵医嘱用药,勿自行用药。

(李东胶　崔玉奇　王斌　崔洋洋)

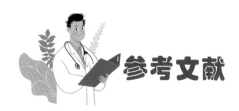

参考文献

1.中国康复医学会心血管病专业委员会,中国营养学会临床营养分会,中华预防医学会慢性病预防与控制分会,等.心血管疾病营养处方专家共识[J].中华内科杂志,2014,53(02):151-158.

2.中国康复医学会心血管病专业委员会.中国心脏康复与二级预防指南2018精要[J].中华内科杂志,2018,57(11):802-810.

3.KUEHNEMAN T,GREGORY M,de WAAL D,et al. Academy of Nutrition and Dietetics Evidence-Based Practice Guideline for the Management of Heart Failure in Adults[J]. J Acad Nutr Diet,2018,118(12):2331-2345.

4.吴寸草,李学斌.2023年心律失常重要指南解读[J].临床心电学杂志,2023,32(6):456-460.

5.杨新春,左琨.《2020年欧洲心脏病学会心房颤动管理指南》解读[J].中国介入心脏病学杂志,2020,28(10):541-546.

6.曹克将,陈柯萍,陈明龙,等.2020室性心律失常中国专家共识(2016共识升级版)[J].中国心脏起搏与心电生理杂志,2020,34(3):189-253.

7.杨子琪,朱泽宇,罗启余,等.《2023 ACC/AHA/ACCP/HRS心房颤动诊断和管理指南》解读[J].中国胸心血管外科临床杂志,2024,31(05):654-666.

8.胡大一.心血管疾病康复指南[M].北京:人民卫生出版社,2020.

9.葛均波,徐永健.内科学[M].8版.北京:人民卫生出版社,2013.

10.中国康复医学会心血管病专业委员会.中国心脏康复与二级预防指南[M].北京:北京大学医学出版社,2018.

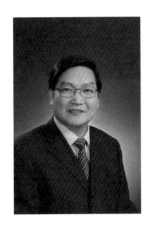

跋 健康科普——开启百姓健康之门的"金钥匙"

从医三十多年,每天面对那么多患者,我在工作之余常常思考,如何让人不生病、少生病,生病后早诊断、早治疗、早康复。这样既能使人少受病痛折磨,又能减少医疗费用,还能节约有限的医疗卫生资源。对广大医者而言,如此重任,责无旁贷。

《黄帝内经》说,上医治未病、中医治欲病、下医治已病。老子曾说:"为之于未有,治之于未乱。"这些都说明了疾病预防的重要性。

做医学科普有重要意义,是一件利国利民、惠及百姓的大事。在大健康时代,医者不仅要掌握精湛的医术,为患者治病,助患者康复,还应该积极投身健康科普事业,宣传和普及医学知识,引导大众重视疾病的预防,及早诊断和规范治疗。因此,近年来我逐步重视科普工作。

记得小时候,每每遇到科学上的困惑,我就去翻"十万个为什么"这套书,从中寻找答案。那么,百姓对身体健康产生疑问,有无探寻答案的去处?在多年的临床工作中,我常常碰到患者对疾病一知半解或存在误解的情况。我心里很清楚,患者就医之前往往会先上网搜索,可是网上的信息鱼龙混杂,不少内容缺乏科学性、权威性,患者被误导的情况时有发生。当患者遇到困惑时,能否从权威的医学科普书籍中找到答案?我曾广泛查阅,了解到有关医学科普方面的书籍虽然种类繁多,但良莠不齐,尤其成规模、成系统的丛书更是鲜见,于是,我萌发了编写本丛书的想法,并为这套书取名"医万个为什么——全民大健康医学科普丛书","医"与"一"同音,一语双关,"全民大健康"是我们共同的心愿和目标。

朝斯夕斯,念兹在兹。我多方征求相关专家意见,反复酝酿,最终达成一致意见,大家都认为很有必要编写一套权威的健康科普丛书,为百姓答疑解惑。一个时代,有一个时代的使命;一代医者,有一代医者的担当。历经一整年的精心策划和编写,"医万个为什么——全民大健康医学科普丛书"终于付梓了。大专家写小科普,这套书是齐鲁名医多年从医经历中答患者之问的精华集锦,是对百姓健康的守护,也是对开启百姓健康之门的无限敬意。

物有甘苦,尝之者识;道有夷险,履之者知。再伟大的科学家也有进行科普宣传的责任。"医万个为什么——全民大健康医学科普丛书"要做的就是为百姓答疑解惑、防病治病,让医学科普流行起来。

丛书编纂毫无疑问是个复杂的系统工程,自 2021 年提出构想后,可谓一呼百应,医学专家应者云集。仅仅不到一年的时间,我们集齐了近千名作者,不舍昼夜努力,撰写完成卷帙浩繁、数百万字的书稿,体现了齐鲁医者的大使命、大担当、大情怀。图书是集权威性、科普性、实用性以及趣味性为一体的医学科普精粹,对百姓健康来说极具实用价值,也是落实党的二十大报告"把保障人民健康放在优先发展的战略位置,完善人民健康促进政策"的医学创举。

在图书编写过程中,我们着力做到了以下两点:

一是邀请名医大家执笔。山东省研究型医院协会自成立起,就在学术交流、人才培养、科技创新、成果转化、服务政府和健康科普教育等方面做出了一定的成绩,尤其在健康科普方面积累了丰富经验,并打造了一支高水平的科普专家团队。本套丛书邀请的都是相关专业的名医作分册主编,高标准把关。由于医学专业术语晦涩难懂,如何做到深入浅出、通俗易懂,既能讲明医学知识又符合传播规律是摆在我们面前的难题。有些大专家学识渊博且有科普热情,不过用语太过专业;年轻医生熟悉互联网传播特点,但专业的深度有时候略显不足。所以我们采用"新老搭配"的方法,在内容和语言风格上下功夫,力求呈现在读者面前的内容"一看就懂,一学就会"。

二是创新传播形式。我们邀请专业人士高标准录制音频,把全书内容分章节以二维码的形式附在纸质图书上,以视听结合的方式呈现,为传统科普注入新鲜活力。二维码与纸质科普图书结合，让读者随时扫码即可聆听，又能最大限度拓展纸质科普书的内容维度，实现更广泛的科普，让"每个人是自己健康第一责任人"的宗旨践行得更实、更深入人心，无远弗届！

有鉴于此，我要以一位老医学工作者、医学科普拥趸者的身份衷心感谢和赞佩以专家学者为首的作者队伍的倾情付出。

还要特别感谢张运院士、宁光院士为本丛书撰文作序，并向为图书出版付出心力的编辑以及无数幕后人的耕耘和努力表示衷心感谢，向你们每一个人致敬！

念念不忘，必有回响。衷心希望"医万个为什么——全民大健康医学科普丛书"能为千家万户送去健康，惠及你我他，为健康中国建设助力。

山东省研究型医院协会会长　胡三元

2023 年 5 月

胡三元，医学博士，二级教授，主任医师。原山东大学齐鲁医院副院长、山东第一医科大学第一附属医院院长。现任山东大学齐鲁医院、山东第一医科大学第一附属医院普通外科学学术带头人，山东大学特聘教授、山东大学和山东第一医科大学博士研究生导师；山东省"泰山学者"特聘教授、卫生部和山东省有突出贡献中青年专家、山东省医学领军人才，享受国务院政府特殊津贴。

对中国腔镜技术在外科领域特别是肝胆胰脾外科中的创新应用与规范推广、"腹腔镜袖状胃切除术＋全程化管理"治疗肥胖症与 2 型糖尿病体系的建立和国产腔镜手术机器人的研发做出了突出贡献。荣获国家科技进步二等奖、中华医学科技奖一等奖、山东省科技进步一等奖等 10 余项科技奖励。

主要社会兼职：中国医师协会外科医师分会副会长；中华医学会外科学分会委员、腹腔镜内镜外科学组副组长；中华医学会肿瘤学分会委员；中国研究型医院学会微创外科学专业委员会主任委员；中国医药教育协会代谢病学专业委员会主任委员；中国医学装备协会智能装备技术分会会长；山东省医学会副会长、外科学分会主任委员；山东省医师协会腔镜外科医师分会主任委员；山东省研究型医院协会会长。